Mineralstoffe und Spurenelemente in der Haar- und Gewebeanalytik

Dr. Eleonore Blaurock-Busch

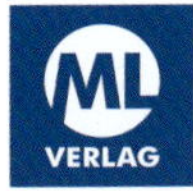

Wichtiger Hinweis:
Die in diesem Buch gemachten Aussagen zu Methoden, Risiken usw. wurden vom Autor sorgfältig erarbeitet und geprüft. Dennoch erfolgen alle Angaben ohne Gewähr. Weder der Autor noch der Verlag können für eventuelle Nachteile und Schäden eine Haftung übernehmen, die aus den im Buch gemachten Hinweisen resultieren. Die in diesem Buch enthaltenen Ratschläge können und sollen keine fachliche Beratung durch Arzt oder Heilpraktiker ersetzen.

Gender-Hinweis: Aus Gründen der besseren Lesbarkeit wird auf eine geschlechtsspezifische Differenzierung verzichtet. Entsprechende Begriffe gelten im Sinne der Gleichbehandlung grundsätzlich für alle Geschlechter. Die verkürzte Sprachform beinhaltet keine Wertung.

Widmung

Dieses Buch wurde mit den neuesten Informationen aus Forschungsarbeiten aller Welt erweitert und ist all denen gewidmet, die sich mit umweltmedizinischen Fragen beschäftigen, einschließlich den Institutionen und Menschen, die bislang keinen Grund sahen die Haargewebeanalytik in das Spektrum humanmedizinischer Untersuchungen einzugliedern.

1. Auflage 2024

Druck: Generál Nyomda Kft., H-6727 Szeged

Titelbild: vectorwin– stock.adobe.com

www.ml-buchverlag.de

ISBN (Buch): 978-3-96474-702-0
ISBN (E-Book/PDF): 978-3-96474-703-7

Inhaltsverzeichnis

Vorwort . . . 7

Einführung . . . 9

Grundlagen . . . 12

Weshalb Gewebe? . . . 12

Wie alles begann . . . 13
- Meine erste Erfahrung mit der Haarmineralanalyse (HMA) . . . 14
- Forschung im letzten Jahrhundert . . . 14
- Die Anfänge der HMA in Deutschland . . . 16

Was sind Biomarker? . . . 25
- Wie vergleiche ich Laborwerte? . . . 25

Metallanalytyik: Welcher Test ist der Beste? . . . 26
- Blut (Vollblut, Serum, Plasma, Erythrozyten) . . . 26
- Urin . . . 28
- Die invasive Gewebebiopsie . . . 29
- Die nichtinvasive Gewebeuntersuchung (Haar- oder Nagelanalytik) . . . 32

Was Haare verraten . . . 39
- Nährstoffdefizite als Ursache von Haar-Erkrankungen . . . 42
- Gibt es die optimale Versorgung? . . . 43

Was Nägel verraten . . . 47

Einschätzung einer Metallintoxikation . . . 48
- Die pränatale Belastung . . . 54
- Herzerkrankungen, Arsen, Cadmium, Nickel und Blei . . . 55
- Autismus und Schwermetalle . . . 55
- Depression, Nickel und Arsen . . . 56
- Toxische Metalle und Krebs . . . 56
- Chrom: Lungen- und Blasenkrebs . . . 57
- Multiple Belastung und Brustkrebs . . . 57
- Metallbelastungen und Hautprobleme . . . 58

Die Mineralstoffe oder Mengenelemente . . . 59

Was sind Elektrolyte? . . . 60

Elektrolyte in der Gewebeanalytik . . . 63
- Natrium (Na) und Kalium (K) . . . 63
- Chlorid, Phosphat und Schwefel . . . 65
- Calcium (Ca) . . . 65
- Magnesium (Mg) . . . 68

Spurenelemente und deren Bedeutung 71

Die essenziellen Spurenelemente 71

Aufnahmemechanismen der Elemente im menschlichen Organismus 74
- Eisen (Fe), Anämien und das Immunsystem 74
- Jod (J) und die Schilddrüse 78
- Kobalt (Co), Vitamin B12 und Enzyme 82
- Kupfer (Cu) und Gen-Anomalien 84
- Mangan (Mn) im Entgiftungszyklus 87
- Molybdän (Mo) im Harnsäure-Stoffwechsel 91
- Selen (Se) – wesentlich für antioxidative Systeme 93
- Zink (Zn) – das Wachstumselement 96

Weitere Spurenelemente 102
- Bismut oder Wismut (Bi) 105
- Bor (B) 106
- Chrom (Cr) 107
- Chrom (III) 107
- Chrom (VI) 108
- Lithium (Li) 111
- Nickel (Ni) 112
- Rubidium (Rb) 114
- Silizium (Si) 116
- Vanadium (V) 118
- Zinn (Sn) 119

Die Schwermetalle 122
- Antimon (Sb von Stibium) 126
- Arsen (As) 127
- Beryllium (Be) 129
- Blei (Pb) 131
- Cadmium (Cd) 137
- Palladium (Pd) 140
- Platin (Pt) 141
- Quecksilber (Hg) 143
- Uran (U) 155

Weitere potenziell toxische Elemente 159
- Aluminium (Al) 161
- Barium (Ba) 167
- Gallium (Ga) 170
- Germanium (Ge) 171
- Gold (Au) 174
- Silber (Ag) 176
- Strontium (Sr) 178
- Titan (Ti) 180
- Wolfram (W) 183

Zirkonium oder Zirkon (Zr) . . . 185
Die seltenen Erdmetalle und unsere Gesundheit . . . 186
Seltene Erden in der Medizin . . . 187
Caesium (Cs) . . . 190
Cerium, auch Cer (Ce) . . . 192
Dysprosium . . . 193
Erbium (Er) . . . 194
Europium (Eu) . . . 195
Gadolinium (Gd) . . . 196
Hafnium (Hf) . . . 199
Indium (In) . . . 200
Iridium (Ir) . . . 200
Lanthan (La) . . . 201
Lutetium (Lu) . . . 202
Niob (Nb) . . . 204
Plutonium (Pu) . . . 206
Praseodym (Pr) . . . 207
Rhenium (Re) . . . 207
Rhodium (Rh) . . . 208
Ruthenium (Ru) . . . 209
Samarium (Sm) . . . 210
Tantal (Ta) . . . 211
Tellur (Te) . . . 213
Terbium (Tb) . . . 215
Thorium (Th) . . . 215
Thulium (Tm) . . . 216
Ytterbium (Yb) . . . 217

Anhang . . . 218

Schlusswort . . . 218
Zusammenfassung der in der Haarmineralanalyse wesentlichen Metalle . . . 221
Liste der Giftnotrufzentralen und Giftinformationszentren
in Deutschland, Österreich und Schweiz: . . . 222

Vorwort

Seit vielen Jahren arbeite ich mit der Autorin Dr. Eleonore Blaurock-Busch und ihrem Labor zusammen und es war und ist eine beiderseitige fruchtbare Zusammenarbeit. Dabei ergab sich auch, dass wir mit Unterstützung des Tschechischen Ministeriums für Bildung eine Gewebestudie durchführen konnten, deren Ergebnisse darauf hinweisen, dass die Krebsentwicklung mit Umweltfaktoren verbunden ist. Wir verglichen den Metallgehalt gesunder Brustzellen mit denen krebskranker Patientinnen. Dabei zeigten maligne Tumore eine weitaus höhere Schwermetallkonzentration als gesunde Gewebe. Die Akkumulation potenziell toxischer Metalle, einschließlich Eisen und Zink, in malignen Geweben lassen darauf schließen, dass diese mit dem Proliferationsprozess verbunden sind. Studien mit ähnlichem Ansatz und Ergebnissen wurden in den USA, Indien und China erzielt.

Mit diesem Buch hat die Autorin einen weiteren Beitrag zur Aufklärung diagnostischer Maßnahmen geleistet, der hoffentlich einen großen Leserkreis finden wird.

Prof. Dr. John Ionescu

Einführung

Von Dipl. Ing. Albrecht Friedle

Wir lernten uns 2003 kennen! Ich sah mich einer zierlichen Frau gegenüber, die mir soeben klipp und klar erklärte, dass die Grundvoraussetzung für eine Zusammenarbeit die detailgenaue Übernahme und Durchführung ihrer eigens entwickelten „Protokolle" für die Vorbereitung von humanbiologischen Materialien zur Elementbestimmung sei. Als erfahrener Rückstandsanalytiker und gestandener Laborleiter fühlte sich diese deutliche Ansage etwas befremdlich an, schließlich ist es mein Metier, Analysenmethoden zu entwickeln und zu validieren. Erst etliche Zeit später wurde mir klar, was es mit dieser Vorgabe auf sich hatte.

Was die Zusammenarbeit anbelangt dauerte es lange – sehr lange – bis ich ihr Vertrauen gewonnen hatte, und sämtliche Proben aus ihrem US-Labor endlich in unser Labor transferiert worden waren. Was uns allerdings von Anfang an verband war die Begeisterung für die Sache – wir sind analytische Enthusiasten. Und wir beide kannten die „Fehlertrompete". Doch nun der Reihe nach:

Die Analyse von Rückständen, Kontaminanten und Spurenelementen untergliedert sich grundsätzlich in drei wesentliche Schritte:

1. Probenahme
2. Probenvorbereitung
3. Analytische Messung

Die Schritte 1. bis 3. nennt man eine „Analysenmethode", die Schritte 2. und 3. das „Analysenverfahren", der 3. Punkt benennt das „Messprinzip". Als Resultat erhält man die Konzentration eines Analyten in einer Matrix. Da jede Messung mit einer gewissen Unschärfe verbunden ist, sollte das Ergebnis die Angabe der Messunsicherheit (measurement uncertainty) beinhalten, z. B.:

Die Probe enthält 4,0µg Quecksilber pro Liter Urin +/ 0,6µg/l.

Wichtig zu verstehen ist, dass die Qualität einer Analyse alle drei oben genannten Schritte umfasst, denn üblicherweise addieren sich Fehler nach dem Fehlerfortpflanzungsgesetz auf – und da kommt die „Fehlertrompete" ins Spiel:

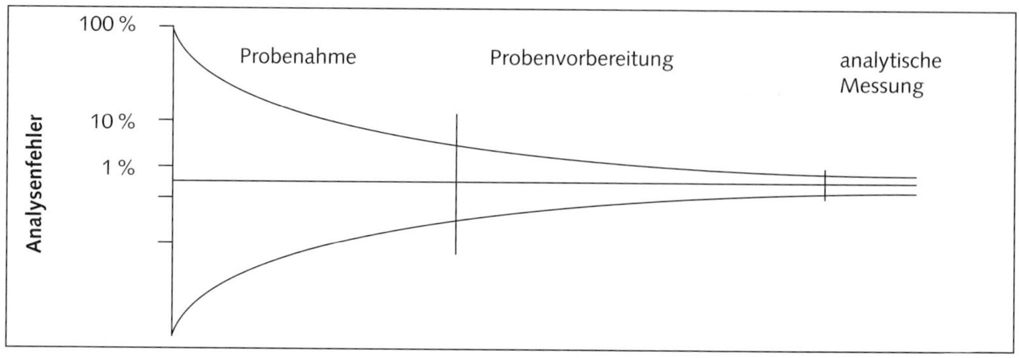

Vom „Mundstück" der Trompete angefangen ist zu erkennen, dass die analytische Messung einen geringen Beitrag im niedrigen Prozentbereich (bis ca. 5 Prozent) zum Gesamtfehler beisteuert.

Dieses Fachbuch beschäftigt sich eingehend mit der Haarmineralstoffanalytik (HMA), das Messprinzip der Wahl ist die Massenspektrometrie mit induktiv gekoppeltem Plasma (englisch inductively coupled plasma mass spectrometry) kurz ICP-MS. Der vorbereitete Probenextrakt wird dabei in ein ca. 10.000 Grad Celsius heißes Plasma (ICP) gepumpt – dies entspricht in etwa der Oberflächentemperatur der Sonne. Es ist unschwer vorstellbar, dass alle organischen Verbindungen und Moleküle atomisiert werden; die Energie in Form von Hitze reicht sogar aus, um den entstandenen Atomen ein Elektron aus der äußeren Valenzschale zu entreißen, was im Ergebnis zu einem positiv geladenen Ion (Kation) führt. Im angekoppelten Massenspektrometer erfolgt sodann die Bestimmung der „Masse" – genauer des Massenladungsverhältnisses (m/e) – und damit die qualitative Aussage, um welches Element es sich handelt. Die Anzahl der detektierten Ionen ist proportional zur Quantität des zu bestimmenden Elementes. Damit wird auch klar, dass es dem Messgerät „völlig gleichgültig ist", um was für eine Matrix es sich in dem Probenextrakt handelt. Egal ob Äpfel, Boden, Urin oder Haare, unter den beschriebenen Bedingungen des Messprinzips findet die vollkommene Zerstörung der Matrix statt.

In der Größenordnung von etwa 10–20 Prozent findet sich der Fehler im Rahmen der Probenvorbereitung in der Fehlertrompete wieder. Dieser Schritt umfasst bei dem HMA-Verfahren einige händische Prozesse der Labormitarbeiter wie das Waschen, Trocknen und die Einwaage der Probe, das Pipettieren der Reagenzien und Verdünnungsvorgänge. Jeder dieser Prozessschritte ist mit kleinen Messunsicherheiten behaftet, welche sich aufaddieren. Anders formuliert bedeutet dies, dass wenn unterschiedliche Labormitarbeiter an unterschiedlichen Tagen dieselbe Haarprobe für die Messung vorbereiten, die Ergebnisse letzten Endes um die Fehler der Probenvorbereitung plus der anschließenden analytischen Messung streuen – die Gesamtmessunsicherheit des Analysenverfahrens und damit die Wiederholbarkeit (Reproduzierbarkeit) beträgt ca. 15–25 Prozent.

Es ist offensichtlich, dass der Schritt der Probenvorbereitung ein ganz entscheidender ist, was letztlich die Vergleichbarkeit von Ergebnissen zwischen Laboren betrifft. Nur wenn verschiedene Labore sich an dasselbe „Protokoll" für die Probenvorbereitung halten – im Idealfall ist dies eine offizielle Methode, eine Normmethode – erst dann ist es möglich, aussagekräftige und allgemeingültige Referenzbereiche oder Schwellenwerte zur Befundinterpretation zu ermitteln.

Wie sieht es nun mit der Vergleichbarkeit von Messwerten zwischen Laboren auf Internationaler Ebene aus? Ein Bild davon geben sogenannte Ringversuche oder Laborvergleichsuntersuchungen: Der Anbieter solcher Leistungstests versendet das identische Material, z. B. Kopfhaare an interessierte Labore. Diese bestimmen die Elementkonzentrationen und schicken ihre Resultate innerhalb eines vorgegebenen Zeitraums an den Ringversuchsanbieter zurück. Die statistische Auswertung aller Ergebnisse weist den Laborteilnehmer auf die Qualität seiner Arbeit hin.

Den beitragsmäßig größten Fehler nimmt tatsächlich die Probenahme ein, sie ist sozusagen das „A&O" der Analysenmethode. Im Extremfall wird die falsche Probe untersucht, und da gelingt es selbst der besten Analytik nicht mehr, diesen Fehler zu korrigieren – das Ergebnis bleibt sinnlos. Die größten Gefahren bei der Probenahme lauern in den Bereichen Repräsentativität, Kontamination, Lagerung und Transport. Die Autorin geht in ihrem Buch ausführlich und wiederholt auf diese Punkte ein. Nur wenn die Mitarbeitenden in den medizinischen Praxen bei der Probenahme am Patienten dieser Hintergründe und Risiken gewahr sind, kann im anschließenden analytischen Prozess ein reproduzierbares und interpretierbares Ergebnis erzeugt werden.

Spätestens jetzt wird klar, warum die Autorin bei unserem ersten Treffen so beharrlich auf die Übernahme und Einhaltung ihrer „Protokolle" zur Probenvorbereitung bestand. Die Ergebnisse aus 20 Jahren Arbeit vor dem Laborwechsel sollten mit den Ergebnissen der nächsten 20 Jahre, erzeugt in unserem Labor, vergleichbar sein. Und so steht der Inhalt dieses Buches auf der Basis von ca. 25.000 Haarmineralstoffanalysen – ein unschätzbarer Fundus an Informationen und Erfahrung. Ich möchte Frau Dr. Blaurock-Busch meinen tiefen Dank ausdrücken für dieses wertvolle Werk, damit dieses unglaubliche Wissen an die nächste Generation weitergegeben wird und nicht verloren geht, insbesondere auch im Namen von Therapeuten und Patienten.

Grundlagen

Weshalb Gewebe?

Der Einsatz einer jeglichen Gewebemetallanalytik dient dem Nachweis der in den jeweiligen Geweben gespeicherten Mineralstoff- und Spurenelemente. Tatsächlich liegt der Vorteil der Gewebeanalytik im Nachweis chronischer Metallbelastungen.

Haare wie auch Nägel sind Gewebe in denen Metalle gespeichert werden können.

In einer Stellungnahme der Kommission „Human Biomonitoring" des Umweltbundesamtes 2005 heißt es: „Für das Human Biomonitoring in der Umweltmedizin sind leicht zugängliche Probenmaterialien, die eine durchschnittliche Exposition über einen längeren Zeitraum reflektieren, von besonderer Bedeutung. Vor diesem Hintergrund werden Kopfhaare zur Überwachung der inneren Belastung gegenüber Metallen bzw. Metalloiden z. B. in epidemiologischen sowie in Fallstudien eingesetzt."

Weiterhin heißt es „Aufgrund von toxikokinetischen Überlegungen muss nicht zwingend mit einer engen Korrelation zwischen den Elementgehalten in Haaren und denen in Blut und Urin bzw. denen in kritischen Zielorganen gerechnet werden. Dennoch fällt insgesamt auf, dass für viele Stoffe, auch für solche, für die fundierte Erkenntnisse zur Toxikokinetik vorliegen, keine oder nur schwache Zusammenhänge zwischen den Gehalten in Haaren und in anderen biologischen Materialien gefunden wurden."[1]

Diese Zusammenhänge zu erklären ist Zweck dieses Buches. Fundierte Erkenntnisse, die einerseits den Stellenwert der Gewebeanalytik in der Metalldiagnostik begründen und andererseits dem Therapeuten helfen Messwerte einzuordnen, sind Teil dieses Buches.

1 Drasch G (2003) Metalle und Verbindungen. In: Madea B, Brinkmann B (Hrsg) Handbuch gerichtliche Medizin, Bd 2. Springer, Berlin Heidelberg New York Tokyo, S 198–237

Wie alles begann

Als ich 1968 Glück und Erfolg in den USA suchte (und auch fand) landete ich zunächst im Forschungszentrum des Technologiekonzern 3M (*Minnesota* ***M****ining and* ***M****anufacturing Company*) in St. Paul, sozusagen als Quotenfrau. Es war die Zeit als Amerika die Gleichberechtigung staatlich forcierte und so wurde die kleine Deutsche von dem großen Konzern eingestellt. Der farbige Chemie-Ingenieur, mein Mitbewerber, hatte das Nachsehen. Gerecht war das nicht, aber Grund für einen Einwand sah ich nicht.

Angestellt wurde ich als Laborassistentin und zu meinen ersten Aufgaben gehörten Handlangerarbeiten, die ich (gerne) für meinen Supervisor Dr. Sevenich erledigte. Dazu gehörte das Säubern von Erlenmeyerkolben und anderen Gläsern, sowie das Mischen chemischer Substanzen für Forschungsversuche zur Herstellung von Plastikfolien und dergleichen. Ich muss wohl anständige Arbeit geleistet haben, denn in kürzester Zeit durfte ich immer anspruchsvollere Arbeiten übernehmen. Nach gut einem Jahr hatte ich die Aufsicht über ‚mein eigenes Labor', bediente und versorgte eine Reihe teurer Instrumente, darunter einen Atomabsorptionsspektrometer, zu dem ich ein besonders inniges Verhältnis entwickelte. Die Mineralstoffanalytik und insbesondere die damit verbundene Qualitätskontrolle wurde zum Hobby.

Das war in den Jahren 1969–1973. Die Haarmineralstoffanalytik war mir damals noch kein Begriff. Mein Arbeitsbereich beschränkte sich auf die Untersuchung verschiedener Plastiken und hatte nichts mit Human Biomonitoring zu tun. Die Forschungsarbeiten der *International Atomic Energy Agency*, die damals bereits im Gange waren, mit dem Ziel die Haarmineralstoffanalytik zu prüfen, waren mir nicht bekannt. Noch heute wissen viele nicht, dass bereits 1965 das Programm „Nuclear-based Methods for the Analysis of Pollutants in Human Hair" ins Leben gerufen wurde um die Konzentration der Metalle in Geweben zu erforschen.[2]

Der Grund für das Interesse an diesem Test ist logisch. Das Probematerial Haar ist einfach verfügbar, die Abnahme erfolgt schmerzfrei und, was ganz wichtig ist, die Matrix Haare kann über lange Zeit und ohne großen Aufwand aufbewahrt werden. Anfang der Siebziger Jahre wurde bekannt gemacht, dass HMA-Messungen „metabolische Veränderungen vieler Elemente über einen langen Zeitraum reflektieren."[3]

---

2 Ryabukhin, T. S.: International Coordinated Program on Activation Analysis of Trace Element Pollutants in Human Hair. Hair, Trace Elements, and Human Illness. Brown, A. C.; Crounse, R. G., ed. Praeger Publications, 1980.

3 Strain, W. H.; Pories, W. J.; Flynn, A.; Hill, O. A.: Trace Element Nutriture and Metabolism Through Head Hair Analysis. Trace Substances in Environmental Health. Hemphill, D. D., ed. University of Missouri Press, Columbia, 1972.

Meine erste Erfahrung mit der Haarmineralanalyse (HMA)

In den späten Siebziger Jahren wurde ich auf die Haarmineralanalyse (HMA) aufmerksam. Der Test wurde mir von einer Kollegin meines Mannes empfohlen, die sich auf Nahrungsmittelallergien spezialisiert hatte. Ich litt damals unter Pollenallergien, verschiedenen Lebensmittelunverträglichkeiten und versuchte alles Mögliche um Linderung zu finden. Weshalb eine Metalluntersuchung mir dabei helfen sollte, entzog sich damals meiner Kenntnis.

Die Testergebnisse erstaunten. Sie wiesen auf eine Quecksilberbelastung hin, was nicht weiter verwunderlich war, denn ich hatte bei meinen spektrometrischen Untersuchungen viel Kontakt mit diesem Element. Was allerdings verwunderte, waren die erheblichen Störungen im essenziellen Mineralstoffbereich. Beispielsweise zeigte sich eine deutliche Unterversorgung mit Selen. Anhand der Testergebnisse verordnete die Ärztin Selen und unterstützende Nährstoffe wie Vitamin E. Der in wenigen Monaten erzielte Behandlungserfolg überzeugte.

Forschung im letzten Jahrhundert

Während meiner Rekuperationsphase verbrachte ich viel Zeit in Büchereien. In der Colorado-Universitätsbibliothek stieß ich auf zwei Bände: TRACE ELEMENTS IN HUMAN AND ANIMAL NUTRITION, zusammengestellt und bearbeitet von Walter Mertz (1923-2002), einem herausragenden US-Wissenschaftler. Ungewöhnlich für den deutschstämmigen Mediziner und Chemiker war, dass er sich bereits in den fünfziger Jahren in der Ernährungswissenschaft engagierte. Im Jahr 1969 wurde Dr. Mertz zum Leiter des Labors für Vitamin- und Mineralstoffernährung der Human Nutrition Research Division des USDA (amtl. United States Department of Agriculture, abgekürzt USDA) ernannt.

Dr. Mertz war einer, wenn nicht der bedeutendste Forscher auf dem Gebiet der Spurenelemente und Vitamine weltweit und ein gefragter Referent. Meist begann er einen Vortrag mit der Feststellung, dass vor 40 Jahren, als er Assistenzarzt in der Chirurgie war, die drei wichtigsten Operationen die Blinddarmentfernung, die Schilddrüsenentfernung und die chirurgische Entfernung von Krebserkrankungen waren. Mittlerweile, so fuhr er meist fort, sind die ersten beiden Operationen eher selten. Insbesondere die Entfernung des Blinddarms ist aufgrund einer besseren, ballaststoffreicheren Ernährung relativ selten. Kropf, der zu Kretinismus führen kann, war bei seiner Geburt ein großes Problem in Süddeutschland und anderen jod-armen Regionen, wurde durch die Jodierung von Salz nahezu ausgerottet. Oft verwies er auf das Bertrandsche Gesetz, das besagt, dass jeder essenzielle Nährstoff potenziell auch ein Gift ist. Immer wieder wies er darauf hin, wie wichtig es ist Mineralstoffe und Spurenelemente individuell zu dosieren.

Mehr als dreißig Jahre lang, von 1968 bis 2000, war Dr. Mertz Mitglied zahlreicher Ausschüsse der National Academy of Sciences, darunter drei Amtszeiten als Mitglied des Food and Nutrition Board. Er war u. a. maßgeblich an der Erstellung der heute empfohlenen Mindest-Tagesmengen für die Elemente Zink, Jod und Selen beteiligt. Immer wieder betonte er, dass jedes Element potenziell toxisch wirken kann. Die hoch angesehenen Wissenschaftler, die an der 5.Auflage seines Buchs TRACE ELEMENTS IN HUMAN AND ANIMAL NUTRITION mitwirkten, befassten sich u. a. mit der Physiologie von Arsen, Blei und Cadmium. Schon damals versuchten sie herauszufinden in welcher Menge diese in Körperflüssigkeiten und Geweben vorhanden sein können.

In nahezu 500 A5 Seiten wird in diesem Buch die Physiologie einer Vielzahl von Elementen erklärt, auch solchen wie Aluminium, Titan oder Rubidium. Erstaunlich, wie fortschrittlich die Forschung schon damals war.

Im gleichen Regal stieß ich auf eine Abhandlung über Selen. Es handelte sich dabei um eine Publikation des US Agriculture National Research Councils und war der Tierernährung gewidmet. Die Informationen zur biochemischen Funktion und Wirkung dieses Spurenelements waren Augenöffner, zumal die in dieser Schrift enthaltenen Artikel allesamt von Forschern respektabler Universitäten und staatlichen Forschungszentren stammen und entsprechend dokumentiert waren. Das Buch umfasst 315 Seiten (ich stöbere noch immer darin). Dabei ging es nicht nur um den Stoffwechsel von Tieren. Erwähnt wird auch die Arbeit des deutschgeborenen, eminenten Professors Dr. W. G.Jaffé (1914-2009), der 1940 nach Venezuela übersiedelte und an der Central University of Venezuela Biochemie lehrte. Jaffé untersuchte und verglich u. a. die Selenkonzentration von Lebensmitteln mit der von Blut, Urin und Haaren und lieferte dadurch entscheidende Informationen zur Keshan Erkrankung, einer Herzmuskelerkrankung die auf akutem Selenmangel beruht. Jaffé publizierte über 200 akademische Schriften, darunter etliche, die sich mit den Folgen einer chronischen Selenunterernährung befassen.[4]

Ein weiteres Buch, das ich in der Universitätsbibliothek aufstöberte und noch heute zu Rat ziehe, ist *Trace Metals in Health and Disease.* Zusammengestellt wurde dieses Buch von Norman Kharash PhD und Professor of Biomedical Chemistry der Universität in Los Angeles. Wiederum erstaunt, dass bereits damals umweltmedizinische Themen wie Metallexpositionen durch Feinstaub oder Industrie mit möglichen gesundheitlichen Folgen

4 Jaffé W. G. Selenium intake and congenital malformations in humans. Arch.Latinoamer.Nutr. 1973,23:514-516

wie Krebs oder Immunschwächen erörtert wurden. Die Zelltoxizität der Elemente in vitro wie auch in vivo, der Zelltransport sowie deren Genotoxizität waren schon damals Themen. Selbst die Interaktion der Chelatsubstanz EDTA mit Zink wurde bereits im Tiermodell beobachtet.

Ein Artikel dieses Buches widmet sich Zink und dessen Rolle in der pränatalen und neonatalen Entwicklung. Die Autorin Lucille S. Hurley verweist darauf, dass Drs. Prasad wie auch Hambridge bereits in den siebziger Jahren nachweisen konnten, dass die Zinkkonzentration in den Haaren zwergwüchsiger Kinder aus dem Nahen Osten wesentlich geringer war als die von gleichaltrigen und normalgroßen Kindern anderer Länder.[5]

Gewebe- bzw. Haaruntersuchungen sind somit nicht neu. Sie lieferten Biochemikern und Medizinern wertvolle Erkenntnisse. Tun das noch immer. Wir müssen sie nur annehmen und beachten.

Die Anfänge der HMA in Deutschland

In den siebziger Jahren erhielt ich die Einladung eines deutschen Heilpraktikerverbandes zur Teilnahme an einem Kongress. Ein Artikel von mir zum Thema Chiropraktik in den USA war im Journal der Naturheilpraxis erschienen und hatte anscheinend großes Interesse erregt. Mein Mann, ehemaliger Diplom-Elektro-Ingenieur hatte sich, während ich bei 3M im Labor arbeitete, zum Doktor der Chiropraktik weitergebildet. Ich war hautnah an dem Thema. Inzwischen lebten wir in Colorado. Mein Mann Bernd arbeitete in seiner eigenen Praxis. Ich studierte, wurde Mutter und schrieb Artikel für Zeitschriften.

Deutschland hatte ich seit meiner Umsiedlung nach Minnesota nicht mehr besucht. Somit begrüßte ich die Einladung und nahm sie dankend an. Unsere etwa 3-jährige Tochter durfte mich begleiten. Wir kamen zuerst bei Mutter unter, die sich bereit erklärte während meines Vortrags und folgenden Gesprächen Kindermädchen zu spielen. Dafür werde ich ihr immer dankbar sein.

Der Kongress fand, so glaube ich, in der Nähe von Frankfurt statt. Die Anzahl der Zuhörer war beachtlich. Obwohl Chiropraktik das Hauptthema war, erwähnte ich auch praxisbezogene Therapien wie den Einsatz von Ultraschall, Phytotherapie und schließlich die Haarmineraldiagnostik. Das Interesse, welches dieser Test erweckte, war erstaunlich. Die Anfragen, wo und wie dieser Test durchgeführt werden kann, kamen noch nach Wochen.

5 Prasad A. S. editor. Trace Elements in Human Health and Disease. Academic Press NY, NY 1976

Wiederum wollte es der Zufall, dass der Inhaber des US-Labors Micro Trace Minerals in Virginia, der meinen eigenen Test durchgeführt hatte und der die Untersuchungen für die Praxis meines Mannes durchführte, Interesse an der Zusammenarbeit mit deutschen Heilpraktikern zeigte. In vielen Gespräche versuchten wir die Logistik einer solchen Zusammenarbeit zu klären. Tatsächlich waren wir alle zu naiv um die Schwierigkeiten einer solchen Kooperation zu begreifen. Somit dauerte es nicht lange bis die Euphorie einer deutsch-amerikanischen Zusammenarbeit nachließ. Allein die finanzielle Abwicklung überwies sich als unüberwindbar. Kreditkarten waren damals noch unüblich, Banküberweisungen ins Ausland waren kostspielig, umständlich und zeitraubend. Somit dauerte es nicht lange bis die interessierten Heilpraktiker sowie der Laborinhaber die Zusammenarbeit einstellen wollten.

Mutter weiß Rat

Wie viele ihrer Generation war meine Mutter, Jahrgang 1912, eine überaus kreative und geschäftstüchtige Frau. Sie sah das geschäftliche Potenzial einer Zusammenarbeit und schritt ein, indem sie bei sich zuhause in Hersbruck eine Sammelstelle einrichtete. Sie organisierte das Drumherum, zeichnete verantwortlich für die Probenannahme und die Probenweitersendung an das Labor, das, wie erwähnt, im US-Bundesstaat Virginia ansässig war. Ich organisierte alles Weitere, einschließlich der finanziellen Abwicklung, sorgte für die Übersetzung der Befunde und deutsches Informationsmaterial. Das alles zog sich über Monate hin, doch die Geduld und das Interesse der Heilpraktiker versickerte nicht vollständig. Mutter hielt alle zusammen.

Mir fiel zudem die Aufgabe zu, den Heilpraktikern Therapievorschläge zu machen, die in Deutschland umsetzbar waren. Denn auch hier war die Verfügbarkeit von entsprechenden Supplementen begrenzt. Dennoch, die Kombination der verfügbaren Produkte mit Ernährungsvorschlägen erzielte Therapieerfolge. Diese wurden Mutter telefonisch mitgeteilt und natürlich informierte sie mich entsprechend und selbstverständlich mit Triumph in der Stimme. („Ich wusste es! Ich hab's dir gleich gesagt!!"). Das damals für deutsche Therapeuten neue orthomolekulare Therapiekonzept das die Normalisierung der körpereigenen Biochemie verfolgt, schlug ein. Das Konzept *„Mit Nährstoffen heilen"* fand Anhänger.

Anfang der Achtziger Jahre bot mir der inzwischen im Rentenalter angekommene Eigentümer des Virginia Labors sein Labor zur Übernahme an. Inzwischen war ich von meinem Posten bei 3M zurückgetreten. Wie bereits erwähnt, lebte ich mit Mann und Tochter in Colorado, studierte und promovierte noch in Human Nutrition. Die Idee ein Labor eigenständig zu übernehmen, schien verrückt, doch Mutter überredete mich. 1984 war es soweit. Ich übernahm das Labor, dessen Spezialgebiet, die Metallanalytik war.

Wo ein Wille ist, ist auch ein Weg

Das komplette Labor, einschließlich des ICP-Plasmaspektrometers, wurde von Virginia nach Colorado transportiert. Noch heute denke ich mit Schrecken an all die Probleme, die damals auf mich einstürzten. Ich bin nicht jemand, der sich von Schwierigkeiten leicht erdrücken lässt, doch dass ich diesen äußerst schwierigen Anfang überstanden habe, verdanke ich meiner Familie, meiner (naiven) Sturheit und vor allem meiner Tochter.

Nachdem im neu errichteten Labor alles seinen Platz gefunden hatte, funktionierte erstmal nichts. NICHTS: Computer und Spektrometer kommunizierten nicht miteinander. Allerdings funktionierten sie unabhängig voneinander. Nur miteinander ging gar nichts. Ingenieure und ein Computerspezialist taten ihr Bestes, doch leider vergeblich. Als ich nach einer durcharbeiteten Nacht körperlich und geistig erschöpft morgens nachhause kam um meine Tochter aufzuwecken, setzte ich mich an ihr Bett und sagte, dass ich aufgeben werde. Schon der Finanzen wegen.

Sie schwieg erstmal. Dann sah mich die Elfjährige mit ihren großen, braunen Augen an und sagte: „Du hast immer gesagt, wo ein Wille ist, ist auch ein Weg. Also hast Du gelogen." Natürlich musste ich erstmal schlucken. Nachdem sie im Schulbus war, trank ich meinen Kaffee aus, raffte jedes Restchen Energie, das ich noch hatte, zusammen und ging zurück ins Labor. An dem Morgen haben wir den Computerfehler gefunden. Das Labor war gerettet. Endlich konnten wir all die Haarproben, die sich inzwischen angesammelt hatten, bearbeiten.

Die Akkreditierung

1984 gab es in den USA drei unabhängige, privat geführte Laboratorien, die Haarmineralanalysen (HMA) anboten. Konventionelle medizinische Labore führten diesen Test nicht durch. In der Arbeitsmedizin befasste sich die Metalltoxikologie nach wie vor ausschließlich mit Blut und Urinuntersuchungen. Auch in den USA wurden invasive Gewebeuntersuchungen selten durchgeführt; die nichtinvasiven Gewebetests wie die Haarmineraluntersuchung wurden von medizinischer Seite weitgehend ignoriert. Die HMA war ein Außenseiter-Test der Alternativen Heilkunde.

Die Richtlinie der Ärztekammern zur Qualitätssicherung laboratoriumsmedizinischer Untersuchungen definiert den bei der Durchführung dieser Untersuchungen einzuhaltenden Standard der Qualitätssicherung. In dieses Spektrum gehören vor allem Blut- und Urinuntersuchungen. In den USA wurde die HMA als Außenseiter Methode behandelt d. h. wenn ein akkreditiertes Labor die HMA durchführte, war diese möglicherweise auch mitakkreditiert.

Mein Labor bearbeitete damals nur Haarproben. Trotzdem unternahm ich mit meinen damaligen Mitarbeitern alle Mühen um die Akkreditierung des zuständigen Gesundheitsamtes zu erreichen. Es gab zahlreiche Unterredungen, Vorschriften, die wir erfüllen mussten, Protokolle, die wir dokumentieren und zum Teil auch vorführen mussten, doch letztendlich erreichten wir das schier Unmögliche: das damalige „Haaranalyselabor", das wir in den USA inzwischen zu *Trace Minerals International Inc.* umbenannt hatten, wurde akkreditiert.

All diejenigen, die während dieser Anfangsjahre der HMA in diesem Bereich arbeiteten, waren ‚Überzeugungstäter'. Da war Oscar Rasmussen, promovierter Biochemiker, der damals für das Labor Doctor's Data in Illinois mitverantwortlich zeichnete. Mit ihm verstand ich mich gut. Wir verbrachten viel Zeit in klärenden Gesprächen, die sich der Probengewinnung, der Präanalytik d. h. der Probenzubereitung, der Analytik wie auch der weiterführenden Forschung und Vermarktung widmeten. Wir wussten um die Verantwortung, die Mess- und Richtwerte mit sich bringen. Richtwerte mussten wir selbst und in Eigenverantwortung erarbeiten, wobei wir natürlich alle Laborvorschriften einhielten. Notgedrungener Weise unternahmen wir alle möglichen Anstrengungen um die Arbeitsweisen der damaligen HMA-Labore zu vereinheitlichen. Wir kämpften um Anerkennung. Oscar wie auch ich schrieben Artikel für naturheilkundliche Zeitschriften, versuchten diesen Test der Umweltmedizin schmackhaft zu machen. Von staatlicher Seite gab es für die HMA keine Ringversuche, so organisierten wir diese untereinander. Auch von Misserfolgen ließen wir uns nicht abschrecken.

Heute können Labore an Ringversuchen verschiedener staatlicher Institutionen teilnehmen. Für Haaranalysen sind wir auf das kanadische *Centre de Toxicologie* des *Institute Nationale de Santé Publique* in Quebec angewiesen, denn unverständlicherweise bieten deutsche Institutionen dergleichen Ringversuche nicht an.

Was wir über die Elementanalytik wissen sollten

Seit Jahrzehnten befassen sich Forschungsarbeiten mit der Genauigkeit und Zuverlässigkeit der Metallanalytik. Als ich bei 3M Metalluntersuchungen durchführte, war ich zur damaligen Zeit auf ein Atomabsorptionsspektrometer (*Abk.* AAS) angewiesen und führte somit ausschließlich Bestimmungen nach der Einelementtechnik durch, d. h. bei jedem einzelnen Element wurde die elementspezifische Lichtabsorption gemessen und somit waren für jede Einzeluntersuchung spezifische Qualitätskontrollen mit entsprechenden Kalibrierlösungen erforderlich. Natürlich war diese damalige Analytik durch die vielen Einzeluntersuchungen kostspielig und insbesondere zeitaufwendig.

Seitdem hat sich die Technik rasant weiterentwickelt. Heute nutzen wir das induktiv gekoppelte Plasma (*Abk.* ICP) zur Atomisierung der Probe und anschließenden Ionisierung der Elemente. Die Detektion einer Vielzahl an Elementen geschieht dann simultan durch ein nachgeschaltetes Massenspektrometer (*Abk.* MS). Das hohe Nachweisvermögen und die Schnelligkeit dieser Multielementmethode sind von enormem Vorteil und führten zu dem Erfolg der ICP-MS. Für die Spuren- und Ultraspurenanalytik gibt es eigentlich keine Alternativen zur ICP-MS. Neueste Modelle sind zusätzlich mit Kollisions- oder Reaktionszellen („Octopole Reaction System", *Abk.* ORS) ausgestattet, was mögliche Störeinflüsse und Artefaktbildungen im Plasma weitgehend eliminiert. Vor kurzem investierte das Labor Friedle detektionsseitig sogar in eine Tandem-Massenspektrometrie, d. h. mit der Kopplung ICP-MS/MS sind wir auf dem aktuellen Stand der Technik (▶ Abb. 1).

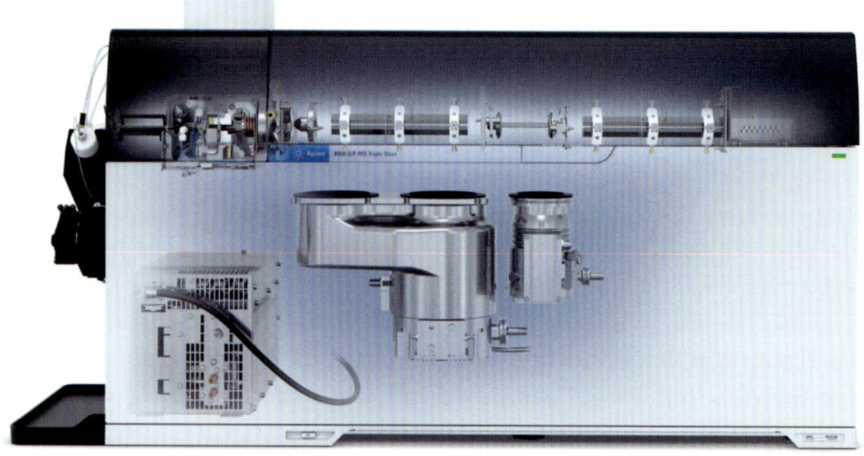

Abb. 1: ICP-MS

© Agilent Technologies, Inc. Reproduced with Permission, Courtesy of Agilent Technologies

Dass der technische und damit finanzielle Aufwand im Bereich der oben dargestellten Elementbestimmung heute wesentlich größer ist, dürfte klar sein. Die heutigen Instrumente sind um einiges teurer und erfordern Personal, das chemisch wie auch instrumentell-analytisch hoch qualifiziert ist. Qualitätskontrollen und Ringversuche, die routinemäßig durchgeführt werden, sind kostspielig, genau wie die Akkreditierungsprozesse und was sonst noch für eine zuverlässige Laboranalytik erforderlich ist.

Die Pseudospektrometrie

Auf all diese notwendigen und kostspieligen Prozesse verzichten die Vertreiber pseudomedizinischer Geräte. Es verwundert nicht sonderlich, dass immer mehr davon auf dem Markt auftauchen und als einfach zu handhabende ‚Spektralanalyse-Geräte' angepriesen werden. Heilpraktiker und Mediziner werden in der Handhabung einer computerähnlichen Maus eingewiesen, damit sie die ‚Elementanalytik' selbstständig und in Minutenschnelle selbst durchführen und abrechnen können. Ein cleveres Geschäftsmodul. Dabei wird ein kleines Gerät, ähnlich einer Computermaus, über die Handfläche geführt, ein Licht ‚scanned' die unter der Haut liegenden Zellsysteme und misst angeblich ‚spektralanalytisch' die Metalle in diesen Zellen. Qualitätskontrollen fehlen.

Hinter diesem Unsinn steckt ein geniales Verkaufssystem, basierend auf einem sehr ausgeklügelten, wenn auch trügerischen Marketing, das auf die Gutgläubigkeit der Therapeuten baut. Die Autorin nahm an einem dieser ‚Workshops' teil und war nicht wenig erstaunt wie gut dieses Geschäftsmodul bei Therapeuten ankam.

Inzwischen hat dieser pseudomedizinische Scanner, der tatsächlich industriell zum Scannen von Farben hergestellt und genutzt wurde, etliche Male den Namen gewechselt. Das Gerät wurde in einigen Ländern sehr gut verkauft, dann wieder verboten und vom Markt genommen. Ganz verschwunden ist dieses Ding jedoch nicht.

Mit Gewebeanalytik haben diese Pseudo-Spektrometer nichts zu tun. Wenn es möglich wäre zuverlässige Gewebe- oder Zelluntersuchungen so einfach, schnell und kostensparend (wie mit diesem Farbenscanner) durchzuführen, wäre es total irrsinnig sich hohe Anschaffungs- und Laborkosten aufzubürden. Von den Personalanforderungen ganz zu schweigen.

Wie es weiter ging

Die Entwicklung der Spektrometrie und die dadurch weiter optimierte Metallanalytik verlief in den letzten Jahrzehnten ohne großes Aufsehen. Inzwischen können moderne Massenspektrometer Niedrigmessungen im Nanogrammbereich durchführen, von denen wir in den 80er Jahren noch nicht einmal träumen konnten.

Multielementanalysen können heute, Dank des technischen Fortschritts, problemlos durchführt werden, doch aus Kostengründen oder weil man es immer schon so praktizierte, hielt die Medizin, allen voran die Arbeitsmedizin, an Einzeluntersuchungen fest. Es ist logisch, dass man bei einem Arbeiter, der beispielsweise Bleidämpfen ausgesetzt wurde, nur Blei im Blut oder einer anderen Körperflüssigkeit untersucht. Wenn aber dieser Arbeiter zusätzlich mit anderen Schadstoffen in Kontakt war, würde mit einer

Blei-Einzeluntersuchung jede weitere Belastung übersehen werden. Nachdem Multielement-Untersuchungen inzwischen kostengünstig und schnell lieferbar sind, werden diese inzwischen von Umweltmedizinern den Einzeluntersuchungen vorgezogen. Die Arbeitsmedizin hinkt noch hinterher.

Wie zuverlässig sind Metalluntersuchungen im Humanbereich?

Heute zeigen Umweltmediziner Interesse an Mehrfachbestimmungen, wobei Blut- und Urinproben besser verstanden werden als Gewebeuntersuchungen. Die Metall-Bestimmung in Haaren gilt für die meisten Mediziner als ein zweifelhafter Test. Er wird meist missverstanden und somit leicht abgelehnt. Vor der angeblichen Mess-Unzuverlässigkeit wird häufig gewarnt.

Dabei spielt es in der Analytik keine wesentliche Rolle ob es sich bei dem Probematerial um Wasser, Blut, Speichel, Urin, Haare oder andere Gewebe handelt. Wie eingangs von Dipl. Ing. Friedle erwähnt wird, muss ein jedes dieser Materialien vor- und aufbereitet werden, damit es spektralanalytisch untersucht werden kann. Letztendlich wird das aufbereitete Blut, Wasser, Urin, Speichel, oder das verflüssigte Gewebe vom gleichen Instrument zuverlässig und probengerecht untersucht. Bei allen Proben wird bei der Aufbereitung mit metallfreien Lösungen gearbeitet. Bei all den unterschiedlichen Proben wird der Analytiker probenspezifische Qualitätslösungen zur Qualitätssicherung einsetzen, was die Zuverlässigkeit der Messdaten absichert.

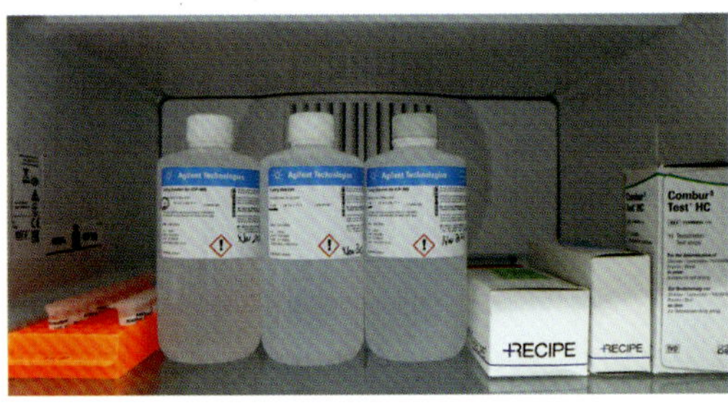

Abb. 2: Qualitätslösungen, aufbewahrt im Spezial-Kühlschrank

Kritik und Inakzeptanz – weshalb?

Die Ursache für die Ablehnung der HMA mag sein, dass über viele Jahre ein Wirrwarr an Informationen für schlechte Presse sorgte. Die Stiftung Warentest machte 2004 die Probe aufs Exempel und schickte eine Haarprobe zu verschiedenen Instituten, die Haaranalysen kommerziell anboten. Das Ergebnis war verheerend. Analysewerte schwankten stark. Es wurde auch nicht recherchiert, wie die Proben zubereitet worden waren. Bei der Haarmineralanalyse (HMA) ist jedoch das Reinigen (Waschen) mit metallfreien Lösungen vor der Aufbereitung immens wichtig.

Die Befundinterpretation der HMA war, wie die Stiftung Warentest bemängelte, ebenfalls sehr unterschiedlich.

Das Umweltbundesamt weist darauf hin, dass die „auf einer Haaranalyse beruhende Verdachtsdiagnose ‚Schwermetallintoxikation' nicht selten durch eine exogene Kontamination der Haare erklärt werden kann."[6] Das wiederum heißt, dass bei der Probenvorbereitung exogene Stoffe, die durch Staub oder Haarpflegeprodukte auf dem Haarschaft abgelagert sind, entfernt werden müssen. Nur so kann ein relevanter Messwert erzielt werden.

Weiterhin schrieb die Kommission: „... kommerzielle Haaranalyse-Institute (bieten) umfassende Untersuchungen der Mineral- und Spurenelementgehalte in Haaren an, bekannt auch als Ernährungs- und Mineralstoffanalysen." Bemängelt wurde, dass die jeweiligen Befunde den Anschein einer medizinischen Beratung geben. Tatsächlich gab es Institute, die vermittelten, dass die Ergebnisse einer Haaranalyse ausreichen würden um beispielsweise eine Krebsbehandlung durchzuführen. Selbstverständlich ist dies purer Unsinn. Genauso unsinnig wäre es, wenn man vermitteln würde, dass die Messwerte eines kleinen Blutbildes reichen um eine Tumorerkrankungen zu diagnostizieren.

Im positiven Sinne erwähnte die Kommission des Umweltbundesamts auch „Spezielle und anerkannte Anwendung findet die Haaranalyse bei historischen Fragestellungen wie der Arsenvergiftung Napoleons, der Bleivergiftung Heinrich Heines und der Teilnehmer der Arktisexpedition 1845, verursacht durch bleihaltige Konserven, oder bei der Untersuchung von möglichem Drogenkonsum der Ägypter anhand von Haarproben von Mumien. Auch der Nachweis, dass „Ötzi" sich offenbar primär vegetarisch ernährte, beruht auf einer Haaranalyse."[7]

Zusätzlich vermittelte die Kommission, dass sich bei Untersuchungen „eine Korrelation zwischen den Substanzgehalten von Pb, Cd, Cu, Cr, Cotinin, Nikotin, Ca, Mg und P im Kopfhaar und den entsprechenden Gehalten in Blut, Serum oder Urin *nur* für die Bleigehalte in Haar und Blut sowie für Nikotin und Cotinin in Haar und Urin" ergab. Nicht erwähnt wurde, dass Haare, Blut und Urin sehr unterschiedliche Funktionen im Organismus einnehmen, die eine Übereinstimmung der Messwerte nur unter bestimmten Bedingungen ergeben können.

Erfolgt beispielsweise die Exposition täglich und gleichzeitig über längere Zeit hinweg, wie beispielsweise bei Rauchern oder Industriearbeitern, würden Blut, Urin und Haar-Mess-

6 Wilhelm M, Idel H (1997) Ausgewählte Fallstudien zur „Haaranalyse." Umweltmed Forsch Prax 2:247–249

7 Macko SA, Lubec G, Teschler-Nicola M et al. (1999) The ice man's diet reflected by the stable nitrogen and carbogen isotopic composition of his hair. FASEB J 13:559–562

werte übereinstimmen. Handelt es sich um eine einmalige Exposition, so wie wir sie aus der Arbeitsmedizin kennen, würden Blut- und Urin-Messwerte übereinstimmen, denn sie reflektieren den momentanen oder jetzigen Zustand. Eine Übereinstimmung mit Gewebeanalysen kann nicht erwartet werden, denn es wurde noch nichts abgelagert.

Die Kommission beanstandete 2005 zu Recht, dass Analyseverfahren einschließlich der Probenahme, Waschprozedur, der Aufschluss- und Messverfahren und Qualitätssicherung noch immer nicht standardisiert wurden. Selbst heute, 2023, gibt es noch Labore, die bei Aufschlussverfahren auf das zeitaufwendige Waschen der Haare verzichten, was zur Folge hat das exogene Kontaminanten ‚mitgemessen' werden. Wird somit eine Probe geteilt und in zwei verschiedenen Laboren analysiert, wobei das eine Labor die Probe mit entionisierten (metallfreien) Lösungen wäscht und die andere nicht, werden logischerweise Messwerte unterschiedlich ausfallen.

Therapeuten oder Personen, die an einer Gewebeuntersuchung interessiert sind, sollten nachfragen, wie das jeweilige Labor arbeitet. Akkreditierungsstellen prüfen, ob ein Labor über die Kompetenz verfügt gewisse Untersuchungen durchzuführen wie z. B. die Bestimmung von Elementen in humanbiologischen Materialien. Dazu gehören Metalle in Blut, Urin oder auch Haaren und Nägeln.[8] Eine Einschränkung gilt hier allerdings. Das sogenannte Biomonitoring gilt als die Untersuchung von biologischen Materialien (z. B. Blut oder Gewebeproben) zur Bestimmung von Gefahrenstoffen und ihren Metaboliten.[9] Tatsache ist jedoch, dass sich im Biomonitoring-Programm akkreditierter Labore die HMA nicht findet. Weshalb?

Eine weitere Tatsache ist, dass beispielsweise deutsche Laborverbunde die HMA nicht in eigener Regie durchführen, sondern als Fremdleistung anderweitig (z. B. bei MTM GmbH) erstellen lassen.

Innovationen in den Analysetechniken führen dazu, dass sich die forensisch-toxikologische Haaranalytik stetig weiterentwickelt hat und somit wichtige Informationen über den Mineralstoff- und Spurenelementehaushalt des Körpers liefern kann. Der Forderung von Medizinern, dass neben der reinen Analytik die Befundinterpretation mit sachverständiger Erfahrung zu erstellen und zu interpretieren ist, wurde weitgehend nachgekommen.[10]

---

8 Karpas Z, Lorber A, Sela H, Paz-Tal O, Hagag Y, Kurttio P, Salonen L., Measurement of the 234U/238U ratio by MC-ICPMS in drinking water, hair, nails, and urine as an indicator of uranium exposure source. Health Phys. 2005 Oct;89(4):315–21.

9 https://flexikon.doccheck.com/de/Biomonitoring

10 Musshoff, F. Aktuelles zur forensisch-toxikologischen Haaranalytik. Rechtsmedizin 29, 137–153 (2019). https://doi.org/10.1007/s00194-019-0309-3

Was sind Biomarker?

Für die Medizin oder Biologie sind Biomarker messbare Parameter biologischer Prozesse, die prognostische oder diagnostische Aussagekraft haben und daher als Indikatoren z. B. für Umweltbelastungen oder Krankheiten herangezogen werden. In der Laboranalytik werden Biomarker somit als Indikator für einen normalen biologischen Prozess, einen Krankheitsprozess oder ein typisches Ansprechen auf eine Noxe, ein Medikament oder eine Behandlung herangezogen. Dafür sollte das Probenmaterial möglichst leicht zugänglich sein. Das kann etwa über eine Blutentnahme durch den Arzt geschehen, eine Urin- oder Speichelprobe oder über einen Tropfen Blut, wie ihn sich jeder Diabetiker für die regelmäßige Blutzucker-Selbstmessung selbst aus der Fingerkuppe entnimmt. Leichter zugängliche Gewebeproben wären Haare und Nägel.

Das Nachweisverfahren muss genau und einfach durchzuführen sein, wobei die Ergebnisse der verschiedenen Labore nicht oder nur wenig voneinander abweichen dürfen. In unabhängigen Studien muss die Bedeutung des Biomarkers für Labor, Prognose und Risikoeinschätzung der betreffenden Erkrankung belegt sein.

Laut dem US-Center for Disease Control and Prevention (CDC) gelten Blut und Haare als Biomarker für die Anreicherung von Methylquecksilber. Biomarker, die stärker mit der momentanen Exposition der anorganischen Formen korrelieren, wären Vollblut oder Urin. Die Haaranalytik, die chronische Belastungen mit anorganischen Metallen reflektiert, wird hier nicht erwähnt. Internationale Forschungen werden außer Acht gelassen.

Wie vergleiche ich Laborwerte?

Es ist wichtig zu wissen, dass die unterschiedlichen Probematerialien, die im Labor analysiert werden, teils sehr unterschiedliche Stoffwechselfunktionen repräsentieren. Blut hat eine andere Funktion und Aussagekraft als Urin oder Gewebe. Metall-Messwerte der verschiedenen Matrizes können somit nur unter bestimmten Bedingungen vergleichbar sein. So können Blut- und Haar-Messwerte nicht übereinstimmen, wenn die Exposition zu unterschiedlichen Zeitpunkten stattgefunden hat.

Findet diese Exposition momentan und gleichzeitig über einen längeren Zeitrahmen von mehreren Monaten statt, werden Haar-Messwerte mit Blut- und Urinergebnissen übereinstimmen. Weshalb? Es fand eine tägliche Momentanexposition über Monate hinweg statt. Somit wurde die momentane, tägliche und über Monate stattfindende Belastung gleichzeitig zur chronischen Exposition. In solch einem Fall liefern die unterschiedlichen Tests wichtige und weiterführende Informationen, die das Therapiekonzept wesentlich unterstützen.

In den meisten Fällen unterscheiden sich Langzeit- von momentan stattfindenden Akutbelastungen. Bei einer zurückliegenden Bleiexposition wären beispielsweise HMA-Messwerte auffällig, Blut- und Urinwerte unauffällig. Bei einer momentanen Akutbelastung ist es umgekehrt.

Metallanalytyik: Welcher Test ist der Beste?

Tatsächlich gibt es keinen „besten" Test, der alles aufdeckt. Auch nicht im Metallbereich. Jeder der derzeit verfügbaren Tests gibt spezifische Informationen, hat Vor- und Nachteile und ein ‚Zeitfenster'.

Blut (Vollblut, Serum, Plasma, Erythrozyten)

Blutwerte reflektieren Momentaufnahmen. So versorgt der Blutstrom unsere Körpergewebe mit Nährstoffen; eine wesentliche Aufgabe des Blutes ist diese Versorgung.

Blut befördert lebensnotwendige Nährstoffe innerhalb des Blutkreislaufes vom Ort der Aufnahme, z. B. dem Darm, der diese über die Nahrung aufgenommen hat, zur Stelle ihres Verbrauchs, den Zellen. Auf oralem Wege werden Metalle und andere Stoffe aus Medikamenten, Supplementen oder Getränken aufgenommen. Eine weitere Aufnahme erfolgt, wenn auch in geringerem Maße durch die Atmung oder die Haut. Nachdem diese Stoffe in den Blutstrom gelangten, zirkulieren sie über einen relativ kurzen Zeitraum im Blutstrom und können somit im Blut nachgewiesen werden.

Zu den Stoffen, die so in unser System gelangen, zählen essenzielle Mineralstoffe und Spurenelemente, wie auch nichtessenzielle oder toxische Elemente. So gehört zu den essenziellen oder lebensnotwendigen Spurenelementen das Eisen, das sich zum Transport an Plasmaproteine bindet. Weiterhin und unter anderem transportiert Blut die sogenannten Elektrolyte Calcium, Kalium, Natrium und Magnesium. Auch potenziell toxische Elemente gelangen intra- oder extrazellulär zu den wichtigen Organsystemen und können dort verwertet oder abgelagert werden. Der Rest kann über verschiedene Organsysteme wie das renale oder gastrointestinale System ausgeschieden werden.

Nachdem Metalle nur über einen relativ geringen Zeitraum hinweg im Blutstrom zirkulieren, man spricht von wenigen Tagen, reflektiert die Untersuchung von Metallen im Blut eine Momentaufnahme, die uns einen direkten Hinweis auf die momentane Versorgung oder Exposition gibt. Beispielsweise weist ein erhöhter Selen-Blutwert auf eine momentan erhöhte Zufuhr hin. Wird ein niedrige Wert erfasst, gilt als Hauptursache eine unzureichende diätetische Zufuhr. Würde ein geringer Blei-Blutwert festgestellt, wäre dies wünschenswert. Ein erhöhter Blut-Bleiwert weist dagegen auf eine momentane Exposition mit möglichen Gesundheitsfolgen hin.

Wichtig: Mineralstoffuntersuchungen, die im Vollblut durchgeführt werden, reflektieren extra- und intrazelluläre Metallkonzentrationen. Serum- und Plasmawerte beschränken sich auf extrazelluläre Werte. Erythrozyten reflektieren intrazelluläre Messungen.

Probleme oder Schwachstellen

- Blut in falschen Teströhrchen. Wird z. B. Vollblut in ein Lithium-Heparin-Röhrchen gezogen, sollte Lithium nicht bestimmt werden.
- Geronnenes Blut
- Unzureichend oder falsch zentrifugiertes Serum oder Plasma kann noch rote Blutkörperchen enthalten, was z. B. Eisenwerte beeinflusst/verfälscht.
- Verabreichung von metallhaltigen Supplementen oder Medikamenten vor der Blutentnahme.

Die in Laborbefunden teils unterschiedlichen Messwerte erschweren Befundvergleiche. Die Liste im Anhang soll eine Hilfestellung für Therapeuten und Patienten sein, beschränkt sich jedoch auf die Messwerte der Metallanalytik im Humanbereich.

Urin

Der Urin ist ein Ausscheidemedium. Die im Urin zirkulierenden Substanzen werden über das renale System entsorgt. Wir unterscheiden zwischen Basal- und Provokationsurin.

Basalurin

Als solchen bezeichnet man Urin, der selbstregulierend ausscheidet, der also nicht durch irgendwelche Substanzen zur Metallbindung und -ausscheidung angeregt wurde. Die Medizinjournalistin schreibt „Urin ist quasi das Abwasser des menschlichen Körpers. Die gelbliche Flüssigkeit enthält nämlich aus dem Blut herausgefilterte Abfallstoffe."[11]

Urin besteht zu ungefähr 95 Prozent aus Wasser. Die restlichen etwa fünf Prozent setzen sich aus Stoffen zusammen, die zuvor von den Nieren aus dem Blut herausgefiltert wurden. Dazu gehören Mineralstoffe wie Magnesium, Spurenelemente wie Zink und Toxine wie Schwermetalle. Erwachsene scheiden täglich etwa 1,5 bis 2 Liter Urin aus.

Bei ausreichender Flüssigkeitszufuhr ist der Urin hellgelb bis fast durchsichtig. Für die gelbliche Färbung sorgt Urobilinogen, das Abbauprodukt vom Gallenfarbstoff Bilirubin. Je mehr davon im Urin enthalten ist, desto gelber wird die Flüssigkeit. Stark gelber bis dunkelgelber Urin kann auf einen Flüssigkeitsmangel hinweisen – man hat schlicht zu wenig getrunken, sodass das Urobilinogen kaum durch Wasser verdünnt wird. Manchmal steckt aber auch eine Leber- oder Gallenerkrankung hinter der dunkelgelben Farbgebung. Die orale Einnahme von Riboflavin, einem B-Vitamin, kann ebenfalls den Urin gelb färben.

Ein hell- oder dunkelroter Urin kann durch Blut im Urin bedingt sein. Ein Schnelltest mit entsprechendem Teststreifen kann anzeigen, ob dies der Fall ist oder ob möglicherweise eine Erkrankung wie eine Blasen-, Harnleiter- oder Niereninfektion vorliegt.

Medikamente wie das Entwässerungsmittel Triamteren können den Urin dunkelbraun bis schwarz färben.

In der Metallanalytik dient der Basalurin als Vergleichswert zum Provokationswert. Vergleichswerte zeigen an, ob mit der Chelatierung die Metallausscheidung erfolgreich erzielt werden konnte, d. h. ob und inwieweit die Chelatierung den Messwert eines oder mehrerer Metalle im provozierten Urin deutlich über den des Basalurinwertes anhob. War dies der Fall, war die Provokation (Chelattherapie) erfolgreich. Liegen Basalurin-

11 Urin: Zusammensetzung, Aussehen – NetDoktor.de

Messwerte über dem der Provokations-Messwerte, war die Provokation nicht erfolgreich.

Provokations- oder Mobilisationsurin

Als solchen bezeichnet man Urin, der mit natürlichen oder chemischen Substanzen zur Metallbindung und -ausscheidung angeregt oder provoziert wurde. Mit dem Einsatz der sogenannten Chelatsubstanzen wird diagnostisch festgestellt, ob und in welchem Maße eine Metallbelastung vorliegt und nachweisbar ist. Der Einsatz der unterschiedlichen Chelatsubstanzen, die oral oder parenteral verabreicht werden, bewirkt, dass die in den unterschiedlichsten Organen bereits abgelagerten Metalle gebunden und mit dem Urin über das renale (oder auch gastrointestinale) System ausgeschieden werden.

Der Vergleich von Messwerten vor und nach Chelatgabe reflektiert den Grad einer Belastung oder Intoxikation.

Probleme oder Schwachstellen

- Wird das jeweilige Protokoll zur Probeentnahme vor oder nach der spezifischen Chelatierung nicht protokollgerecht eingesetzt, wird die Beurteilung der Messwerte erschwert.
- Kontaminierung der Probe z. B. durch unsaubere Sammelgefäße.
- Blut im Urin erhöht Eisen-Messwerte deutlich und kann, sofern Blut als Ursache nicht erkannt wird, zu Fehleinschätzung bei der Befundbewertung führen.

Die invasive Gewebebiopsie

Diese wird allgemein dann durchgeführt, wenn geklärt werden muss, ob beispielsweise eine chronische Gewebeentzündung oder Krebserkrankung vorliegt. Solch eine Biopsie wird an oberflächlichen oder gut erreichbaren Stellen vorgenommen. Dabei kann Gewebe aus der Brust, der Prostata, der Haut, dem Gebärmutterhals oder anderen Organen entnommen werden.

Meist werden Biopsien mit Spezialkanülen durchgeführt, teils werden geringfügige Mengen an Geweben entnommen, teils wird auch z. B. bei Tumoruntersuchungen ein Teil des Tumors oder der komplette Tumor chirurgisch entfernt.

Untersuchungen an menschlichen Geweben werden selten durchgeführt, wenngleich menschliches Gewebe zu bekommen kein Problem ist, erklärt Prof. Dr. Karl-Walter Jauch der Universität Regensburg. „Bei vielen Operationen an kranken Organen wird Gewebe, das für weitere Diagnosezwecke nicht mehr gebraucht wird, verworfen". Metalluntersuchungen an menschlichen Geweben werden dennoch kaum ausgeführt, auch weil menschliches Gewebe nicht ohne Einverständnis des Patienten weitergereicht werden darf. Um die Erlaubnis zu bekommen, muss berechtigtes Misstrauen grundlegend abgebaut werden. All das mag die Erklärung dafür sein, weshalb in diesem Bereich Forschungsarbeiten meist im Ausland oder mit ausländischer Hilfe stattfinden.

So wurde eine Studie vom *Tschechischen Ministerium für Bildung* unterstützt, die verdeutlicht, dass karzinogene Tumore im Vergleich zu nichtkarzinogenen einen deutlich höheren Anteil an toxischen Metallen aufweisen.[12] Diese Gewebeuntersuchungen, die MTM in Zusammenarbeit mit Dr. Ionescu der Spezialklinik Neukirchen durchführte, zeigten dass maligne Brustgewebe einen höheren Eisengehalt aufweisen als gesunde Brustgewebe. Diese erhöhte Eisenkonzentration in Tumorgeweben ist wiederum eng verbunden mit einer erhöhten Produktion Freier Radikale, der Lipidperoxidation, der DNA-Spaltung und Mutationen, sowie dem Tumorwachstum in zellulären Systemen.

Bei dieser Studie, wurden gesunde wie auch maligne Brustgewebe nicht nur auf deren Eisengehalt untersucht. Vielmehr wurde die Konzentration einer Vielzahl von Spurenelementen und Schwermetallen unter die Lupe genommen. Die Datenanalyse zeigte eine hoch signifikante Akkumulation von Nickel, Chrom, Cadmium, Quecksilber und auch Zink. Letzteres wird zu Recht auch das Wachstumselement genannt, d. h. eine übermäßige Zinkzufuhr und -speicherung kann das Tumorwachstum fördern.

Eine Reihe internationaler Forschungsarbeiten veröffentlichten ähnliche Ergebnisse.[13,14] Aber auch Veränderungen in Leber, in Schilddrüse, im Magen oder in den Muskeln können Anlass für eine Gewebeuntersuchung sein. So hat in den letzten Jahrzehnten die Inzidenz von Schilddrüsenkrebs stärker zugenommen als die der meisten anderen Krebsarten, und dies parallel zum allgemeinen weltweiten Anstieg der Metallverschmutzung.[15]

---

12 Ionescu et al. Schwermetall Akkumulation in Tumorgewebe. Praxis Magazin 11/2011

13 Romaniuk A, Lyndin M, Sikora V, Lyndina Y, Romaniuk S, Sikora K. Heavy metals effect on breast cancer progression. J Occup Med Toxicol. 2017 Nov 28;12:32.

14 Byrne C, Divekar SD, Storchan GB, Parodi DA, Martin MB. Metals and breast cancer. J Mammary Gland Biol Neoplasia. 2013 Mar;18(1):63–73.

15 van Gerwen M, Alerte E, Alsen M, Little C, Sinclair C, Genden E. The role of heavy metals in thyroid cancer: A meta-analysis. J Trace Elem Med Biol. 2022 Jan;69:126900.

Tatsächlich können alle erreichbaren Gewebe auf ihren Gehalt an Metallen untersucht werden. Bei Gewebeproben, die invasiv entnommen wurden, wird die Untersuchung zeigen was über Zeit in dem jeweiligen Organgewebe gespeichert wurde. Dabei spielen Erbanlagen, individuelle Stoffwechselprobleme, Ernährung wie auch Lebensgewohnheiten (z. B. Alkoholismus) und Arbeitsbedingungen eine Rolle.

Mari und Kollegen untersuchten die Konzentrationen einer Reihe von Metallen in Gehirn, Knochen, Niere, Leber und Lunge von 20 obduzierten Probanden, die mindestens 10 Jahre in der Nähe einer Sondermüllverbrennungsanlage (HWI) in Tarragona (Katalonien, Spanien) gelebt hatten und verglichen diese mit Resultaten anderer Probanden, die nicht nahe Sondermüllhalden lebten. Die höchste Cadmiumkonzentration fand sich in den Nieren (Mittelwert 21,15 µg/g). In Gehirn und Knochen konnte Cadmium nicht nachgewiesen werden. Bei Chrom wurden hohe Konzentrationen in Niere, Gehirn und Lunge festgestellt (Mittelwertbereich 0,57–0,66 µg/g) und noch höhere in Knochen (1,38 µg/g). Quecksilber lag in allen Geweben unterhalb der Nachweisgrenze, mit Ausnahme der Niere. Dort betrug die mittlere Konzentration 0,15 µg/g. Mangan konnte in allen Geweben nachgewiesen werden, wobei die höchsten Konzentrationen in der Leber und der Niere (1,45 bzw. 1,09 µg/g) auftraten. Bei Blei wurde die höchste Konzentration im Knochen nachgewiesen (Mittelwert 1,39 µg/g).[16]

Die Metallkonzentration der menschlichen Gewebe nimmt mit dem Alter zu. Finnische Forscher gingen dieser Frage bereits 1979 nach und konnten nachweisen, dass beispielsweise die Cadmiumkonzentration im Muskel mit dem Alter anstieg. Aus den Daten ließ sich zudem ein klarer Trend erkennen: sobald die Konzentration in einem Gewebe hoch war, erhöhte sie sich auch in anderen Geweben.[17]

Die Universitätsforscher Exley und Clarkson bestätigten frühere Studien, die zeigten, dass der Aluminiumgehalt des Gehirngewebes bei Alzheimer-Krankheit, Autismus-Spektrum-Störung und Multiple Sklerose signifikant erhöht ist. Sie vertreten allerdings die Meinung, dass weitere Untersuchungen erforderlich sind, um die Rolle des hohen Aluminiumspiegels bei der Ätiologie der neurodegenerativen und neurologischen Erkrankungen zu verstehen.[18]

16 Mari, M., Nadal, M., Schuhmacher, M. et al. Human Exposure to Metals: Levels in Autopsy Tissues of Individuals Living Near a Hazardous Waste Incinerator. Biol Trace Elem Res 159, 15–21 (2014).

17 Vuori, Erkki, et al. "Biologically Active Metals in Human Tissues: II. The Effect of Age on the Concentration of Cadmium in Aorta, Heart, Kidney, Liver, Lung, Pancreas and Skeletal Muscle." Scandinavian Journal of Work, Environment & Health, vol. 5, no. 1, 1979, pp. 16–22.

18 Exley, C., Clarkson, E. Aluminium in human brain tissue from donors without neurodegenerative disease: A comparison with Alzheimer's disease, multiple sclerosis and autism. Sci Rep10, 7770 (2020).

Prof. Lilian Calderón-Garcidueñas der Montana Universität konnte anhand ihrer Studien nachweisen, dass umweltschädliche Metalle bereits in Gehirnen von Kindern vorhanden sind, die in umweltverschmutzten Gegenden aufwachsen. Kinder, die in umweltfreundlichen Städten aufwachsen, zeigen diese Metallablagerungen nicht.[19]

Invasive Gewebeuntersuchungen erlauben u.a. eine Individualisierung der Therapie. So kann durch eine Leberbiopsie eine gezielte, meist lebensnotwendige Behandlung des Morbus Wilson durchgeführt werden. Bei dieser autosomal-rezessiv vererbten Stoffwechselerkrankung, die sich durch eine gestörte Kupferausscheidung auszeichnet, wird zwar Kupfer leicht in der Leber, den Augen und dem Gehirn gespeichert, jedoch kaum in Horngeweben. Somit kann bei M. Wilson selbst bei frühzeitiger Durchführung einer Haar- oder Nagelanalyse die Notwendigkeit einer Leberbiopsie nicht ersetzt werden.

Der Fall eines Pankreaspatienten stimmt nachdenklich. Nach seinem Tod wurden Biopsien an gesundem und malignen Pankreasgeweben durchgeführt. Der Nachweis einer erhöhten Quecksilberakkumulation im malignen Gewebe wurde erbrachte. Das gesunde Gewebe war weit weniger belastet. Haaranalysen des Patienten, die wiederholt vor Jahren durchgeführt wurden, hatten den Nachweis der Exposition erbracht. Entgiftende Maßnahmen wurden von dem Patienten dennoch nicht ergriffen.

Probleme und Schwachstellen

Gewebeproben sind in Deutschland für Forschungsprojekte schwer verfügbar. Auf Grund des Datenschutzes muss die Einwilligung der Betroffenen und deren Angehörigen vorhanden sein.

Die nichtinvasive Gewebeuntersuchung (Haar- oder Nagelanalytik)

Haare oder Nägel sind sogenannte Hautanhangsgebilde, die aus Horn, also abgestorbenen Zellen, bestehen. Sie enthalten weder Blutgefäße noch Nerven. Die Entnahme ist schmerzfrei. Das Probenmaterial ist leicht verfügbar.

Haare oder Nägel sind somit Körpergewebe, die im Grunde genommen ‚Hornfäden' sind. Diese Hornfäden bilden sich ab dem dritten Embryonalmonat in der Oberhaut und enthalten Keratin wie auch Mineralstoffe und Spurenelemente.

19 Calderón-Garcidueñas L, Ayala A. Air Pollution, Ultrafine Particles, and Your Brain: Are Combustion Nanoparticle Emissions and Engineered Nanoparticles Causing Preventable Fatal Neurodegenerative Diseases and Common Neuropsychiatric Outcomes? Environ Sci Technol. 2022 Jun 7;56(11):6847–6856.

Die Wurzeln dieser Horngebilde sind für die Versorgung dieser Gewebe verantwortlich, wobei die im Blutstrom vorhandenen und für das Wachstum notwendigen Substanzen das Haar- oder Nagelgewebe mit Mineralstoffen, Spurenelementen versorgen. Gleichermaßen werden auch die im Blut zirkulierenden Schwermetalle in den entsprechenden Geweben abgelagert. Dabei sorgt der Organismus auch dafür, dass nicht alle Stoffe, die vom Körper aufgenommen wurden auch abgelagert werden. Ein Teil wird ausgeschieden, vorwiegend über das renale oder das gastrointestinale System. Was nicht genutzt oder ausgeschieden werden konnte, wird in den unterschiedlichsten Zellstrukturen abgespeichert.

Beispielsweise ist Eisen ein Element, das im menschlichen Körper für den Sauerstofftransport verantwortlich ist. Im menschlichen Organismus finden sich zwischen 2–4 g Eisen. Ein Drittel davon ist in der Leber, der Milz, der Darmschleimhaut und im Knochenmark gespeichert. Zwei Drittel des Eisens befinden sich im Blut, gebunden an den roten Blutfarbstoff Hämoglobin. Sauerstoff wird im Blut an das Eisen gebunden und in die Organe transportiert. Wird dem Organismus mehr Eisen zugeführt als notwendig, wird überflüssiges Eisen ausgeschieden oder in den unterschiedlichsten Geweben gespeichert. Nicht immer zum Vorteil. Bei Verdacht auf eine erhöhte Eisenspeicherung werden bestimmte Bluttests durchgeführt. Diese können den Verdacht der vermehrten Eisenspeicherung weiter verstärken, damit zusätzlich eine Leberbiopsie durchgeführt werden kann, die wiederum bestätigen kann ob eine Hämochromatose, auch Eisenspeicherkrankheit genannt, vorliegt.

Nun kann eine Leber- oder Brustgewebeuntersuchung, die meist erst nach ernstem Verdacht durchgeführt wird, durch eine Haaranalyse nicht ersetzt werden. Jedoch kann die frühzeitige Durchführung einer Haaranalyse erste Hinweise auf Fehlablagerungen erbringen. Diese einfache, nichtinvasive Probenentnahme liefert Information, die präventiv eingesetzt werden können und somit zur frühzeitigen Intervention führen.

Es bestehen vielversprechende Ansätze für neue Anwendungen im klinischen Alltag und in der Umwelttoxikologie, die allerdings noch immer als experimentell betrachtet werden. So sind Forscher der Universität Zürich der Meinung, dass trotz intensiver wissenschaftlicher Forschung die Haarmineralanalytik nur in Ausnahmefällen auf Belastungen oder Mangelerscheinungen des Körpers schließen lässt.[20]

20 Fabian, Daniel ; Baumgartner, Markus R ; Koller, Michael F. Sinn und Unsinn von Haaranalysen. SWISS MEDICAL FORUM 2016

Damit die Haarmineralanalytik den ihr zustehenden Platz in der Labordiagnostik einnehmen kann, wird folgend auf die Schwachstellen dieser Diagnostik hingewiesen. Es muss jedoch darauf hingewiesen werden, dass jeder Test über Schwachstellen verfügt. Es ist die Aufgabe der Laboranalytiker diese zu minimieren und die der Wissenschaftler darüber sachlich und objektiv zu berichten.

Kritisiert wird vielfach, dass in Haaranalyse-Befunden die wichtige Diagnosestellung nicht einheitlich durch medizinische Erfahrungswerte begründet ist. Ohne eine objektiv gestaltete Zusammenarbeit der Beteiligten – und dazu gehören Analytiker und Therapeuten, die in diesem Bereich bereits Erfahrung sammeln konnten – wird dies schwer zu verwirklichen sein.

Für Versicherungen ist dies ein Grund Kostenerstattungen abzulehnen; die Haaranalytik bleibt der Außenseiter Test den man aufgrund der genannten Einschränkungen zur Beurteilung der individuellen Belastung mit Metallen ablehnt. Kritisiert wird auch, dass Haaranalysen von nichtqualifizieren Instituten oder Nichtmedizinern erstellt und verbreitet werden, teils übers Internet mit dubiosen Therapievorschlägen. Solange von offizieller Seite die Unterstützung zur Erstellung einheitlicher Richtlinien ausbleibt, wird die Außenseitermethode im Außenfeld ausharren müssen.

Wichtige Probeentnahme

Unverständliche oder unplausible Messwerte? Schnell gerät das Labor als Verursacher von Fehlern in Verdacht. Wie bereits erwähnt, passieren bei der Probeentnahme sehr leicht Fehler- und das in der präanalytischen Phase, zu einem Zeitpunkt also, zu dem die Probe oft noch gar nicht im Labor angekommen ist. Folgendes muss bei der Entnahme von Haarproben beachtet werden:

1. Gefärbte, getönte, dauergewellte oder gebleichte Haare, sowie Achselhaare eignen sich nicht. – Auch mit Naturfarben wie Henna gefärbte oder getönte Haare eigenen sich nicht.
2. Das Probematerial muss vor dem Versand an das Labor nicht gewaschen werden. Im Labor wird jede Haarprobe mit nichtmetallischen Lösungsmitteln von exogenen Substanzen befreit.
3. Lange Haarsträhnen werden im Labor nach dem Waschprozess gekürzt. Dabei kann im Labor niemand wissen wo der Anfang und das Haarende sind. – Sequenzierungen werden nur auf Anfrage durchgeführt.

4. Abrasierte Haarproben oder sehr kurzes Probematerial wird bei Waschvorgängen und dem folgenden Aufschlussverfahren leicht verloren. Somit muss ausreichend Material vorhanden sein, damit die notwendige Materialmenge für alle weiteren analytischen Prozesse vorrätig ist. In anderen Worten: seien Sie großzügig bei der Probeentnahme und dem Versand.

Probleme und Schwachstellen

- Zwar hat sich die Haaranalytik in der Rechtsmedizin als unverzichtbare und
- verlässliche Methode etabliert, doch ein einheitliches Vorgehen von der Probenahme bis zur Qualitätssicherung wird derzeit von kommerziellen Laboren, die diese Untersuchung durchführen, nicht gewährleistet. Das erschwert Befundvergleiche.
- Einheitliche Richtlinien wie z.B. Referenzwerte oder Empfehlungen bestehen für die Haarmineralanalyse nicht, was wiederum Befundvergleiche erschwert. Allerdings haben Recherchen der Autorin gezeigt, dass die HMA-Referenzwerte der maßgeblichen Labore in Europa und den USA weitgehend übereinstimmen.

Referenzwerte, wie sie entstehen und was wir wissen sollten

Was man früher als Normalbereich bezeichnete, bezeichnet man heute als Referenzbereich. Die Bezeichnung Referenzbereich ist zwar korrekter, der Unterschied unwesentlich.

Referenzbereiche werden mit statistischen Verfahren aus Untersuchungsergebnissen gesunder Personen ermittelt. Der Referenzbereich umfasst definitionsgemäß die zentralen 95 Prozent aller bei offensichtlich gesunden Personen gemessenen Werte und ist abhängig von der Messmethode. So haben verschiedene Messmethoden teils verschiedene Referenzbereiche. Aber selbst für ein und dieselbe Methode werden oft leicht unterschiedliche Referenzwerte angegeben, was sich durch unterschiedliche Handhabung der laborinternen Analytik erklären lässt. Im Zweifel helfen Rückfragen, die der zuständige Analytiker oder Laborarzt erklären kann.

In einem Laborbefund müssen Ergebnisse der Laboruntersuchungen dargestellt werden, d.h. Messwerte werden einem Referenzbereich oder einem Schwellenwert („Cut-off") gegenübergestellt.

Umgangssprachlich gelten Werte innerhalb des Referenzbereichs als normal. Werte außerhalb werden als pathologisch eingestuft. Dabei ist zu beachten, dass 5 Prozent aller gesunden Personen Werte außerhalb des Referenzbereichs aufweisen und umgekehrt können bei Kranken Werte innerhalb dieser Norm liegen.

Nehmen wir als Beispiel den Referenzbereich für Kupfer in Haargewebe. Dieser ist 10–41 mcg/g. Ein Labor-Messwert von 9mcg/g läge im niedrigen Bereich, d. h. außerhalb des Referenzbereiches, was aber nicht bedeuten muss, dass der Patient unter Kupfermangel leidet oder krank ist. Dieser grenzwertige Messwert weist auf eine chronische Unterversorgung. Präventivmaßnahmen, einschließlich einer Blutuntersuchung zum Nachweis einer akuten Mangelversorgung sollten eingeleitet werden. Diese vorsorglichen Maßnahmen führen einerseits zu einer frühzeitigen Normalisierung der Messwerte und lassen andererseits eine akute Erkrankung vermeiden.

Wie werden Referenzbereiche ermittelt?
Indem man eine bestimmte Menge Gesunder untersucht. Für die meisten Laborwerte geht man so vor: man analysiert eine Gruppe von z. B. 200 Gesunden. Manche der Gesunden werden niedrige Werte haben, manche höhere. Mit statistischen Methoden berechnet man den Mittelwert und die Abweichungen. Ein Messwert innerhalb der 95 Perzentile gilt als die Maßeinheit, an der Gesundheit gemessen wird. Dabei gibt es eine Untergrenze und eine Obergrenze. 2,5 Prozent aller Probanden liegen unter der Untergrenze, 2,5 Prozent liegen über der Obergrenze. Anders ausgedrückt: 5 Prozent fallen aus dem Referenzbereich heraus.

Zeichnet man das Ergebnis des Laborwertes auf der X-Achse und die Anzahl der Personen auf der Y-Achse auf, erhält man im Idealfall eine glockenförmige Kurve, die sogenannte Gauss Kurve mit der Normalverteilung. Der breite Referenzbereich, die sogenannte 95 Perzentile, ist ersichtlich.

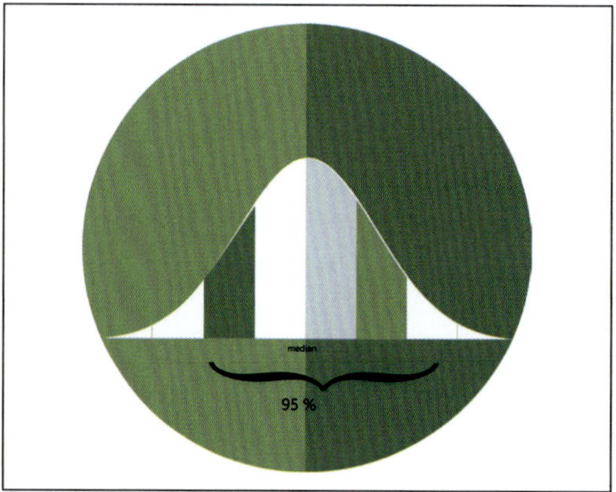

Abb. 3: Die Gauss-Kurve

Die Bedeutung eines einzigen abnormen Laborwertes sollte nicht vorschnell beantwortet werden. Der Therapeut wird dessen Bedeutung anhand der Anamnese und mit den Ergebnissen weiterer Untersuchungen einschätzen können.

Referenzwerte für Schadstoffe

Damit Schadstoffbelastungen einheitlich bewertet werden können, legt die Kommission Human Biomonitoring (HBM) für ausgewählte Stoffe Beurteilungswerte (Referenz- und HBM-Werte) nach definierten Kriterien fest. Der Ableitungsweg wird im Rahmen von Stoffmonographien dargelegt, die als Stellungnahmen der HBM-Kommission im Bundesgesundheitsblatt des Umwelt Bundesamtes veröffentlicht werden.

So legte die Kommission „Human Biomonitoring" des Umweltbundesamtes in einem Grundsatzpapier 1996 ihr Konzept der Referenz- und Human-Biomonitoring-Werte (HBM) wie auch ihre Definition des Referenzwertes wie folgt dar:

„Der Referenzwert für einen chemischen Stoff in einem Körpermedium (zum Beispiel Blut, Haar, Urin) ist ein Wert, der aus einer Reihe von entsprechenden Messwerten einer Stichprobe aus einer definierten Bevölkerungsgruppe nach einem vorgegebenen statistischen Verfahren abgeleitet wird. Es handelt sich dabei um einen rein statistisch definierten Wert, der die Konzentration dieses Stoffes im betreffenden Körpermedium für diese Bevölkerungsgruppe zum Zeitpunkt der Untersuchung beschreibt. Ihm kommt per se keine gesundheitliche Bedeutung zu."[21]

Zu den Schadstoff-Grenzwerten schreibt die Kommission weiterhin: „Der Referenzwert beschreibt definitionsgemäß die Belastung einer definierten Bevölkerungsgruppe, zu einem bestimmten Zeitpunkt (d.h. zum Zeitpunkt der Untersuchung, deren Daten die Grundlage der Ableitung darstellen). Er ist als 95. Perzentil definiert, das heißt, er wird von (zirka) 95 Prozent der Messwerte nicht überschritten."[22]

21 Addendum zum Konzept der Referenz- und HumanBiomonitoring-Werte in der Umweltmedizin. Stellungnahme der Kommission HumanBiomonitoring des Umweltbundesamtes. Bundesgesundheitsbl 2009; 52:874–877 DOI 10.1007/s00103-009-0902-9 © Springer Verlag 2009

22 Kommission„Human Biomonitoring" des Umweltbundesamtes (1996) Konzept der Referenz- und Human-Biomonitoring-Werte (HBM) in der Umweltmedizin. Bundesgesundheitsblatt 39(6):221–224

Haaranalyse-Referenzwerte

Referenzwerte wie auch Schadstoff-Grenzwerte werden nach dem gleichen Prinzip erstellt.

Erwähnt werden muss, dass Labore teils unterschiedliche Messeinheiten benutzen. Befunde geben Haar-Messwerte wie auch Referenzbereiche in teils unterschiedlichen Einheiten wieder.

PPM (Parts per Million) = mg/kg (Milligramm/Kilogramm) = mcg/g = µg/g (Mikrogramm/Gramm)

Ringversuche für Haarproben

Ein Ringversuch ist eine Methode zur externen Qualitätssicherung von Messverfahren. Er überprüft die analytische Leistung eines Laboratoriums. Ringversuche sind in Deutschland für medizinische Laboratorien verpflichtend. Bei bestimmten Messgrößen (z. B. Hämatokrit, Harnstoff, Serumkalium) müssen sie mindestens einmal pro Quartal erfolgen.

Nach den Richtlinien der Bundesärztekammer zur Qualitätssicherung laboratoriumsmedizinischer Untersuchungen (Rili-BÄK) ist eine Prüfung von Laboren durch akkreditierte Referenzinstitutionen verpflichtend und neben der internen Qualitätssicherung zusätzlich durchzuführen. Dies dient der Validierung der zahlreichen ermittelten Messergebnisse unterschiedlicher Analyten.

Ringversuche, die explizit für Metalle in Haaren gelten, stehen derzeit in Deutschland nicht zur Verfügung. Erstellt werden diese vom kanadischen *Centre de Toxicologie* das zum staatlichen *Institute National de Santé Publique* gehört (der nationalen Gesundheitsbehörde). Die Teilnahme an diesen Ringversuchen ist freiwillig. An den vom *Centre de Toxicologie* staatlich überprüften Referenzwerten werden die Messergebnisse der teilnehmenden Labore gemessen und bewertet.

Was Haare verraten

Haare und Nägel werden als Spiegelbild unserer Gesundheit angesehen und das kommt nicht von ungefähr. Wenn während der Wachstumsphase die Nährstoffzufuhr ungenügend ist, werden Stoffwechselfunktionen ungünstig beeinflusst. Das Wachstum und die Gesundheit der Haare und Nägel leidet.

Der Blutstrom befördert Nährstoffe. Bei schlechter Durchblutung werden Haare wie auch Nägel nährstoffunterversorgt. Während der Schwangerschaft, nach Operationen oder langwieriger Erkrankung, aber auch mit zunehmendem Alter zeigt sich bei unzureichender Nährstoffzufuhr eine nachteilige Veränderung der Haare und Nägel. Der Mineralstoffwechsel leidet; anhand von Mineralstoffuntersuchungen kann dies bestätigt werden.

Schon geringe Schadstoffbelastungen beeinträchtigen Zellfunktionen und wirken sich auf unsere Gesundheit aus. Selbst geringe Expositionen können, wie die Düsseldorfer Verkehrsimmissionsstudie zeigte, in Haaren nachgewiesen werden. Die Studie wies nach, dass bei Kindern, die in einer bleibelasteten Umgebung aufwuchsen, die Bleikonzentration in Haargeweben deutlich erhöht war.[23]

Die Physiologie des Haarwachstums

Das Haarwachstum eines jeden Menschen unterliegt einem Zyklus. Dieser besteht aus drei Phasen und wiederholt sich ständig:

- Die Anagenphase, die zwei bis acht Jahre dauert, stellt die Wachstumsphase dar. Während dieser Phase befinden sich 80–90 Prozent der Haarfollikel auf der Kopfhaut und erreichen ihre maximale Größe. Dies ist die Phase der aktiven Haarbildung, die das Längenwachstum des Haars erzeugt.
- Die Katagen- oder Übergangsphase dauert nur etwa drei bis vier Wochen. Dauerhaft befinden sich nur 1–3 Prozent der Haare in dieser Phase.
- Die Telogen oder Ruhephase endet nach zwei bis vier Monaten und führt zum Verlust des Haares. Etwa 10 bis 20 Prozent der Haare befinden sich in der Telogenphase. Gleichzeitig tritt der Haarfollikel erneut in die Anagenphase ein und der Zyklus beginnt von vorne.

23 Wilhelm M, Pesch A, Rostek U et al. (2002) Concentrations of lead in blood, hair and saliva of German children living in three different areas of traffic densitiy. Sci Total Environ 297:109–118

Nährstoffdefizite als Ursache von Haar-Erkrankungen

Eisen, Zink und Kupfer stellen wesentliche Spurenelemente für das Wachstum und die Struktur des Haares dar. Ein Mangel dieser Substanzen führt u. a. zu diffusem Haarausfall. Ein typisches klinisches Beispiel für die Bedeutung einer unzureichenden Zinkzufuhr ist die Akrodermatitis enteropathica, bei der es neben Diarrhöen, Apathien und Wachstumsstörungen zu ekzematösen Hautveränderungen, zu Nageldystrophien, brüchigem Haar und Alopezien kommen kann. Treten diese Veränderungen nach dem Abstillen des Säuglings auf, ist die Ursache häufig eine autosomal-rezessiv vererbte Aufnahmestörung für Zink aus der Nahrung. Diese führt zu Zinkmangel, der auch bei Kleinkindern von der HMA frühzeitig erkannt und erfolgreich behandelt werden kann.

Bei Frauen stellt insbesondere der Eisenmangel eine häufige Ursache für einen diffusen Haarverlust dar. Dabei gibt der Ferritin-Spiegel im Serum Auskunft über die Körpereisenvorräte. Ferritin-Werte unter 40 ng/ml sind häufig Ursache einer gestörten Telogenphase, d. h. diese Ruhephase, die normalerweise nach 2 bis 4 Monaten beendet ist, wird durch den Eisenmangel verlängert. Aber auch bei Ferritinkonzentrationen von 40 bis 70 ng/ml sind diffuse Haarverluste beobachtet worden. Erst bei einem Serum-Ferritin über 70 ng/ml konnte eine Normalisierung des Haarwachstums beobachtet werden.

Über Jahrzehnte hinweg wurde die Meinung vertreten, dass Eisen-Blutwerte mit Haar-Eisenwerten nicht übereinstimmen und dass die Haaranalyse bei der Untersuchung von Eisenstoffwechselproblemen fehl am Platz ist. Zahlreiche Studien unterstützten diesen Gedanken. Eine neue und sehr gründliche Forschungsarbeit betont nun das Gegenteil. Wenn nämlich eine Eisen-Blutarmut über Monate und Jahre besteht, wird die ungenügende Eisenversorgung auch zu einer Gewebeunterversorgung führen. Die statistische Auswertung von Eisen-, Blut- und Haarwerten, die Sahin und Kollegen durchführten, ergaben eine signifikante Übereinstimmung bei Patienten mit Eisenmangelanämien.[26] Das heißt aber nicht, dass eine HMA eine Serum-Eisen- oder Ferritinuntersuchung ersetzen kann. Jeder dieser Test hat seine eigene Aussagekraft und seinen diagnostischen Wert.

Die amerikanischen Forscher Dr. med. Cheraskin und Dr. med. Ringsdorf dokumentierten bereits vor Jahrzehnten, dass 80 Prozent der westlichen Bevölkerung deutliche Fehlernährungssymptome aufweisen, die lange unerkannt bleiben. Tatsächlich muss eine Fehlernährung nicht unbedingt zu einer akuten Mangelerkrankung führen. Dass jedoch im Laufe der Zeit der Organismus geschwächt wird, ist verständlich.[27] Die Folgen einer

26 Sahin C, Pala C, Kaynar L, Torun YA, Cetin A, Kurnaz F, Sivgin S, Sahin FS. Measurement of hair iron concentration as a marker of body iron content. Biomed Rep. 2015 May;3(3):383–387.

27 Cheraskin, E., Ringsdorf, W. M., Clark, James W. Diet and Disease 3rd edition, Keats Publ. (1995)

chronischen Fehl- oder Unterversorgung sind häufig Haut-, Haar- und Nagelprobleme. HMA-Untersuchungen können Versorgungsprobleme frühzeitig erkennen und zwar lange bevor akute Mangelerscheinungssymptome auftreten.

In den Entwicklungsländern ist Unterernährung ein häufiges Problem. Etwa 800 Millionen Menschen sind dort unterernährt. Weltweit leiden etwa 150 Millionen Kinder an einer leichten Form der Protein-Energie-Mangelernährung und etwa 40 Millionen Kinder an der schweren Form dieser Mangelerkrankung. Der größte Teil dieser Kinder ist jünger als fünf Jahre.

In reicheren Ländern sieht es besser aus, doch Mangel- oder Fehlernährungen werden auch hier beobachtet. Beispielsweise leiden in der Schweiz etwa 20 bis 30 Prozent aller Spitalpatienten an einer chronischen Unterversorgung. Bei vielen dieser Patienten, die in diesem wohlhabenden Land leben, besteht eine leichte Unterernährung bereits bevor sie ins Spital eintreten. Diese Unterversorgung wird bei üblichen Routine-Blutuntersuchungen dann leicht übersehen, wenn grenzwertige Messwerte vorliegen. Die HMA, die eine chronische Fehl- oder Unterernährung frühzeitig erkennen würde, wird in Spitälern nie durchgeführt.

Gibt es die optimale Versorgung?

Die gibt es. Allerdings fällt sie bei Jedem unterschiedlich aus, denn der individuelle Nährstoffbedarf richtet sich nach der individuellen Verdauungsfähigkeit, dem psychischen oder physischen, auch chemischem Stress, dem der Mensch ausgesetzt ist, den vorliegenden und vorherrschenden Krankheitsbildern, sowie dem Alter des Einzelnen und auch der Genetik. Sich optimal zu versorgen, ist eine individuelle Angelegenheit.

Nur auf die von der Gesellschaft für Ernährung vorgeschriebenen Tagesmengen der jeweiligen Nährstoffe zu achten reicht für eine optimale Nährstoffversorgung nicht aus. Das belegt die Verbundstudie *Ernährungserhebung und Risikofaktoranalyse*. 12,5 Prozent der gegen Ende der 80er Jahre untersuchten Senioren wiesen sehr niedrige Vitamin-B12-Spiegel im Blut auf, obwohl die Zufuhr über den Empfehlungen lag. Laut dem Verein für Unabhängige Gesundheitsberatung (UGB) ist das auf die altersbedingte, geringere Produktion von Magensäure, sowie auf unzureichend vorhandene Verdauungsenzyme zurückzuführen. Mit zunehmendem Alter ist der von der Magenschleimhaut gebildete Intrinsic Faktor, der die Aufnahme von Vitamin B12 ermöglicht, immer weniger vorhanden. Hierdurch sinkt die Verwertbarkeit von Vitamin B12, das vorwiegend in Fleisch, Fisch, Eiern oder Milch enthalten ist. Zudem leiden schätzungsweise 20 bis

50 Prozent der Senioren an einer chronisch atrophischen Gastritis, die die Funktion der Magenschleimhaut weiter einschränkt.[28]

Beispielsweise erhöht sich der Magnesiumbedarf während chronischer Entzündungen, Fieber oder bei Bewegungsarmut. Zwar wird der Magnesiumbedarf eines Erwachsenen heute offiziell mit 300 mg für Frauen bis 350 mg für Männer angegeben und gemäß der DGE (Deutsche Gesellschaft für Ernährung) sollten Kinder im Alter von 4 bis 13 Jahren (je nach Alter und Geschlecht) täglich 120 bis 250 Milligramm Magnesium zu sich nehmen. Jugendliche ab 13 Jahren (je nach Alter und Geschlecht) haben einen täglichen Bedarf von 310–400 Milligramm Magnesium. Doch in Stresssituationen wird Magnesium vermehrt ausgeschieden, dazu gehört auch Schulstress, chemischer Stress z. B. eine erhöhte Umweltbelastung oder Rauchaussetzung (z. B. durch rauchende Eltern) und wie schon erwähnt Entzündungen, Fieber oder eine chronische Erkrankung. Eine unzureichende Magnesiumversorgung ist weitaus häufiger als angenommen.

Fallbeispiel: Magnesium, Krampfanfälle und Muskelschmerzen
Der 13-jährige H. erlitt seit seiner Kindheit Krampfanfälle und wurde medikamentös und physiotherapeutisch entsprechend versorgt. Dennoch traten die Anfälle sporadisch und ohne Vorwarnung auf. Nach den Anfällen klagte H. über Muskelkater. Durch Zufall wurde sein Physioherapeut, der ihn regelmäßig und mit Erfolg massierte, durch eine Kollegin vertreten. Diese riet dem Vater zu einer Haaranalyse, die dieser auch in Auftrag gab. Der Befund wies auf einen deutlich niedrigen Magnesium-Messwert. Bei den bereits durchgeführten Blutuntersuchungen war Magnesium als unauffällig eingestuft worden. Erst anhand der Haaranalyse-Werte wurde mit einer Supplementation begonnen. Anfänglich wurden relativ geringe Mengen an Magnesium und Vitamin B6 zugeführt (Vit.B6 verbessert die Magnesiumverwertung). Nachdem keinerlei Nebenwirkungen wie Durchfall auftraten, wurde die tägliche Zufuhr langsam und unter Beobachtung erhöht. Auffällig war, dass nach und nach Krampfanfälle seltener und weniger dramatisch auftraten. Das Muskelkater-Symptom verschwand gänzlich. Mit zunehmender Magnesiumversorgung verloren sich die Krampfanfälle.

28 Gut ernährt im Alter: Nährstoffversorgung im Alter – Kaubeschwerden – Hilfe für Senioren im Alten- und Pflegeheim – UGB-Gesundheitsberatung

Fallbeispiel: Magnesium und Nächtliche Wadenkrämpfe
Die Seniorin litt unter nächtlichen Wadenkrämpfen, die teils so stark waren, dass sie sich vor Schmerzen nicht bewegen konnte. Blutuntersuchungen ergaben keinen Verdacht auf Magnesiummangel. Die Haaranalyse dagegen zeigte eine deutliche Unterversorgung. Magnesium wurde supplementiert, 400 mg Mg-Zitrat plus einem B-Vitaminkomplex. Die nächtlichen Krampfanfälle blieben danach aus. Zusätzlich verbesserte sich ihr Stuhlgang. Zu Durchfall kam es nicht.

Um eine optimale Versorgung zu erreichen, sollte ein erfahrener Orthomolekulartherapeut oder Ernährungsberater zu Rate gezogen werden.

HMA – Nachweis der Langzeitbelastung

Bereits in den 1950er Jahren wurden Haare als Biopsiematerial zur Arsenbestimmung genutzt. In einer Stellungnahme des Umweltbundesamtes steht, dass ‚der Einsatz der Haaranalyse zum Nachweis von Vergiftungen z. B. durch Arsen, Selen oder Thallium heute in der klinischen und forensischen Toxikologie nur noch selten erfolgt. In Einzelfällen kann es sinnvoll sein, die Haaranalyse als zusätzliches Verfahren einzusetzen, z. B. um durch Analyse von Haarabschnitten Informationen über den zeitlichen Verlauf von Vergiftungen zu erhalten' (UBA 2006).

Geibel berichtet in seiner Dissertation über Bleikonzentrationen in Haaren bleiexponierter Personen, die zwischen 70 und 1800 mcg/g lagen.[29] *(Anmerkung der Autorin: Der Grenzwert für Blei in Haaren ist 3 mcg/g!)*

Laut Informationen des Toxikologen Prof. Dr. L. Thomas reflektieren Haare die Bleiablagerung in Knochen.[30] Etwa 80 bis 90 Prozent der Bleigesamtbelastung des Körpers ist im Knochengerüst eingelagert und somit schwer nachweisbar. Auch ist der Austausch zwischen dem Knochengewebe und dem Blut sehr langsam. Für den Eliminationsprozess aus vormals hoch beladenen Knochen wurden Halbwertszeiten im Bereich von 6 bis 37 Jahren ermittelt, die von der jeweiligen Knochengewebestruktur abhängig sind.[31] Haare sind leicht zugänglich und liefern analytisch zuverlässige Resultate.

29 Geibel D. Dissertation zur Erlangung des Grades eines Doktors der Medizin Der Medizinischen Fakultät der Heinrich-Heine-Universität Düsseldorf: Urbane und rurale Schwermetallbelastung in Haaren und Knochen vergangener Jahrhunderte. 2003

30 Thomas L. Labor und Labor. 4.Auflage. Med. Verlag Marburg 1992, S. 419

31 Grundlagen und Empfehlungen für die Praxis – Biomonitoring zur Beurteilung beruflicher Bleiexpositionen (asu-arbeitsmedizin.com)

Haare können als Indikator für eine chronische Quecksilberbelastung des Menschen dienen.[32] Bei Verdacht auf eine länger zurückliegende Aufnahme bzw. eine chronische Intoxikation eignen sich außer Haaren, auch Finger- und Fußnägel für die Analytik. Insbesondere für den Thallium Nachweis ist diese Untersuchung von großer Relevanz.[33]

Heute stehen empfindliche Analyseverfahren für die Bestimmung von Metallen zur Verfügung. Bei der Probeentnahme sollte berücksichtigt werden, dass Haare etwa 1 cm pro Monat wachsen. Der Vergleich einer Haaranalyse vor Therapiebeginn, sowie mindestens 6 Monate nach Abschluss einer Entgiftungstherapie kann aufschlussreich sein. Früher sollte ein Vergleichstest nicht durchgeführt werden.

32 Wilhelm M, Müller F, Idel H. Biological monitoring of mercury vapour exposure by scalp hair analysis in comparison to blood and urine. Toxicol Lett. 1996 Nov;88(1–3):221

33 Klemm M, Meißner D. Problematik, Klinik und Beispiele der Spurenelementvergiftung – Thallium. Toxichem Krimtech 2012;79(1):17

Was Nägel verraten

Nägel sind, wie Haare, Anhangsgebilde des Körpers. Nagelwurzeln werden vom Blutstrom mit essenziellen Mineralstoffen, Spurenelementen und potenziell toxischen Metallen versorgt. Metalle, die im Blutstrom zirkulieren, werden entweder vom Körper wieder ausgeschieden oder in unterschiedlicher Menge in verschiedenen Organsystemen abgelagert.

Nägel bestehen aus Keratin. Das durchschnittliche Nagelwachstum beträgt zwischen 2–3 mm pro Monat, ist also um ein Drittel geringer als das der Haare. Ein vollständiger Nagelersatz kann zwischen 3 und 6 Monaten dauern. Zehennägel wachsen deutlich langsamer. Bis zum kompletten Nagelersatz werde etwa 12–18 Monate benötigt. Allerdings hängt die Wachstumsrate der Nägel vom Alter, Geschlecht, der Jahreszeit, der Ernährung und erblichen Faktoren ab. Schwangerschaft bewirkt eine Veränderung des Nagelwachstums wie auch des Haarwuchses.

Nägel wie Haare speichern Metalle und reflektieren somit Metallbelastungen oder Unterversorgungen, die während der Wachstumsphase stattgefunden haben. Nährstoffmängel, wie auch Metallvergiftungen können festgestellt werden. Die American Academy of Dermatology schreibt auf ihrer Webseite, dass die Nagelanalytik seit der Antike verwendet wurde, wenn auch in anderem Umfang und mit deutlich verschiedenen Methoden als heute.

Thomas schreibt in seinem Buch, *Labor und Diagnose*, dass eine nutritive Überversorgung mit Selen mit vermehrter Nagelbrüchigkeit in Verbindung gebracht wurde.[34] Die Forscher Arroya und Kollegen, sowie James und Kollegen beschreiben, dass bei Zinkmangel nicht nur Haare, sondern auch Nägel in Mitleidenschaft gezogen werden.[35, 36] Auch ist bekannt, dass bei Zinkmangel Nagelveränderungen sichtbar sind. So gelten weiße Flecken oder Streifen als Zeichen eines zurückliegenden akuten Zinkmangels, beispielsweise als Folge von Infektionen und hohem Fieber. Die *US Agency for Toxic Substances and Disease Registry* publizierte bereits 2007, dass der Nachweis von Arsen in Nägeln innerhalb von 6–12 Monate nach Exposition erbracht werden kann.[37] Micro Trace Minerals etablierte bereits in den achtziger Jahren Referenzbereiche für Metalle in Nägeln.

34 Thomas L. Labor und Labor. 4.Auflage. Med. Verlag Marburg 1992, S. 419

35 Arroya JF, Cohen ML, Improvement of yellow nail syndrome with oral zinc supplementation. Clin Env Derm. 1993. Vol.18–1;

36 James et al. Diseases of the skin: Clin Dermatol., Saunders,10th ed. Pg789

37 ToxFAQs for Arsenic. ATSDR 2007

Die ägyptischen Wissenschaftler Rashed und Hossam untersuchten Fingernägel und Haare von Schulkindern, Erwachsenen und Industriearbeitern, die in umweltverschmutzten wie auch ‚sauberen' Regionen Ägyptens lebten. Dabei wurde Geschlecht und Alter berücksichtigt. Untersucht wurden Cadmium, Kupfer, Blei und Zink. Die Ergebnisse zeigten, dass die Menschen, die in umweltverschmutzten Gegenden lebten höhere Metallkonzentrationen in Nägeln und Haaren aufwiesen. Die Studie belegte, dass Haare wie auch Nägel als Untersuchungsmaterial für die Bewertung von Schwermetallbelastungen eingesetzt werden können.[38]

Blaurock-Busch und Kollegen untersuchten und verglichen die Metallkonzentration von 83 Nagelproben gesunder Inder mit denen gesunder Europäer. Die Testpersonen aus Punjab, Indien zeigten signifikant höhere Schwermetallablagerungen in Nägeln als die der europäischen Testpersonen. Weiterhin untersucht und verglichen wurden Nagelproben krebskranker Probanden aus Punjab mit denen gesunder Probanden aus der gleichen Region. Die Metallmesswerte der Krebspatienten waren signifikant höher als die der gesunden.[39]

Was muss für die Nagelanalytik beachtet werden?
Das Probematerial muss frei von Nagellack sein. Für die Untersuchung werden 100 mg benötigt.

Einschätzung einer Metallintoxikation

Es muss erwähnt werden, dass bei lebensbedrohenden, akuten Intoxikationen eine HMA oder NMA nicht sinnvoll ist. Wie bereits erwähnt, wird zum Nachweis einer Momentanexposition eine Blut- oder Urinuntersuchung benötigt und das zu Recht, denn nachdem die Belastung innerhalb eines kurzen Zeitraums entstand, zirkulieren die Toxine noch im Blutstrom und können, sofern die Ausscheidung über die Nieren funktioniert, auch im Urin gut erkannt werden.

38 Rashed MN and Hossam F: Heave Metals in Fingernails and Scalp Hair of Children, Adults and Workers from Environmentally Exposed Areas at Aswan, Egypt. Environmental Bioindicators 2007; 2:3,131–145

39 Blaurock-Busch, E.; Busch,Y. M., Friedle, A.; Buerner, H.; Chander Parkash ; Anudeep Kaur. Comparing the metal concentration in the nails of healthy and cancer patients living in the Malwa region of Punjab, India with a random European group – a follow up study. British Journal of Medicine and Medical Research 2015 Vol.5 No.4 pp.480–498 ref.119

Eine Exposition kann unterschiedlich verlaufen und unterschiedliche Folgen haben:

Bei einer **akuten Vergiftung** tritt durch die inhalativ, ingestive oder von außen über die Haut erfolgte Exposition mit einer größeren Giftmenge ein plötzlicher und akuter Notfall ein, bei dem sofortige und lebensrettende Maßnahmen erforderlich sind. Blut- und Urinuntersuchungen geben Auskunft über das Maß der momentanen Exposition.

Von einer **chronischen Exposition** spricht man, wenn die langandauernde Einwirkung eines Giftstoffes zu Vergiftungssymptomen führte oder wenn eine erhöhte Giftaussetzung in der Vergangenheit nicht rechtzeitig erkannt und ohne Behandlung ‚verschleppt' wurde. Blut- und Urinuntersuchungen sind im Fall einer chronischen Exposition, je nach dem Zeitraum in dem die Exposition erfolgte, meist nicht mehr ausreichend aufschlussreich.

Beim **multiplen Belastungssyndrom** erfolgte die Exposition mit relativ geringen Mengen mehrerer Toxine über einen längeren Zeitraum hinweg. Nachdem es sich meist um unterschiedlich wirkende Giftstoffe handelt, treten untypische Symptome auf, die schlecht erkannt werden. Der Intoxikationsprozess verläuft meist schleichend.

1. Die akute Vergiftung oder Intoxikation

Diese zeichnet sich durch lebensbedrohliche Zustände aus, die rasche intensivmedizinische Maßnahmen erforderlich machen. Dabei ist die rechtzeitige Beurteilung der Gefährdungslage für das weitere Vorgehen entscheidend. Akute Vergiftungen sind meist durch einen plötzlichen Arbeitsunfall oder durch Fehleinschätzungen entstanden. Auch bekannt ist der absichtliche Einsatz einer gewissen Giftmenge mit suizider Absicht oder deren krimineller Einsatz mit Tötungsabsicht.

In Notfällen geben Giftzentren Auskunft über die bestmöglichste Behandlung bei einer akuten Vergiftung. (siehe Liste, S. 222) Dabei werden auch Antidota genannt, die nach Pilz- oder Pflanzenvergiftungen, Schlangenbissen oder industriell verwendeten Schadstoffen eingesetzt werden können.

2. Die chronische Exposition

Von einer chronischen Exposition spricht man bei einer langandauernden Einwirkung eines potenziellen Giftes. Dies kann ein Problem am Arbeitsplatz sein oder eine langfristige Einnahme von Medikamenten, Drogen oder anderen Substanzen. Vergiftungssymptome müssen nicht vorhanden sein.

Wenn die Exposition vor längerer Zeit stattgefunden hat, sind Blut- oder Urinuntersuchungen meist unauffällig, denn meist gelangte das Toxin in relativ geringen Mengen langsam und über einen längeren Zeitraum in den Körper und wurde dort bereits vor einiger Zeit gespeichert. Symptome treten schleichend auf und können mit zunehmender Belastung deutlich werden. Welche Symptome auftreten, ist abhängig von der Art des Schadstoffs, von der Menge und der Zeitdauer, in der die Substanz aufgenommen wurde, aber auch von Geschlecht, Alter und Konstitution des oder der Betroffenen.

Fallbeispiel: Bleihaltige Wandfarbe und bleihaltiges Wasser
Der 17-jährige aus Den Haag litt an aplastischer Anämie, einer lebensbedrohlichen Form der Blutarmut. Blutuntersuchungen bestätigten die Diagnose, die Behandlung war nicht zufriedenstellend. Erst eine HMA zeigte eine hohe Bleibelastung, deren Ursache unbekannt war. Die Trinkwasseruntersuchung wies auf eine Belastung hin. Gespräche mit dem Patienten wie auch seinen Eltern zeigten auf ein erstaunliches Problem. In dem alten Patrizierhaus wurden bleihaltige Wandfarben lokalisiert – und diese hatte der Junge als Kleinkind mit den Nägeln abgekratzt und gegessen. Die ersten Bleiexpositionen fanden somit vor über 15 Jahre statt und wurden zusätzlich durch das Trinken von grenzwertig bleihaltigem Trinkwasser verstärkt, denn in dem Haus waren noch alte Bleirohre vorhanden. So wurde Blei über Jahre hinweg in Körpergeweben gespeichert, hemmte Enzyme, die wichtig für die Blutbildung sind und zerstörte langsam und unmerklich die Gesundheit des Heranwachsenden. Erst im Teenager-Alter wurde die Diagnose aplastische Anämie gestellt.

Durch Zufall wurde die chronische Exposition anhand einer Haaranalyse erkannt. Eine bleientgiftende Nährstofftherapie wurde eingesetzt. Der Junge konnte genesen und lebt heute noch, Jahrzehnte später.

3. Das multiple Belastungssyndrom

Häufig werden, aufgrund der vielfältigen Umweltbelastungen, oft mehrere Metalle gemeinsam nachgewiesen. Folge dessen zeigen mehr und mehr Patienten multiple und untypische Symptome, die nur schwer zugeordnet werden können.

Bei multiplen Belastungen kann (muss aber nicht) das am stärksten vertretene Toxin die Symptomatik bestimmen. Manchmal entwickelt sich solch eine chronische Belastung innerhalb weniger Wochen. In anderen Fällen dauert es Jahrzehnte, bis Probleme auftreten. Genau das macht die Sache diagnostisch und therapeutisch schwierig.

Eine multiple Exposition, die über Zeit und in relativ geringen Mengen stattfindet, wird diagnostisch leicht übersehen. Typische Vergiftungserscheinungen sind selten vorhanden. Die vom Patienten verzeichneten Symptome sind meist untypisch. Blut- und Urin-Messwerte sind unauffällig und selbst HMA-Messwerte sind oft nicht deutlich erhöht.

Gemeinsam können mehrere Überschreitungen zu einem größeren Problem verschmelzen. Typische Symptome wie ein Bleibelastungssymptom (z. B. Kopfschmerzen) können, müssen aber nicht, zusammen mit Aufmerksamkeitsstörungen oder Hautproblemen vorhanden sein. Somit ist das multiple Belastungssyndrom sehr schwer einzuordnen. Das Zusammenwirken der unterschiedlichen Toxine kann auf vielfältige Weise die unterschiedlichsten Organsysteme stören. Auftretende Symptome sind unklar. Allergien, chemische Empfindlichkeiten, Fibromyalgie-Schmerzen, Haut- und Haarprobleme oder unerklärliche Depressionen können ausgelöst werden. Der Leidensweg dieser Betroffenen ist meist lang und schwer.

Fallbeispiel: Metallbelastung eines autistischen Kindes
Die folgende HMA reflektiert einen sehr unausgeglichenen Mineralstoffhaushalt. Die Unterversorgung der wichtigen Spurenelemente Selen und Zink, sowie der gestörte Calcium- und Magnesiumstoffwechsel fördern die Aufnahme der giftigen Schwermetalle Blei und Quecksilber, wie auch die der potenziell toxischen Elemente Aluminium, Antimon und Silber. Nach Einsatz der individuellen Orthomolekular-Therapie verbesserte sich der Allgemeinzustand des Kindes zusehends. Es wurde ruhiger, war weniger aggressiv und deutlich anpassungsfähiger als zuvor. Der kindliche Organismus reagierte positiv auf die Normalisierung des Mineralstoffhaushaltes.

Micro Trace Minerals Labor

Umweltmedizinische Untersuchungen

Röhrenstrasse 20, 91217 Hersbruck, Germany
P.O.Box 4613; Boulder, CO 80306-4613, USA

Telefon: +49 (0) 9151/4332
Telefax: +49 (0) 9151/2306
https://microtrace.de
service@microtrace.de

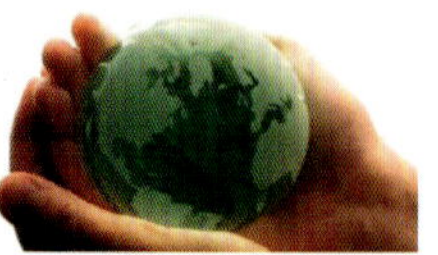

MINERALSTOFF ANALYSE			Kinderhaare			
			Labornummer			
Praxis/Kunde					Testdatum	
Patientenname			Geschlecht		Alter	
Klinische Information					Seite	

	Referenzbereich	Messwert		
Essentielle Spurenelemente (PPM = mg/kg =mcg/g)				
Chrom (Cr)	0,020 — 0,150	0,240	↑	
Eisen (Fe)	7,700 — 15,000	43,238	↑	
Jod (I)	0,150 — 3,500	0,304		
Kobalt (Co)	< 0,150	0,061		
Kupfer (Cu)	6,700 — 37,000	25,179		
Mangan (Mn)	0,070 — 0,500	0,788	↑	
Molybdaen (Mo)	0,020 — 1,000	0,060		
Selen (Se)	0,400 — 1,400	0,423		
Vanadium (V)	0,010 — 0,150	0,189	↑	
Zink (Zn)	110,000 — 227,000	30,243	↓	
Essentielle Elemente (PPM = mg/kg = mcg/g)				
Calcium (Ca)	200,000 — 850,000	269,887		
Magnesium (Mg)	20,000 — 115,000	12,490	↓	
Nichtessentielle Spurenelemente (PPM = mg/kg = mcg/g)				
Bor (B)	< 2,000	0,478		
Germanium (Ge)	< 0,500	0,004		
Lithium (Li)	< 0,200	0,005		
Strontium (Sr)	0,110 — 4,280	0,816		
Wolfram (W)	< 0,020	0,008		
Potentiell toxische Elemente (PPM = mg/kg = mcg/g)				
Aluminium (Al)	< 8,000	28,650	↑	
Antimon (Sb)	< 0,200	0,428	↑	

n.n. = nicht nachweisbar, < x = unterhalb Bestimmungsgrenze
Analytik & Qualitätskontrolle: Dipl. Ing. Friedle, Akkreditierung: DIN EN ISO 17025; Befundvalidierung: Dr. E. Blaurock-Busch PhD; Messmethode: ICP-MS mit Zellkollisionstechnik

Abb. 4: Beispiel-HMA mit sehr unausgeglichenem Mineralstoffhaushalt

Micro Trace Minerals Labor

Umweltmedizinische Untersuchungen

Röhrenstrasse 20, 91217 Hersbruck, Germany
P.O.Box 4613; Boulder, CO 80306-4613, USA

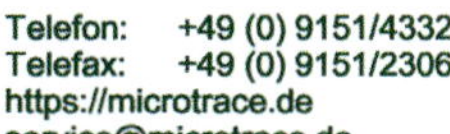

Telefon: +49 (0) 9151/4332
Telefax: +49 (0) 9151/2306
https://microtrace.de
service@microtrace.de

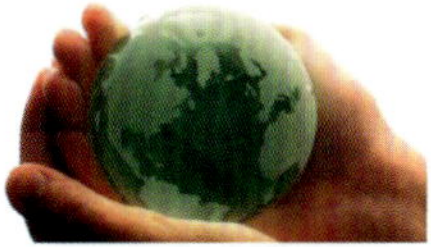

MINERALSTOFF ANALYSE				Kinderhaare
Patientenname				Labornummer / Seite
	Referenzbereich	Messwert		
Potentiell toxische Elemente (PPM = mg/kg = mcg/g)				
Arsen-Gesamt (As)	< 0,200	0,072		
Barium (Ba)	< 2,650	0,710		
Beryllium (Be)	< 0,030	< 0,010		
Blei (Pb)	< 3,000	20,437	↑	
Cadmium (Cd)	< 0,200	0,174		
Nickel (Ni)	< 0,850	0,682		
Palladium (Pd)	< 0,100	< 0,050		
Platin (Pt)	< 0,070	< 0,005		
Quecksilber (Hg)	< 0,300	1,757	↑	
Silber (Ag)	< 1,000	0,533		
Thallium (Tl)	< 0,010	0,002		
Titan (Ti)	< 0,650	1,360	↑	
Uran (U)	< 0,100	0,023		
Wismut (Bi)	< 0,179	0,014		
Zinn (Sn)	< 0,930	5,245	↑	
Zirkonium (Zr)	< 1,470	0,067		

n.n. = nicht nachweisbar, < x = unterhalb Bestimmungsgrenze
Analytik & Qualitätskontrolle: Dipl. Ing. Friedle, Akkreditierung: DIN EN ISO 17025; Befundvalidierung: Dr. E. Blaurock-Busch PhD; Messmethode: ICP-MS mit Zellkollisionstechnik

Abb. 4: Beispiel-HMA mit sehr unausgeglichenem Mineralstoffhaushalt (Fortsetzung)

Erfahrungswerte zeigen, dass die HMA auch auf Belastungen hinweisen kann, die während der Entwicklung des ungeborenen Kindes im Leib der Mutter stattgefunden haben.

Die pränatale Belastung

Das Baby kam gesund zur Welt. Doch das Kind entwickelte Angstzustände, die nicht erklärbar waren und anhielten. Auf Anraten einer Ärztin wurde eine HMA durchgeführt. Der Befund zeigte erhöhte Quecksilberwerte. Kaum glaubhaft, denn das Mädchen hatte nie auch nur den geringsten Kontakt mit diesem Metall.

Allerdings hatte die Mutter etliche Jahre als Zahnarzthelferin gearbeitet und wurde auch bei einem Arbeitsunfall belastet. Sehr wahrscheinlich ist, dass bereits im Mutterleib der Kontakt mit Quecksilber stattfand.

Inzwischen wurde die Belastung des Mädchens weitgehend durch entgiftende Maßnahmen auf Nährstoffbasis beseitigt. Weitere Untersuchungen zeigten, dass bei ihr wichtige Enzyme, die für die körpereigene Entgiftung sorgen, einfach fehlen. Ein genetischer und nicht zu reparierender Defekt. Sie ist somit, wie viele andere Menschen, bei der Entgiftung auf Hilfe von außen angewiesen. Bei etwa 50 Prozent der deutschen Bevölkerung liegt ein Mangel an einem der wichtigen Entgiftungsenzyme, dem GSTM1, vor. Das bedeutet, dass diese Menschen nicht ausreichend entgiften können und dass die zunehmende Umweltverschmutzung diesen Teil der Bevölkerung nachhaltig belastet. Diese Menschen sind auf Unterstützung bei der Entgiftung angewiesen.

Aufgrund dieser Erfahrung rate ich heute jeder jungen Frau zu einer HMA und weiteren diagnostischen Untersuchungen, und zwar noch vor der Schwangerschaft. Auch rate ich jungen Müttern, deren Säuglinge auffällige Symptome zeigen, diesen einfachen Test so bald wie möglich durchführen zu lassen. Je frühzeitiger die Möglichkeit einer Belastung geklärt wird, umso schneller können gesundheitliche Schäden behoben werden.

Forschung und Patientenfälle

Dass chronische Belastungen die unterschiedlichsten Krankheitsbilder auslösen können, wurde mir im Laufe der Jahrzehnte immer mehr bewusst. Viele der Patientengeschichten sind schier unglaublich, doch es zeigt sich immer mehr, dass selbst gering erscheinende Toxinbelastungen die biochemischen Vorgänge des menschlichen Körpers auf unterschiedlichste Weise empfindlich stören. Selbst kleine Schadstoffmengen stören Enzymsysteme, Zell-, Hormon-, Stoffwechsel-, Immun- und Nervenfunktionen und können insgesamt den Organismus schwächen – und zwar dort wo er am empfindlichsten ist.

Herzerkrankungen, Arsen, Cadmium, Nickel und Blei

Forscher des National Center of Excellence in Analytical Chemistry, der University of Sindh, Jamshoro in Pakistan untersuchten, ob die Belastung mit den toxischen Elementen Arsen, Cadmium, Nickel und Blei in Zusammenhang mit Myokardinfarkten (MI) steht. Die Ergebnisse dieser Studie, veröffentlicht 2009, zeigen, dass bei Patienten mit MI höhere Haargewebekonzentrationen dieser Elemente nachgewiesen wurden und dass diese mit dem Grad der Myokardschädigung korrelierten. Die HMA-Messwerte wiesen auch auf infektiöse/entzündliche Prozesse hin. Die Autoren schlagen vor, dass bei Patienten, die mit MI oder anderen Herzerkrankungen in die Notaufnahme kommen, zusätzlich zu den Entzündungsmarkern auch HMA-Untersuchungen durchgeführt werden, nicht nur als Reaktion auf eine Myokardnekrose, sondern auch als Prädiktoren für unerwünschte Ergebnisse.[40]

Autismus und Schwermetalle

Die Forschungsarbeit von Dr. Al-Ayadhi aus Saudi-Arabien zeigt, dass bei Autisten der Gehalt an Schwermetallen in Haaren Umweltkonzentrationen reflektiert.[41] Ähnliche Ergebnisse erzielten Forschungsergebnisse, die in Ägypten, Nigeria, Indien und anderen Ländern durchgeführt wurden. Im Laufe der Jahrzehnte wurden erstaunliche Erfolgsberichte vermittelt, auch solche, die von einer kompletten Heilung nach gezielter Entgiftung sprachen. Bemerkt werden muss, dass Autismus ein multikausales Erkrankungsbild mit unterschiedlichen Ursachen ist. Eine Entgiftung wird dann das Krankheitsbild entscheidend verändern, wenn die Exposition der (Mit)Auslöser oder die Ursache der Erkrankung war.

---

40 Hassan Imran Afridi & Tasneem Gul Kazi & Naveed Kazi & Ghulam Abbas Kandhro & Jameel Ahmed Baig & Abdul Qadir Shah & Mohammad Khan Jamali &Mohammad Balal Arain. Evaluation of Toxic Elements in Scalp Hair Samples of Myocardial Infarction Patients at Different Stages as Related to Controls. Biol Trace Elem Res (2010) 134:1–12

41 Al-Ayadhi LY. Heavy metals and trace elements in hair samples of autistic children in central Saudi Arabia. Neurosciences (Riyadh). 2005 Jul;10(3):213–8. PMID: 22473261.

Weitere Forschungsarbeiten zum Thema Autismus sind hier aufgelistet:

- Toxic Metals and Essential Elements in Hair and Severity of Symptoms among Children with Autism. Maedica (Bucur). Blaurock-Busch E, Amin OR, Dessoki HH, Rabah T. 2012 Jan;7(1):38–48
- Heavy Metals and Trace Elements in Blood, Hair and Urine of Nigerian with Autistic Spectrum Disorder. Blaurock-Busch E, Nwokolo Chijioke C. Intern. Research J of Publ Health 2018: 2–13
- Study of some biomarkers in hair of children with autism. Elsheshtawy E, Tobar, S, Sherra Kheta et al. Middle East Current Psychiatry 2011; 18:6–10
- Metal and essential element levels in hair and association with autism severity. Fiore M, Barone R, Copat C, Grasso A, Cristaldi A, Rizzo R, Ferrante M. J Trace Elem Med Biol. 2020
- Hair Heavy Metal and Essential Trace Element Concentration in Children with Autism Spectrum Disorder. Tabatadze T, Zhorzholiani L, Kherkheulidze M, Kandelaki E, Ivanashvili T. Georgian Med News. 2015 Nov;(248):77–82.

Depression, Nickel und Arsen

Während eines Besuches in Saudi-Arabien lernte ich eine junge Frau kennen, die seit Jahren von Depressionen geplagt war. Sie war bereits von verschiedenen Psychiatern und Ärzten gut durchgetestet worden, nur eine Haaranalyse war noch nicht durchgeführt worden. Der Befund zeigte hohe Arsen- und Nickelwerte. Eine Entgiftungstherapie auf Nährstoffbasis brachte langsam, aber nachhaltig den gewünschten Erfolg. Für die junge Frau begann ein neues Leben.

Toxische Metalle und Krebs

Die Berufsgenossenschaft für Holz und Metalle schreibt 2019 in ihrem Sicherheitsblatt: „Gefahrstoffe, die Krebs erzeugen oder die Krebsentstehung fördern können, werden als kanzerogene Gefahrstoffe bezeichnet. Wirken solche Stoffe auf den Menschen ein, kann die Häufigkeit für Tumore in bestimmten Organen erhöht sein. Unterschieden wird dabei zwischen Stoffen, die für den Menschen als karzinogen eingestuft wurden und solchen bei denen der Verdacht besteht „dass die Exposition eines Menschen gegenüber dem Stoff Krebs erzeugen kann."[42] Zu den als karzinogen eingestuften Metallen

42 2019-10_Sicherheitsingenieur-Gefahrstoffe.pdf (bghm.de)

zählt die Arbeitsmedizin Arsen-, Beryllium- und Cadmiumverbindungen, sowie Chrom IV- und gewisse Kobalt- und Nickelverbindungen.[43]

Chrom: Lungen- und Blasenkrebs

Israels Haifa Bucht ist das Zentrum der israelischen Erdölraffinerien und das am stärksten umweltverschmutzte Gebiet Israels mit der höchsten Krebsrate des Landes. Berichte des israelischen Gesundheitsministeriums bestätigen einen ursächlichen Zusammenhang zwischen Luftverschmutzung und Krebs in dieser Region. Lungenkrebs trat in Haifa um 29 Prozent häufiger auf als im Rest des Landes; bei Blasenkrebs erhöhte sich das Risiko der Einwohner von Haifa um 26 Prozent. Untersucht wurden die Haare von Männern, Frauen und Kindern, die in Haifa lebten. Alle zeigten deutliche Belastungen mit karzinogenen Metallen, einschließlich Chrom und Zinn. Kinder und Frauen waren am stärksten betroffen.[44]

Multiple Belastung und Brustkrebs

Die Krebsprävalenz in der Malwa-Region von Punjab ist weitaus höher als die durchschnittliche Krebsprävalenz in Indien. Aus diesem Grund untersuchte die Autorin und Mitarbeiter die Haare von 50 gesunden Personen und 49 Brustkrebspatienten, die alle in der Region Malwa in Punjab lebten, wobei die gesunden Personen in demselben Haushalt wie die Krebspatienten lebten.

In allen Haarproben wurden hohe Konzentrationen mehrerer potenziell toxischer Elemente gefunden, darunter Blei, Mangan, Kadmium und Uran. Die Haar-Messwerte der Brustkrebspatienten lagen deutlich höher als die der gesunden Testpersonen. Besonders auffällig war Uran. Der Uran-Mittelwert der Brustkrebspatienten-Gruppe betrug 0,63 µg/g Haar. Bei der Kontrollgruppe war der Uran-Mittelwert um mehr als die Hälfte geringer. Der Referenzbereich für Uran in Haaren ist 0,1 mcg/g Uran. Diese Ergebnisse bestätigen internationale Studienergebnisse, die darauf hinweisen, dass Uranbelastungen als ein Faktor bei der Krebsentwicklung berücksichtigt werden sollten.[45]

---

43 TRGS 561 Seite 8 von 48 (Fassung 14.6.2021)

44 Blaurock-Busch E, Busch Y. Chronic Metal Exposure, Air Pollution and Cancer in Haifa, Israel. British Journal of Medicine and Medical Research 2015; 10(6):1–14

45 Blaurock-Busch E, Busch YM, Friedle A, Buerner H, Parkash C, Kaur A. Comparing the metal concentration in the hair of cancer patients and healthy people living in the Malwa region of Punjab, India. Clin Med Insights Oncol. 2014 Jan 9;8:1–13.

Metallbelastungen und Hautprobleme

Die Haut ist mit etwa 2 Quadratmetern das größte Organ des Menschen und die äußere Schutzbarriere gegenüber der Umwelt. Sie ist neben der Leber, den Nieren und der Lunge auch unser größtes Entgiftungsorgan. Eine unreine Haut ist oft ein Zeichen dafür, dass der Körper Schwierigkeiten hat, Abfall- und Schadstoffe loszuwerden, meint Dr. Sabine Schwarz.[46] Sind Leber und Niere bereits überlastet, kann der Organismus die Haut in die Entgiftung miteinbeziehen und versuchen mit diesem zusätzlichen ‚Entgiftungsorgan' Fremdstoffe, Stoffwechselendprodukte und ähnliche Substanzen los zu werden.

Patienten mit Hautproblemen sind in der Praxis des Hong Kong Arztes Dr. Lam keine Seltenheit. Die folgenden Bilder wurden vor der Behandlung aufgenommen. Haaranalysen sind bei ihm Teil des diagnostischen Programms, die helfen Langzeitbelastungen sowie Ernährungsprobleme zu entlarven. Rauchen ist eine häufige Belastungsursache.

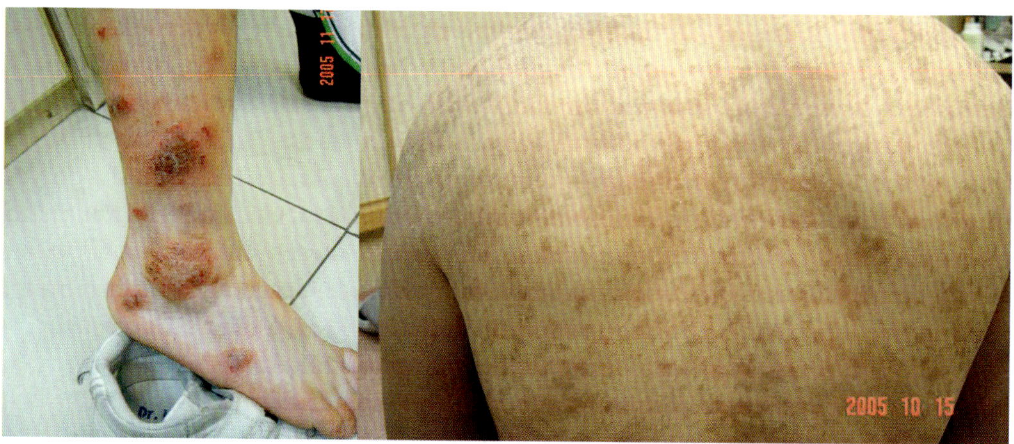

Abb. 5: Schwermetallbedingte Hautprobleme *Photos: Dr. Paul Lam*

Die Kinderärztin Dr. Ko schickte mir Bilder und Patientenberichte von jungen Patienten deren Haut von juckenden Pusteln überseht war. Auch hier wiesen Haaranalyseuntersuchungen auf multiple Schwermetallbelastungen hin. Arsen- und Quecksilberexpositionen überwiegten und die vorsichtig eingesetzten Entgiftungsmaßnahmen halfen den Kindern zu gesunder Haut und den gestressten Müttern zu ruhigen Nächten.

Hautprobleme, die auf Langzeitbelastungen beruhen, werden allgemein erfolgreich therapiert.

46 Unsere Haut – das größte Entgiftungsorgan! | Dr. Sabine Schwarz (drsabineschwarz.com)

Die Mineralstoffe oder Mengenelemente

Mineralstoffe sind Nährstoffe, die der Organismus nicht selbst herstellen kann, sie müssen daher über die Nahrung zugeführt werden. Einige Mineralstoffe sind in ihrer elementaren Form toxisch (z. B. Chlor), als Verbindung jedoch essenziell, wie z. B. Chlorid als Natriumchlorid (Kochsalz).

Bei der Unterteilung nach Aufgaben unterscheidet man zwischen Bau- und Reglerstoffen. So zählen Calcium, Phosphor und Magnesium zu den Baustoffen – Jod, Natrium, Kalium und Chlor hingegen zu den Reglerstoffen. Einige Mineralstoffe besitzen beide Eigenschaften. Phosphor ist zum Beispiel am Aufbau von Knochen und Zähnen und zugleich an der Regulation des Säure-Basen-Haushalts beteiligt.

Die Begriffe Mineralstoffe und Spurenelemente werden im Allgemeinen, wie auch im klinischen Sprachbereich unterschiedlich angewandt. Genau gesprochen versteht man unter Mineralstoffen Mengenelemente, die in einer relativ hohen Konzentration im Körper vorliegen. Folgende Mineralstoffe gelten als Mengenelemente:

- Chlor
- Kalium
- Calcium
- Magnesium
- Natrium
- Phosphor
- Schwefel

Was sind Elektrolyte?

Laut der Ärztin Eva Rudolf-Müller und der Medizinjournalistin Sabine Schrör sind Elektrolyte „Stoffe (Salze, Basen, Säuren), die in wässriger Lösung in positiv oder negativ geladene Teilchen (Kationen oder Anionen) zerfallen. Die Zusammensetzung der Elektrolyte in verschiedenen Bereichen des Körpers, also innerhalb und außerhalb einer Zelle, ist genau austariert. Verändert sie sich, kann die Zelle ihre Funktion nicht mehr ausüben und gegebenenfalls nicht überleben."[47]

Besonders wichtige Elektrolyte in unserem Körper sind außer Calcium und Magnesium die Elemente Natrium und Kalium. Dabei kommt Natrium außerhalb der Zellen, also extrazellulär, vor und sorgt zusammen mit Kalium für die elektrische Spannung, die zwischen der Außen- und Innenseite der Zellmembran besteht, sowie für Transportprozesse durch die Zellmembran hindurch. Elektrolyte sind Stoffe, die in wässriger Lösung elektrischen Strom leiten können. Eine Störung des Elektrolythaushaltes ist auch eine Störung des Wasserhaushaltes.

Urin- oder Haaranalysen eignen sich nicht um Störungen des Elektrolythaushaltes zu beseitigen. Um den Elektrolyt- und Zellstoffwechsel zu beeinflussen, ist es wichtig, dass der Therapeut über den Tagesablauf des Zellgeschehen Bescheid weiß. Urin-Messwerte zeigen uns nur, was an überflüssigen Elektrolyten ausgeschieden wird.

47 https://www.netdoktor.de/laborwerte/elektrolyte

Element	Symbol	Funktion	Mangel	Belastungssymtome
CALCIUM auch Kalzium	Ca	Wichtig für den Bau und Erhalt von Knochen und Zähnen, beteiligt an zahlreichen Stoffwechselprozessen, Muskel- und Nervenfunktion, Blutgerinnung und Muskelkontraktion, sowie der Regulierung des Blutdrucks	**Hypokalzämie** Muskelkrämpfe Müdigkeit Herzrhythmusstörungen allgemein gesteigerte Erregbarkeit des Nervensystems Missempfindungen auf der Haut (wie z. B. Kribbeln, pelziges Gefühl oder Ameisenlaufen)	**Hyperkalzämie** Mögliche Ursache: Überfunktion der Nebenschilddrüsen übermäßige Vitamin-D-Zufuhr bösartige Tumoren Thiazid-Diuretika
MAGNESIUM	Mg	Wichtig für Enzym-, Protein- und Stoffwechselfunktionen	**Hypomagnesiämie** durch Magnesium-Mangel Fehlfunktion: Störung der Nerven- und Muskeltätigkeit. Typisch Wadenkrämpfe, Schlafstörungen, Herzbeschwerden	**Hypermagnesiämie** kann Hinweis auf akutes oder chronisches Nierenversagen sein Falsch hohe Werte bei Hämolyse Überdosierungssymptome: Lähmungen, Übelkeit, Erbrechen, Diarrhoe, Hypotonie, Herzrhythmusstörungen und Atemstillstand
NATRIUM	Na	**Regulierung von Blutdruck und Flüssigkeitshaushalt**	**Hyponatriämie** Serum-Natrium <135 mmol/l bei Erwachsenen Symptome: Verwirrung, Lethargie, Muskelzittern, Krampfanfälle, Kopfschmerzen, Kälteempfindlichkeit Blutdruckänderung	**Hypernatriämie** Serumnatrium über 145 mmol/l bei Erwachsenen Schwächegefühl, Ruhelosigkeit, Konzentrations-und Muskelnreflex-probleme Krämpfe und Krampfanfälle
KALIUM	K	Wichtig für Säure-Basen-Haushalt Weiterleitung von Nervenimpulsen normale Muskelfunktion Herzfunktion Blutdruckregulation	**Hypokaliämie**: häufige Ursache Diuretika, Erbrechen, Übererregbarkeit von Muskel- und Nervenzellen	**Hyperkaliämie** hohes Risiko bei ACE Hemmer-Einnahme und Patienten mit Niereninsuffizienz, Herzinsuffizienz oder Diabetes mellitus

Tab. 1: Physiologie der Elektrolyte

Element	Symbol	Funktion	Mangel	Belastungssymtome
PHOSPHAT	$PO^{3}-_{4}$	wird hauptsächlich im Knochen gespeichert. Es ist auch fester Bestandteil der Erbsubstanz DNA und in bestimmten chemischen Verbindungen ein Energieträger und -lieferant. Die Phosphat-Konzentration im Blut und im Knochen wird durch Kalzium, Vitamin D und verschiedene Hormone beeinflusst	**Hypophosphatämie** (Serumwert <0,8mml/l) Hauptursachen sind Alkoholismus, künstliche Ernährung ohne Phosphatzusatz und Einnahme von Antazida	**Hyperphosphatämie** Zu hohe Phosphatzufuhr durch Lebensmittel schwächt Nieren
SCHWEFEL	S	Bestandteil wichtiger Aminosäuren und Proteine, wichtig für Zellen und Gewebeaufbau, für Immunsystem, Hormon- und Enzymproduktion	Mangel nicht zu erwarten. Mögliche Symptome einer Unterversorgung: sprödes Haar, schlaffe Haut, Immunschwäche	Industriell genutzte SH-Gase reizen beim Einatmen die Atemwege und führen zu Übelkeit und Erbrechen. Schwefeldioxid kann allergische Reaktionen sowie Kopfschmerzen verursachen. In höheren Konzentrationen kann Atemnot, Atemlähmung und Koma auftreten
CHLORID	Cl	Anion, das im Körper zu einem Großteil als Natriumchlorid vorliegt und zusammen mit anderen Elektrolyten dafür sorgt, dass zwischen Zellaußen- und Zellinnenraum eine Grundspannung (Ruhemembranpotenzial) entsteht	**Hypochloridämie** – Störung des Säure-Basen-Haushalts, Alkalose mit Flachatmung, Muskelkrämpfe, Herzrhythmusstörung	**Hyperchlorämie:** Azidose u. a. durch Flüssigkeitsverlust Typisch: gesteigertes Durstgefühl oder Muskelschwäche

Tab. 1: Physiologie der Elektrolyte (Fortsetzung)

Elektrolyte in der Gewebeanalytik

Haaranalyse-Messwerte reflektieren Metallablagerungen, die in der Vergangenheit stattgefunden haben. Somit nehmen sie einen völlig anderen Stellenwert als Elektrolyte im Blut ein.

Zur Bestimmung und Bewertung des Natrium- und Kaliumhaushaltes eignen sich Haare nicht. Dennoch vertreten einige US-Labore noch immer die Meinung, dass niedrige Haar Natrium-Messwerte „ein ausgezeichneter Indikator für eine beeinträchtigte Nebennierenaktivität" sind und dass „ein sehr niedriger Natriumspiegel auf Erschöpfung hinweist." Diese Hypothese stammt größtenteils von dem Biochemiker Paul Eck, der vor etwa 45 Jahren das kommerzielle Labor Analytical Research (ARL) Laboratories in Arizona gründete, zu etwa der gleichen Zeit als die Autorin ihr US-Labor übernahm. Bei ARL wurden ausschließlich Haaranalysen erstellt. ARL propagierte: „Beachten Sie, dass die Haare im Labor nicht gewaschen werden dürfen, um genaue Messwerte zu erhalten. Ein hoher Natriumgehalt im Haar weist auf eine übermäßige Aktivität der Nebennieren hin und weist häufig auf Erregbarkeit und einen schnellen Stoffwechsel hin."

Für diese Aussage fehlen wissenschaftliche Beweise. Dennoch hält sich diese Hypothese und hat dazu beigetragen, dass Haaranalysen von medizinischer und wissenschaftlicher Seite sehr kritisch und mit großer Vorsicht betrachtet werden.

Natrium (Na) und Kalium (K)

Natrium wie auch Kalium gehen dem Körper immer dann verloren, wenn überdurchschnittlich große Mengen Flüssigkeit ausgeschieden werden. Dazu zählen Durchfall, Erbrechen sowie der Einsatz von harntreibenden Medikamenten (Diuretika) oder die häufige Anwendung von Abführmitteln.

Haare/Nägel
Die Kalium- wie auch Natriumkonzentration in Haaren kann derzeit nicht angemessen validiert werden. Dazu fehlen aussagekräftige und zuverlässige Studien.

Es kann jedoch mit Sicherheit behauptet werden, dass die Kalium- wie auch Natrium-Messwerte von Haarproben, die nicht vorschriftsmäßig gereinigt werden, nicht reproduzierbar sind. Dennoch gibt es Labore, die auf der Bestimmung dieser Elektrolyte in Haargeweben bestehen und fälschlicherweise die Meinung vertreten, dass Natrium- und

Kalium-Haar-Messwerte von ungewaschenen Haarproben Hinweise auf Stoffwechsel- und Nebennierenfunktionen geben.

Die Analytik ungewaschener Haarproben erzielt deshalb erhöhte Kalium-Messwerte, weil der auf dem Haarschaft liegende Staub oder Schweiß Kalium (wie auch Natrium) Messwerte fälschlich erhöht.

Schon vor Jahrzehnten führte die Autorin Experimente zum Beweis des obigen Arguments durch. Für diese internen Studien sammelte und homogenisierte sie eine ausreichende Menge an Haaren um genügend Material für Wiederholungsmessungen zu haben. Diese homogenisierte Haarmenge wurde geteilt. Die eine dieser Hälften (Gruppe 1) wurde in 14 Teile geteilt und wiederholt und vorschriftsmäßig mit entionisierten Lösungen gewaschen. Die zweite Hälfte (Gruppe 2) wurde ebenso und gleichermaßen unterteilt. Keine dieser Proben wurde gewaschen. Alle Proben wurden vorschriftsmäßig analysiert.

Messungen zeigten, dass die Konzentration an Natrium (Na) und Kalium (K) der ungewaschenen Testhaarproben deutlich über dem der gewaschenen Haarproben lag (▶ Abb. 6). Mit diesem Experiment konnte folgendes dokumentiert werden:

- Nach mehrmaligem Waschen mit metallfreien Lösungen und metallfreiem Wasser wurde ein Endpunkt erreicht. Weitere Waschvorgänge veränderten diesen Endpunkt nicht.

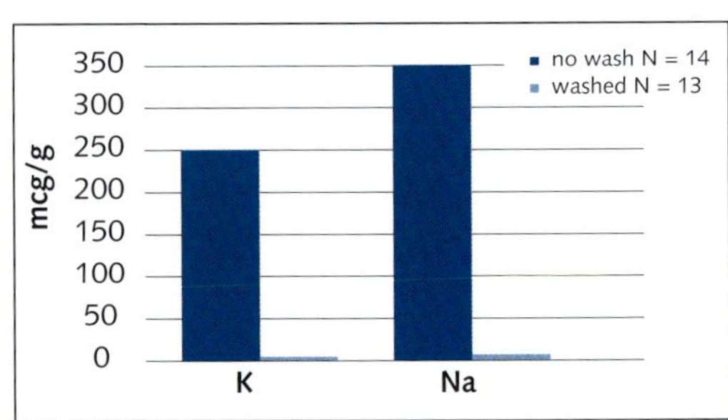

Abb. 6: Unterschied der Natrium- und Kalium-Mittelwerte vor und nach dem Waschprozess mit entionisierten Lösungen

Fazit

Natrium- und Kalium-Messwerte, die von ungewaschenen Haaren erzielt werden, reflektieren NICHT die Gewebekonzentration im Haarschaft, sondern die auf dem Haarschaft befindlichen Metalle. Das bedeutet, dass Messwerte von ungewaschenen Haaren durch exogene Einflüsse verfälscht sind. Umweltstaub enthält eine Vielzahl von Schadstoffen.

Chlorid, Phosphat und Schwefel

Haare/Nägel

Die Untersuchung dieser Matrizen erlaubt derzeit keine Beurteilung. Eine diagnostische Aussagekraft konnte nicht stichhaltig nachgewiesen werden und somit werden diese Elemente von MTM nicht getestet.

Calcium (Ca)

Funktionen

Die wichtigste Funktion im menschlichen Körper erfüllt Calcium durch den Aufbau und Erhalt von Zähnen und Knochen. Weiterhin steuert Calcium die elektrischen Aktionspotenziale von Muskeln und Nerven und ist wichtig für die Blutgerinnung.

Vitamin D3 wiederum ist für die Aufnahme von Calcium aus dem Darm und für die Wiederaufnahme von Calcium in den Nieren erforderlich. Somit ist Vitamin D3 wichtig für einen gut funktionierenden Calciumstoffwechsel.

Hauptlieferanten

Käse, Milch und andere Milchprodukte liefern die größten Mengen an Calcium. Hartkäse enthält z. B. 800 mg, also 0,8 g pro 100 g. Ein Liter Vollmilch enthält etwa 1200 mg, würde also den täglichen Bedarf alleine abdecken, vorausgesetzt das darin enthaltende Calcium wird vollkommen verwertet. W. T. Lee, Research Dietitian des Growth and Nutrition Research Team, Department of Paediatrics, der Chinese University of Hong Kong, Prince of Wales Hospital, Shatin, Hong Kong, ist der Ansicht, dass es ethnische Unterschiede in der Calciumaufnahme, den Ernährungsgewohnheiten, dem Knochenstoffwechsel, der körperlichen Aktivität und der Skelettgröße sowie dem Körperbau gibt. Somit kann der Bedarf an Calcium bei Asiaten anders sein als bei Kaukasiern. „Im Idealfall," so schreibt er, „sollte jede Nation ihre eigene RDA (Recommended Daily Allowance) basierend auf der ethnischen Zusammensetzung ihrer Bevölkerung festlegen.

In asiatischen Ländern stammen die wichtigsten Calciumquellen aus pflanzlichen Lebensmitteln, Fisch und Schalentieren mit essbaren Knochen, Flossen und Muscheln usw. Kürzlich durchgeführte Absorptionsstudien am Menschen zeigten, dass Gemüsesorten und Hülsenfrüchte mit niedrigem Oxalat- und Phytatgehalt entgegen der allgemeinen Annahme eine mit Milch vergleichbare Calciumquelle sind."[48] Zudem wird angenommen, dass die Calciumverwertung von Asiaten in asiatischen Ländern wesentlich besser ist, weil sich diese Menschen mehr bewegen. Außerdem ernähren sie sich fett- und eiweißärmer, was ebenfalls die Calciumaufnahme positiv zu beeinflussen scheint.

Trinkwasser kann ein deutlicher Calciumlieferant sein. Der Calciumgehalt kann von 20 mg bis zu fast 500 mg pro Liter Wasser schwanken.

Mangelerscheinungen

Nicht umsonst gehören Vitamin D und Kalzium zur Basistherapie bei Osteoporose: Vitamin D sorgt unter anderem dafür, dass die Aufnahme des Kalziums aus dem Darm stattfindet und der Einbau von Kalzium in den Knochen gefördert wird. Somit sind Kalzium und Vitamin D gemeinsam für stabile und gesunde Knochen verantwortlich. Ein Mangel an beidem kann verantwortlich für den Abbau von Knochenmasse sein.[49] Die Entkalkung von Knochen und Zähnen ist die Folge von Calciummangel, der auch durch Vitamin D-Mangel und Verdauungsschwäche bedingt sein kann. Bereits ein leichter Calciummangel kann, besonders bei Sportlern, zu muskulären Problemen wie Zittern und Krämpfen führen. Calcium geht auch über den Schweiß verloren.

Überdosierung

In der Regel wird zu viel aufgenommenes Calcium ausgeschieden und ist somit unschädlich. Bei bestimmten genetischen Dispositionen oder Verdauungsschwächen kann es jedoch zu Fehlablagerungen wie Nierensteinen kommen. Bei Dialysepatienten sollte der Calciumspiegel im Blut regelmäßig kontrolliert werden.

Weshalb zeigt sich in westlichen Industrieländern eine erhöhte Neigung zu Atherosklerose? Laut Dr. Jacobs ist der zuständige Mechanismus einfach erklärbar: „Bei einer metabolischen Azidose liegt mehr freies Calcium im Blut vor, das mit dem im Blut gelösten Phosphat reagiert und als Calciumphosphat ausfällt: Die Gefäße verkalken!".[50]

48 Lee WT. Requirements of calcium: are there ethnic differences? Asia Pac J Clin Nutr. 1993 Dec;2(4):183-90. PMID: 24351141.

49 Gegen Osteoporose: Vitamin D und Kalzium I osteoporose.de

50 https://www.drjacobsweg.eu/calcium-paradox/

Labor

Externe Kontamination – ein Problem?
Dass bei ungewaschenen Haarproben fälschlich erhöhte Messwerte festgestellt werden, ist nicht verwunderlich. Eine externe Kontamination der Haare kann mit Metallen und Spurenelementen über die Luft, Wasser (Leitungswasser, Regenwasser, Badewasser usw.) und Kosmetika stattfinden. Allein Schweiß auf Haaren bewirkt eine deutliche Einwirkung auf Messwerte. Wenn somit das Probenmaterial nicht gründlich mit entionisierten Lösungen gereinigt wird, muss mit fälschlich erhöhten Werten gerechnet werden. Diese fälschlich erhöhten Messwerte führen zu Therapievorschlägen, die unter falschen Voraussetzungen erzielt wurden.

Erwähnt werden muss, dass ein brüchiger Haarschaft sehr wohl Metalle, aufnehmen kann, auch solche, die sich in Haarkosmetika oder Wasser befinden. Ein gesunder, glatter Haarschaft ist fest verschlossen und lässt dies nicht zu. Kontaminanten bleiben auf der Oberfläche haften und werden, wie bereits erwähnt, mit entionisierten (metallfreien) Lösungsmitteln entfernt.

Therapievorschläge, die auf Messwerten von ungewaschenen Haarproben basieren, können nur irreführend sein.

Haare
Die Bewertung der Haar-Calciumwerte ist schwierig.

Einerseits greift die chemische Behandlung von Haaren den Haarschaft an. Der sonst glatte Haarstrang öffnet sich wie beispielsweise ein Tannenzapfen und Fremdstoffe wie z. B. das Calcium aus calciumreichem Wasser gelangt in den Haarschaft. Andererseits zeigen Menschen mit brüchigem Naturhaar vielfach deutlich erhöhte Haar-Calcium-Messwerte. Ursache sind Fehlablagerungen von Calcium aus calciumreichem Wasser.

In beiden Fällen handelt es sich um fälschlich erhöhte Calcium-Messwerte ohne diagnostische Aussagekraft.

Die statistische Auswertung von nahezu 25.000 Haar-Messwerten der MTM Datenbank wies bei fast 10 Prozent der Proben auf eine Unterversorgung hin. Gleichermaßen wies die Auswertung von 5.770 Messdaten von Kinderhaaren bei etwa 20 Prozent entweder auf eine Unterversorgung oder Fehlverwertung hin.

Auffällige Haar-Calcium-Messwerte müssen durch Blutuntersuchungen bestätigt werden.

Serum
Zur Bewertung des Calcium-Stoffwechsels wird allgemein das Gesamt-Calcium herangezogen. Zu langes Anlegen der Staubinde und längeres Verharren in aufrechter Körperhaltung vor der Blutentnahme kann den Gesamt-Calciumwert bis zu 10 Prozent erhöhen. Bei einer Hypoalbuminämie ist der Serum-Calciumwert oft niedrig.

Forschung
Forscher der Warschau University of Life Sciences-SGGW, Department of Human Nutrition, untersuchten die Calciumkonzentration (Ca) im Haar als Indikator für Störungen im Ca- und Knochenstoffwechsel sowie als Prädiktor für das Risiko einer koronaren Herzkrankheit. Sie stellten fest, dass Calcium und Magnesium synergistisch funktionieren, auch bei der Ablagerung in Haaren.[51]

Magnesium (Mg)

Magnesium ist neben Calcium, zu dem es eine physiologische Gegenspielerfunktion einnimmt, am Aufbau und an der Erhaltung des Skelettsystems und der Zähne entscheidend beteiligt. Weiterhin steuert es Muskel-, Nervenfunktionen und viele Enzymfunktionen. Bislang sind etwa 300 Enzyme bekannt, die für ihre Aktivität die „Mitarbeit" von Magnesium benötigen. Vor allem im Energiestoffwechsel wird das positiv geladene Magnesiumion (Mg2+) zur Stabilisierung der negativ geladenen Phosphat-Ionen im Molekül ATP (Adenosintriphosphat) benötigt. ATP ist zusammen mit ADP (Adenosindiphosphat) eine Schlüsselsubstanz der biologischen Energieübertragung.

Im erwachsenen Körper befinden sich etwa 99 Prozent des Gesamt-Magnesiumgehalts im Intrazellulärraum, davon wiederum etwa 60 Prozent in Knochen und 40 Prozent in der Skelettmuskulatur.

Bedarf
Der Bedarf an Magnesium wird von der Deutschen Gesellschaft für Ernährung für Jugendliche ab dem 16. Lebensjahr und Erwachsene mit 300–400 mg täglich angegeben. Bei Sportlern, Diabetikern, Alkoholikern wie auch älteren Menschen kann ein zusätzlicher Bedarf bestehen.

51 Jeruszka-Bielak M, Brzozowska A. Relationship between nutritional habits and hair calcium levels in young women. Biol Trace Elem Res. 2011 Dec;144(1-3):63–76.

Magnesiumhaltige Nahrungsmittel

Vollkornprodukte, Rohkost, Nüsse, Schokolade, Sonnenblumenkerne und Haferflocken enthalten gute Mengen. Manche Mineralwässer sind magnesiumreich.

Magnesiummangel

Klinische Zeichen eines Magnesiummangels sind eine gesteigerte Erregbarkeit der Skelettmuskulatur und des zentralen Nervensystems. Die Hypomagnesiämie wird häufig von einer Hypokalzämie begleitet. Tatsächlich sind die klinischen Symptome einer Hypomagnesiämie ähnlich denen einer Hypokalzämie. Es empfiehlt sich daher bei der Beurteilung die Werte beider Elemente zu beachten.

Überdosierung und Toxizität

Beim gesunden Menschen gibt es in der Regel keine Überdosierungen, zu viel aufgenommenes Magnesium wird ausgeschieden. Bei einer herabgesetzten Nierenfunktion kann es jedoch zu einem Überschuss an Magnesium im Blutkreislauf und Nebenwirkungen kommen. Hypermagnesiämie ist selten und wird in der Regel durch Nierenversagen oder schlechte Nierenfunktion verursacht.

Labor

Blut

- Extrazelluläres Mg macht nur ca. 1 Prozent, der Anteil im Serum gerade einmal 0,3 Prozent aus. Da der Serumspiegel trotz intrazellulärem Magnesiummangel relativ lange konstant bleibt, repräsentiert die Messung des Serummagnesiums den Magnesiumhaushalt nicht optimal. Normale Serumwerte schließen einen klinisch manifesten Magnesiummangel nicht aus.
- Knapp ein Drittel des Magnesiums im Blut ist an Plasmaeiweiß gebunden; eine Hypoproteinämie (z. B.Hypoalbuminämie) kann niedrige Magnesiumwerte verursachen, ohne dass das biologisch aktive Magnesium vermindert ist.
- Eine zu lange Stauung während der Blutabnahme täuscht erhöhte Werte vor.
- Hämolyse täuscht erhöhte Magnesiumwerte vor, da der Magnesiumgehalt in den Erythrozyten fast dreimal so hoch ist als im Plasma.
- Eine regelmäßige Kontrolle der Magnesium-Serumwerte ist vor allem bei andauernder Therapie mit Diuretika oder nephrotoxischen Medikamenten, bei Alkoholentzug, bei parenteraler Ernährung und verschiedenen Formen der Niereninsuffizienz angezeigt.[52]

52 Thomas L. Magnesium. In Labor und Diagnose. Med.Verlagsgesellsch Marburg 1992: S 412–13

Haare
Die statistische Überprüfung von nahezu 25.000 Haarproben zeigte, dass 10 Prozent der Proben auf eine langzeitliche Unterversorgung wiesen. Die Ablagerung von Calcium wie auch Magnesium in Haaren erfolgt ähnlich. Bei der Beurteilung der Messwerte sollte dies berücksichtigt werden.[53]

Forschung
Die Forscher dieses Berichts vermuten, dass die Calcium- und Magnesiumspiegel im Haar bei Frauen vor der Menopause zuverlässigere Indikatoren für die Knochendichte sind als deren Konzentration im Serum.[54]

53 Park, B, et.al. High CalciumMagnesium Ratio in Hair is Associated with Coronary Artery Calcification in Middle Aged and Elderly Individuals. Biol.Trace Elem.Res. 179,1, 2017

54 Song CH, Barrett-Connor E et al. Associations of calcium and magnesium in serum and hair with bone mineral density in premenopausal women. Biol Trace Elem Res 2007;118:1–9

Spurenelemente und deren Bedeutung

Man unterscheidet essenzielle und akzidentelle Spurenelemente. Mit akzidentellen Spurenelementen sind allgemein toxische Spurenelemente gemeint, da jedoch jedes Element in genügend hoher Dosierung toxisch sein kann, ist der Begriff „toxisch" fehlbesetzt. Aluminium würde unter den Begriff eines akzidentellen Spurenelements fallen.

Die essenziellen Spurenelemente

Als essenzielle Spurenelemente werden chemische Elemente bezeichnet, die für Menschen lebensnotwendig sind und in Massenanteilen von weniger als 50 mg/kg im Organismus vorkommen. Margarete Rükgauer definierte dies in ihrem Beitrag zu dem Lehrbuch *Labor und Diagnose* wie folgt: „Spurenelemente sind chemische Elemente, die weniger als 0,01 Prozent der Körpermasse, also weniger als 10^{-6}g/g des Körpergewichts beitragen." Zu den essenziellen Spurenelementen zählt sie die Elemente Eisen, Jod, Kobalt, Kupfer, Mangan, Molybdän, Selen und Zink.[55] In ihrem Beitrag von 2005 erwähnt Rükgauer noch Chrom. Inzwischen entfernte die Europäische Behörde für Lebensmittelsicherheit Chrom aus der Liste der essenziellen Spurenelemente. Untersuchungen kamen zu dem Ergebnis, dass die Einnahme von Chrom keinen nutzbringenden Einfluss auf die menschliche Gesundheit hat. Somit wurde Chrom in diesem Buch unter den *Möglicherweise essenziellen oder teils wichtigen Spurenelementen* eingegliedert.

55 Rükgauer M. Spurenelemente in Thomas L, Labor und Chemie 6.Aufl. TH-Books 2005 () S.480

Element	Funktion	Mangelsymptom	Mangelursache	Intoxikationssymptome
Eisen (Fe)	Bildung von Hämoglobin, wichtig für Sauerstoffversorgung, Immunfunktionen	Eisenmangelanämie Müdigkeit, Schwäche, Kopfschmerzen, brüchige Nägel und Haare, rissige Mundwinkel	Mangelernährung Blutungen, Zöliakie u. a. Darmerkrankungen Krebs	hämorrhagische Gastroenteritis, Hämatemesis Bauchschmerzen; Starke Diarrhoe; Akut: Schock, Krämpfe, Fieber, metabolische Azidose
Jod (I)	Wichtig für Thyroxin und Trijodthyronin-Synthese, Einfluss auf Wachstum, Thermoregulation	Hypothyreose, Struma, Entwicklungsstörungen	Mangeldiät, endemischer Mangel	Jodakne, Allergien, Jodidstruma Schilddrüsenfunktionsstörungen
Kobalt (Co)	Bestandteil von Vit.B12.Wichtig für Methionin-Synthese Einfluss auf Erythropoese	Kobaltmangel ist nicht bekannt. B12-Mangel verursacht perniziöse Anämie	Co-Mangel ist nicht bekannt	Hemmung der Eisenaufnahme, Herzmuskelschäden, Hypertyreose, Kropf, Asthma, Lungenfibrose
Kupfer (Cu)	Wichtig für Enzymfunktionen Oxidasen, Kollagen und Elastinbildung, Eisenstoffwechsel	Mangel: sehr selten Hypochrome Anämie, Anorexie, brüchiges Haar, Depigmentierung der Haut, Myeloneuropathie, Hepatosplenomegalie und Osteoporose	Mangeldiät, Malabsorption, Chronische Zinküberversorgung Genetisch bedingte Stoffwechselprobleme	Hämolytische Anämie, Durchfall, Übelkeit, Krämpfe, Nierenversagen
Mangan (Mn)	Enzymfunktionen (MnSOD u. a.) Einfluss auf Fettstoffwechsel, Spermatogenese, Aufbau von Bindegewebe, Knorpeln und Knochen	Akuter Mangel ist nicht bekannt. Mögliche Mangelerscheinungen sind Dermatitis, retardiertes Haarwachstum, Fettstoffwechselschwäche	Lebererkankung	Pseudo Parkinson Neurotoxizität, pulmonale Symptome, Entwicklungsstörung

Element	Funktion	Mangelsymptom	Mangelursache	Intoxikationssymptome
Molybdän (Mo)	Cofaktor der flavin- und eisenhaltigen Enzyme, wichtig für Abbau schwefelhaltige Aminosäuren	Mangel ist selten. Nervenfunktionsstörungen, Tachykardie, Kurzatmigkeit Nachtblindheit und Erregtheit, sowie Übelkeit, Durchfälle, Atembeschwerden	Fehlernährung Malabsorption, parenterale Ernährung, Lebererkrankung	gilt als nichttoxisch. Sehr hohe Einnahmen (10–15 mg/Tg) erhöhen Harnsäureproduktion und Gichtanfälle
Selen (Se)	Co-Faktor der Glutathion-Peroxidase und wesentlicher Bestandteil des antioxidativen Systems. Wichtig für Schildrüsenfunktion	Kardiomyopathie, Muskeldystrophie Infektanfälligkeit, gestörte Schilddrüsenfunktion	Fehlernährung Malabsorption, Niereninsuffizienz Alkoholismus, Störung im Aminosäuren-Stoffwechsel Endemischer Mangel	Übelkeit, Durchfall, Erbrechen, periphere Neuropathie, Hautausschläge Haarausfall, Knoblauchgeruch der Atemluft
Zink (Zn)	Wichtig für viele Enzymsysteme, Hormone, Insulin, humorale und zelluläre Immunität, Antioxidative Funktionen, Integrität von Membranen	Immunschwäche, Abwehrschwäche, verzögerte Wundheilung, Hautprobleme, Durchfälle, Haarausfall, Wachstumsverzögerung, Anorexie, Hypogonadismus, Geschmacks- und Geruchsstörung	Mangeldiät, Malabsorption, Darmerkrankung Alkoholismus Pankreatitis Diabetes mellitus Verbrennungen Verletzungen Chron Infekte KupferbelastuNg Rheuma	Zinkintoxikation ist selten. Symptome sind Übelkeit, Erbrechen, Durchfall und Leibschmerzen

Tab. 2: Übersicht zur Physiologie der essenziellen Spurenelemente

Aufnahmemechanismen der Elemente im menschlichen Organismus

Funktion

Mineralstoffe und Spurenelemente stehen in einem Zusammenhang, manche enger und direkter als andere. So werden die Aufnahmemechanismen nicht nur von den Essenziellen genutzt. Auch Elemente ohne physiologische Funktion nutzen sie. Beispielsweise verstärkt Eisenmangel die Aufnahme von Aluminium, Blei oder Nickel. Nährstoffmangel begünstigt Toxinbelastungen.

Liegt Mangel an einem essenziellen Spurenelement vor, wird das Transportprotein Metallothionein von teils sehr toxischen Spurenelementen genutzt um „das jeweilige Loch zu füllen". Durch diesen Mechanismus werden Elemente ohne physiologische Funktion vom Organismus resorbiert und blockieren gleichzeitig die Funktion wichtiger Enzyme, wie auch die Aufnahme benötigter Nährstoffe. Beispielsweise wird der Organismus bei Eisenmangel leicht Blei aufnehmen. Sobald Blei dann im Organismus aufgenommen wurde, hemmt es den den Einbau von Eisen in Hämoglobin, was wiederum den Eisenmangel weiter verstärkt.

Würden wir Mängel oder Unterversorgungen rechtzeitig beheben, hätten Toxine eine geringere Chance das biochemische Gleichgewicht unseres Organismus zu stören. Die HMA erlaubt uns frühzeitig einzugreifen. Unterversorgungen und Belastungen können rechtzeitig erkannt und behoben werden.

Eisen (Fe), Anämien und das Immunsystem

Die wichtigste Funktion von Eisen ist die Bindung von Sauerstoff an das Molekül Hämoglobin in den roten Blutkörperchen. Auf diese Weise wird der Sauerstoff aus den Alveolen (Lungenbläschen) im Blut zu den Körperzellen transportiert. Ein Eisenmangel beeinträchtigt die Bildung von Hämoglobin. Eine der Folgen davon ist eine Minderversorgung des Organismus mit Sauerstoff. Energieschwäche ist die Folge.

Im Immunsystem spielt Eisen eine weitere wichtige Rolle, einerseits als Bestandteil vieler Enzyme, andererseits brauchen bakterielle Erreger selbst Eisen zum Überleben. Die Verfügbarkeit von Eisen für in der Zelle persistierende Bakterien und ihren Wirt steht in einem fein regulierten Gleichgewicht. Einerseits benötigen die Wirtszellen Eisen als Co-Faktor für die Bekämpfung von Erregern, andererseits sind bakterielle Erreger für ihr

Wachstum auf die Eisenvorräte des Wirts angewiesen. Experimente haben gezeigt, dass sowohl ein Mangel als auch ein Überschuss an Eisen die Fresszellen des Körpers (Makrophagen) in ihrer Fähigkeit beeinträchtigt bakterielle Erreger zu kontrollieren.

Eisen in zweiwertiger Form wird vom Körper gut aufgenommen wie z. B. das im Fleisch befindliche Ferrohäm (bestehend aus Protoporphyrin u. Fe^{2+}). Pflanzliches Eisen (Gemüse, Salate und Obst) liegt hingegen dreiwertig vor. Dies wird im Darm schlechter aufgenommen und muss erst zu zweiwertigem Eisen reduziert werden. Wenn man sich ausschließlich vegetarisch ernährt, müssen wesentlich größere Mengen an entsprechend eisenhaltigen Lebensmitteln zugeführt werden, damit der Eisenbedarf auch tatsächlich gedeckt wird.

Von der Deutschen Gesellschaft für Ernährung werden für Personen ab dem 8. Lebensjahr 10 bis 12 mg Eisen pro Tag empfohlen. Vom Eintritt der Regel bis zur Menopause sollten Frauen aufgrund des monatlichen Blutverlustes etwas mehr, nämlich 15 mg/Tag Eisen aufnehmen. Einen besonders hohen Eisenbedarf haben schwangere und stillende Frauen. Der tägliche Bedarf schwangerer Frauen beträgt etwa 30 mg. Für stillende Frauen werden 20 mg empfohlen.

Bekannt ist, dass Eisen in therapeutischer Menge Beschwerden im Magen-Darm-Trakt auslösen kann. Aufgrund seiner Fähigkeit, im Stoffwechsel die Bildung von Hydroxylradikalen zu fördern, wird diskutiert, ob und in welchem Umfang eine exzessive Eisenzufuhr indirekt krebsauslösende Stoffe aktiviert und das Risiko für akute Herzkreislauferkrankungen fördert. Es wird geraten, Eisen nicht in höheren Mengen einzunehmen als von der DGE empfohlen wird. Auf Grund dessen werden Eisenpräparate heute vorsichtiger verschrieben als vor wenigen Jahren. Bedacht sollte werden, dass bei Mischköstlern und vor allem bei Menschen mit reichlichem Fleischkonsum ein echter Eisenmangel eher selten vorliegt. Liegen dennoch Eisenmangelsymptome vor, basieren diese meist auf einer Eisenverwertungsstörung. Auch hier kann anhand einer HMA rechtzeitig eingegriffen werden. Wichtig wäre eine Bewertung der diätetischen Eisenzufuhr.

Eisenhaltige Nahrungsmittel

Eisen soll aus Fleisch besser aufgenommen werden als Eisen aus pflanzlichen Produkten. Vegetarier, insbesondere Veganer sollten deshalb besonders auf eine ausreichende Eisenversorgung wie auch die individuelle Verwertung achten. Darmschwächen sind ein Resorptionshindernis. Die B-Vitamine einschließlich der Folsäure und Vitamin C wirken unterstützend.

Eisenmangel
Eisenmangel ist in Industrieländern neben Jodmangel die häufigste Mangelkrankheit. Allerdings tritt in Europa ein schwerer Eisenmangel selten auf. Meist handelt es sich um einen leichten bis mittleren Eisenmangel. Insbesondere Frauen sind davon betroffen. Die Zahlen schwanken zwischen 20 und 50 Prozent. Als Ursache gelten eine stark einseitige Ernährung. Eisen kann auch durch stärkere Blutungen verloren gehen, beispielsweise während der Menstruation, bei Verletzungen und durch häufiges Blutspenden. Erkrankungen im Magen-Darm-Kanal können die Eisenaufnahme beeinträchtigen. Eisenmangel kommt auch im Rahmen bestimmter Krankheiten (z. B. Infektionen, Hormonstörungen, Rheuma, Krebs) vor oder kann durch Arzneimittel (z. B. Antibiotika, einige schmerz- und entzündungshemmende Medikamente) entstehen.

Eisenmangelsymptome sind eine reduzierte körperliche und psychische Leistungsfähigkeit, Müdigkeit, Schwäche, Kopfschmerzen, Wetterfühligkeit, Nervosität und Reizbarkeit. Es kann zu Blässe, spröder, rauer Haut und zu brüchigem Haar kommen. Es können sich auch Rillen in den Fingernägeln und den Mundwinkeln bilden. Weiterhin können Herzklopfen, Atemnot, Zungenbrennen und Verstopfung entstehen. Oft weisen diese Anzeichen auch auf eine unzureichende Zufuhr an B-Vitaminen. Eisenmangel verhindert auch die Aktivität wichtiger Enzyme, die wiederum an vielen Körperprozessen beteiligt sind. Außerdem wird der Wärmehaushalt des Körpers gestört, es können Abwehrschwächen auftreten. Die Anfälligkeit für Infektionen steigt.

Eisenmangel und Schwangerschaft
Die Gefahr einer Frühgeburt ist bei Frauen, die an Eisenmangel leiden, deutlich höher. Auch das Risiko einer Totgeburt steigt.

Diagnostik
Bei einer typischen Eisenmangelanämie zeigen Laborbefunde eine verminderte Erythrozytenzahl, eine verminderte Hämoglubinkonzentration sowie einen erniedrigten Hämatokrit-Wert. Bei einer leichten Eisenmangelanämie kann der Serum-Eisenwert grenzwertig sein. Dagegen ist bei einer deutlichen Eisenmangelanämie der Serum-Eisenwert niedrig. Bei einer chronischen Eisenmangelanämie, die über Monate hinweg persistierte, liegen Haar-Eisenwerte im niedrigen Referenzbereich.

Eisenbelastung oder Vergiftung
Eine übermäßige Eisenzufuhr kann sich toxisch auf den Magen-Darm-Trakt, das Herz-Kreislauf-System und das zentrale Nervensystem auswirken. Als Nebenwirkung einer erhöhten Eisenzufuhr durch eisenreiche Präparate kann eine Dunkelfärbung des Stuhls auftreten, die medizinisch ohne Bedeutung ist. Bis zu 20 mg/kg elementares Eisen gel-

ten als nicht toxisch; 20–60 mg/kg werden als leicht bis mäßig toxisch bewertet und >60 mg/kg können ein schweres Krankheitsbild verursachen.

Eine akute Eisenvergiftung durch versehentliche Einnahme von Eisenpräparaten kommt relativ häufig bei Kindern unter 6 Jahren vor und kann lebensbedrohlich sein. Darüber hinaus kann sich eine Eisentoxizität auch nach mehreren Bluttransfusionen zu einer chronischen Erkrankung entwickeln wie Thalassämie, Sichelzellen oder hämatologischen Krebserkrankungen. Als Erstsymptome gelten Erbrechen, Diarrhö, Koma und Blutungen im Gastrointestinaltrakt. Später treten Fieber, Blutgerinnungsstörungen, Leber- und Nierenschäden auf.

Therapie und Gegenmittel bei einer Eisenvergiftung

Bei einer Überdosierung von Eisen wird das Trinken von Milch empfohlen. Ferner kann als Gegenmittel Deferoxamin (Desferal®) gegeben werden, das ebenfalls Eisen bindet und zu einer vermehrten Ausscheidung von Eisen über die Nieren führt.[56] Zu den eisenbindenden Chelat- oder Komplexbildnern gehört auch EDTA.

Forschung

Der Eisenstoffwechsel entscheidet maßgeblich über die Eisenverwertung und systemische Ablagerungen. Obwohl die Haaranalyse Hinweise zur chronischen Unter- oder Überversorgung gibt, ist sie nicht das Mittel der Wahl zur Bestimmung und Therapie der entsprechenden Krankheitsbilder, wenngleich eine pakistanische Studie zeigt, dass bei anämischen Kindern die Metallkonzentrationen in Blut, Urin und Haaren übereinstimmt.

Dr. Faheem Shah und Kollegen der Federal Urdu Universität in Karachi selektierten 134 anämische Kinder, Alter 1–5 und 6–10 Jahre und verglichen deren Laborwerte mit denen von 132 gesunden, nichtanämischen Kindern ähnlicher Selektion. Alle Probanden lebten in der gleichen Region und unter ähnlichen Konditionen. Untersucht wurde die Metallkonzentration in Blut, Urin und Haaren. Die Ergebnisse der anämischen Gruppe zeigte in allen biologischen Proben signifikant niedrigere Eisen-, Kupfer- und Zink-Messwerte im Vergleich zur nichtanämischen Kontrollgruppe. Zudem wurde bei der anämischen Gruppe ein signifikant höherer Mittelwert für die Metalle Blei und Cadmium erzielt. Medizinische Forschung bestätigt seit langem, dass ein Mangel an essenziellen Spurenelementen die Schwermetall Aufnahmebereitschaft des Körpers erhöht.[57]

56 Eisenvergiftung – Verletzungen, Vergiftungen – MSD Manual Profi-Ausgabe (msdmanuals.com)

57 Shah Faheem et al Evaluation of Status of Trace and Toxic Metals in Biological Samples (Scalp Hair, Blood, and Urine) of Normal and Anemic Children of Two Age Groups. Biol Trace Elem Res (2011) 141:131–149

Bleiinduzierte Anämien

Schwermetalle belasten den Eisenstoffwechsel. Bleiinduzierte Anämien werden in der Forschung erwähnt. Blei hemmt den Einbau von Eisen in Porphyrin, wobei es zu einer Störung der Hämoglobin- und Erythrozytenbildung kommt. Das klinische Bild einer Bleibelastung ähnelt dem einer Eisenmangelanämie.

Die Rolle der Porphyrin-Untersuchung

Auch bekannt als: Gesamtporphyrin, Delta-Aminolävulinsäure (als), Porphobilinogen (PBG). Porphyrine sind natürliche Chemikalien im Körper, die bei der Bildung vieler wichtiger Substanzen im Körper helfen. Eines davon ist Hämoglobin, das Protein der roten Blutkörperchen, das den Sauerstoff im Blut transportiert. Porphyrine können im Urin oder Blut gemessen werden. Liegt eine Blei-, Cadmium- oder Quecksilberbelastung vor, wird der Einbau von Eisen gehemmt. So ist seit langem bekannt, dass bei einer Bleibelastung mit einer Eisenverwertungsstörung gerechnet werden muss. Eine Porphyrin-Untersuchung würde die Diagnose weiter unterstützen.

Hinweis

Für den Nachweis einer akuten Porphyrie wird der Urin üblicherweise für 24 Stunden gesammelt und untersucht. Bei der akut intermittierenden Porphyrie färbt sich der Urin rot bis dunkelrot, wenn er längere Zeit steht. Dieser Nachweis gelingt allerdings nur bei zwei Drittel der Fälle.

Labor

Interne Untersuchungen der Autorin zeigen, dass von nahezu 25.000 Haar-Messdaten nichtanämischer Erwachsener nur etwa 2,5 Prozent auf eine Unterversorgung wiesen. Bei weniger als 1 Prozent konnte eine Überversorgung oder erhöhte Gewebeablagerung festgestellt werden.

Jod (J) und die Schilddrüse

Laut dem Bundesinstitut für Risikobewertung (BfR) ist Jod ein natürlich vorkommendes Spurenelement, das für die Gesundheit des Menschen lebensnotwendig ist. In der Umwelt und in der Ernährung kommt Jod in erster Linie als Jodid vor. Bei Erwachsenen verbleiben etwa 80 Prozent des resorbierten Jodids in der Schilddrüse. Ohne Jod könnten die Schilddrüsenhormone Thyroxin und Trijodthyronin nicht gebildet werden. Jod ist somit der Grundstoff für die Produktion der Schilddrüsenhormone. Diese werden unter anderem für die Regulierung von Stoffwechselprozessen verantwortlich. Sie regen das Körper- und Organwachstum an.

Für die Schilddrüse ist auch Selen an der Produktion der Schilddrüsenhormone beteiligt. und wird für die Umwandlung von T4 in das viel aktivere T3 benötigt.

Bedarf

Die Empfehlungen der Deutschen Gesellschaft für Ernährung (DGE) für eine adäquate Jodaufnahme sind altersabhängig. Sie liegen bei 40–80 Mikrogramm pro Tag für Säuglinge. Jugendliche und Erwachsene benötigen etwa 200 Mikrogramm pro Tag. In der Schwangerschaft und Stillzeit wird eine Zufuhr von 230 bzw. 260 Mikrogramm pro Tag empfohlen.

Daten zur Jodversorgung der deutschen Bevölkerung wurden in den bundesweit repräsentativen Studien „Studie zur Gesundheit Erwachsener in Deutschland" (DEGS) und „Studie zur Gesundheit von Kindern und Jugendlichen in Deutschland" (KIGGS) erhoben. Die Daten zeigen zwar, dass Deutschland in Bezug auf die Jodversorgung kein Mangelgebiet ist, doch weisen noch etwa 30 Prozent der Bevölkerung eine Jodzufuhr unterhalb des geschätzten mittleren Bedarfs auf. Zur Erhaltung der Jodversorgung wird die Verwendung von jodiertem Speisesalz im Haushalt, in der Gastronomie, bei der Gemeinschaftsverpflegung und Lebensmittelherstellung empfohlen. In Deutschland gilt eine maximale tägliche Aufnahme von 500 Mikrogramm Jod noch als sicher, auch für Menschen, die auf eine Jodbelastung empfindlich reagieren. Diese Menge wird durch eine normale Ernährung nicht überschritten.[58]

Mangel

Ein Jodmangel stellt sich meist schleichend ein und macht sich als Schilddrüsenunterfunktion bemerkbar. Minderentwicklung und zentrale Entwicklungsstörungen (Kretinismus) bei Neugeborenen können bei einer Jodunterversorgung während der Schwangerschaft auftreten. Jodmangel bei Heranwachsenden und Erwachsenen führt zu verschiedenen Formen der Hypothyreose bis zum myxödematösen Koma. Laut M. Rükgauer ist in Deutschland, selbst bei Verwendung von jodiertem Speisesalz, eine ausreichende Versorgung nicht gewährleistet.[59]

Überversorgung und Intoxikation

Eine chronische Intoxikation entsteht, wenn die Zufuhr über 1,1 mg/Tag (= 1.100 mcg/Tag) liegt. Die meisten Menschen, die Jod im Übermaß aufnehmen, bleiben euthyreot, d. h. die Funktion der Schilddrüse, gemessen an den Schilddrüsenhormonen Trijodthyronin (T3) und Tyroxin (T4) ist normal. Manche Personen, die übermäßig viel Jod zuführen,

58 Jod – BfR (bund.de)
59 Rükgauer M. Jod (J) in Thomas L. Labor und Diagnose. DH Books Frankfurt 2005: S.504

entwickeln, besonders wenn sie zuvor unter einem Jodmangel litten, einen Hyperthyreoidismus (Morbus Basedow). Paradoxerweise kann die Schilddrüse eine übermäßige Aufnahme von Jodid verhindern. Sie besitzt einen Schutzmechanismus, den Wolff-Chaikoff-Effekt, der bei hohen Jodspiegeln im Blut die Aufnahme des Jods in die Schilddrüse, sowie die Produktion weiterer Schilddrüsenhormone bremst. Während gesunde Schilddrüsenzellen es schaffen, diesen Mechanismus nach einigen Tagen zu überwinden, verbleiben bei manchen Patienten die Schilddrüsenzellen zu lange in diesem gebremsten Zustand und es entwickelt sich eine Schilddrüsenunterfunktion.

Problematischer sind hohe Jodmengen bei einer bereits bestehenden unerkannten Überfunktion der Schilddrüse oder bei heißen Knoten. Die hohe Jodzufuhr regt die Produktion von Schilddrüsenhormon an. Während gesunde Zellen durch das Schilddrüsen-Steuerhormon TSH (Thyreoidea stimulierendes Hormon) reguliert werden und nur dann produzieren, wenn Bedarf besteht, geben „erkrankte" Schilddrüsenzellen ungebremst Hormone ins Blut ab. In diesen Fällen kann eine zu hohe Jodzufuhr eine manifeste Hyperthyreose auslösen. Im Extremfall kommt es zu einer thyreotoxischen Krise mit ernsthaften Konsequenzen und lebensbedrohlichen Folgen, wie neurologischen Ausfällen und Koma.

Zu große Mengen von Jodid lösen einen Messinggeschmack im Mund aus, erhöhen den Speichelfluss, reizen den Magen-Darm-Trakt und führen zu akneähnlichen Hautläsionen. Patienten, die zu häufig große Mengen von jodhaltigem Röntgenkontrastmittel verabreicht bekamen oder das Antiarrhythmikum Amiodaron einnehmen, wird geraten ihre Schilddrüsenfunktion überwachen zu lassen. Amiodaron enthält hohe Mengen an Jod und induzierte Hypothyreosen bei Patienten. Im Rahmen der Therapie einer Jodintoxikation sollten diätetische Anpassungen vorgenommen werden.

Labor

Um festzustellen ob ein akuter Mangel oder eine Überversorgung vorliegt, kann Jod im Serum, Vollblut und Urin getestet werden. Die HMA dagegen weist auf eine chronische Unter- oder Überversorgung.

Urin

Aufgenommenes Jodid, das nicht zur Thyroxin Synthese benutzt wird, wird bis zu 90 Prozent renal ausgeschieden, wobei die Ausscheidung von der Clearance abhängig ist. Getestet wird dabei der Spontanurin. Bei einer normalen Clearance weist eine Ausscheidung von weniger als 50 µg auf eine Unterversorgung hin. Zwischen dem Jodgehalt der Schilddrüse und der renalen Jodausscheidung besteht allerdings nur ein schwach positiver Zusammenhang, denn die renale Jod-Exkretion hängt stark von der zugeführten Menge ab.[60] Der von manchen Instituten als Selbsttest angebotene Jod-Sättigungstest ist mit Vorsicht zu betrachten.

Die Auswertung von über 17.000 Urinproben (ohne Chelatierung) zeigte bei über 20 Prozent der Datenbank einen Messwert geringer als 50 mcg/l auf, d. h. die Ausscheidung wies auf eine geringe Versorgung hin.

Haare
Untersuchungen der Autoren zeigen, dass die Langzeitversorgung weitgehend gewährleistet scheint. Von fast 25.000 Haar-Messwerten konnte bei etwa 6 Prozent eine Unterversorgung nachgewiesen werden; bei 4,9 Prozent wurde eine chronische Überversorgung festgestellt.

Bemerkung
Wenn die HMA auf eine Jod-Unter- oder Überversorgung deutet, sollten Selen-Messwerte mit beachtet werden. Das deutsche Schilddrüsenzentrum weist darauf hin, dass Patienten mit Schilddrüsenvergrößerungen den Genuss von Lebensmitteln mit strumafördernden Stoffen wie z. B. Zwiebeln, Maniok, Soja, Tofu, Wal- und Erdnüssen oder Kohl weitgehend reduzieren sollten. Allerdings werden die goitrogenen Substanzen dieser Nahrungsmittel beim Kochen weitgehend entschärft.[61]

Forschung
Japanische Forscher des Hyogo College of Medicine, Nishinomiya, Japan sind der Überzeugung, dass bei Schilddrüsenerkrankungen die Magnesiumversorgung beachtet werden muss. Bei einer länger bestehenden Schilddrüsenunterfunktion wird durch den verlangsamten Stoffwechsel nicht ausreichend Magnesium aus der Nahrung aufgenommen, so die Forscher. Deren Studie an 84 Patienten belegte, dass eine Magnesiumunterversorgung die Produktion der Schilddrüsenhormone, wie auch die Krankheitsdauer negativ beeinflusst.[62]

Auch Quecksilber spielt eine wesentliche Rolle bei der Entwicklung von Schilddrüsenerkrankungen. Pamphlett und Kollegen der Universität Sidney untersuchten die Quecksilberkonzentration in Schilddrüsenfollikelzellen. Untersuchungen demonstrierten, dass der Anteil von Quecksilber in diesen Zellen mit zunehmendem Alter steigt und eine Rolle bei der Pathogenese von Schilddrüsenkrebs, Autoimmunthyreoiditis und Hypothyreose

60 Reiners C, Ugur T, Yavus A. In-vivo Bestimmung des Jodgehalts der menschlichen Schilddrüse – Korrelation mit der Urin-Jodexkretion. In: Köhrle J. et. Mineralstoffe und Spurenelemente. Wiss Verlag Gesellsch. Stuttgart 1998: 93-101

61 Jod, Selen, Vitamine und Ernährung für die Schilddrüse (deutsches-schilddruesenzentrum.de)

62 Y. Shibutani, T. Yokota, S. Iijima, A. Fujioka, S. Katsuno, K. Sakamoto: „Plasma and erythrocyte magnesium concentrations in thyroid disease: relation to thyroid function and the duration of illness" Jpn J Med 1989, 4 (28):496–502

spielt.[63] Eine weitere Studie, die von Gallagher und Meliker vom Department of Preventive Medicine, Stony Brook University in New York durchgeführt wurde, zeigte dass Quecksilberablagerungen in der Schilddrüse zu zellulärer Autoimmunität führen.[64]

Anhand ihrer Forschungsergebnisse kamen die Forscher Momčilović und Kollegen der Universität Zagreb zu der Meinung, dass Haare für die Untersuchung eines langzeitlichen Jodstatus ein wertvolles und robustes Material sind.[65]

Kobalt (Co), Vitamin B12 und Enzyme

Dieses Element ist Bestandteil des Vitamins B12. Es wird vornehmlich als Cobalamin aufgenommen und stimuliert als Vit.B12 das Wachstum der roten Blutkörperchen.

Umwelttechnische Auswirkungen von Kobalt

Kobalt ist ein natürlich vorkommendes Element, dass sich im Boden, im Wasser, der Luft, wie auch in Pflanzen und Tieren befindet. In kleinen Mengen wird es durch die Kohleverbrennung, den Bergbau, die Verarbeitung von Kobalthaltigen Erzen und deren Einsatz in Chemiefabriken freigesetzt. Die radioaktiven Isotope des Kobalts kommen nicht in der Natur vor. Sie werden jedoch beim Betrieb von Kernkraftwerken und bei Nuklearunfällen emittiert. Da sie eine relativ kurze Halbwertszeit haben, sind sie nicht sonderlich gefährlich. Das radioaktive Kobalt-60 wird medizinisch in der Strahlentherapie eingesetzt.

Pathophysiologie

Ungefähr 2–5 mg Kobalt finden sich im menschlichen Organismus, wobei zugeführtes Kobalt vom Körper schlecht resorbiert wird. Etwa 90 Prozent davon wird wieder mit dem Stuhl ausgeschieden. Nur wenig Kobalt wird renal ausgeschieden.

Die Lebensnotwendigkeit von Kobalt ist seiner Funktion als Co-Faktor von Enzymen wie dem Cytochrom C-Oxidase, aber vor allem seiner zentralen Stellung im Vitamin B12 Molekül zuzuschreiben. Auch wirken Cobalamine an der Synthese von Methionin, Pyrimidin und den Purin Basen mit und besitzen dadurch Einfluss auf die Erythropoese.

63 Pamphlett R, Doble PA, Bishop DP. Mercury in the human thyroid gland: Potential implications for thyroid cancer, autoimmune thyroiditis, and hypothyroidism. Open Access. Published: February 9, 2021https://doi.org/10.1371/journal.pone.0246748

64 Gallagher CM, Meliker JR. Mercury and thyroid autoantibodies in U. S. women, NHANES 2007–2008. Environment International 40 (2012) 39–43

65 Momčilović B, Prejac J, Višnjević V, Skalnaya MG, Mimica N, Drmić S, Skalny AV. Hair iodine for human iodine status assessment. Thyroid. 2014 Jun;24(6):1018-26.

Mangel

Eine isolierte Kobalt-Mangelerkrankung beim Menschen ist nicht bekannt. Trotz seiner Funktion als Co-Enzym konnten bislang keine typischen Symptome eines Kobaltdefizits festgestellt werden. Das Bild der megaloblastären perniziösen Anämie stellt einen Vitamin B12 Mangel dar, der Folge einer gestörten Resorption durch den Intrinsic Factor ist und nicht als eine Kobaltmangelstörung angesehen wird.

Kobaltvergiftung

In den 1960er Jahren kam es zu einer Reihe von Kobaltvergiftungen. Die sogenannte **Quebec-Biertrinker-Kardiomyopathie** ist eine Erkrankung aus den 1960er Jahren, an der Personen mit hohem Bierkonsum, unter anderem in Quebec, erkrankten. Ursache hierfür war mit Kobaltsulfat versetztes Bier. Damals wurde in Kanada, den USA und Belgien Kobaltsulfat eingesetzt, um die Schaumkrone des Biers zu stabilisieren. Die Krankheit hat heute nur noch historische Bedeutung.

Kobaltvergiftungen entstehen durch die Aufnahme von Kobalt über den Gastrointestinaltrakt, per Inhalation oder wenn es zu einer Freisetzung des Metalls im Körper kommt, bspw. durch fehlerhafte Gelenkprothesen. Heute findet Kobalt im Rahmen von Metall-Polyethylen-Prothesen insbesondere als Hüftgelenk Endoprothesen seine Anwendung. Dabei kann es bei unsachgemäßer Einlage solcher Prothesen zur Freisetzung von Kobalt in umliegende Gewebe kommen.[66]

Das Einatmen hoher Konzentrationen schädigt die Lunge. Zur gefährdeten Personengruppe zählen vor allem Arbeiter, die mit Kobalt hantieren müssen.[67] Bei akuter Belastung im Arbeitsbereich wurden Verätzungen im Respirations- und Gastrointestinaltrakt, sowie Nephropathien beobachtet.

Symptome einer chronischen Exposition und Belastung sind u. a.:

- Kontaktekzeme (z. B. durch Kobalt in Zement, Glas)
- Hartmetallunge (durch noch ungesinterte Bestandteile)
- Myokardiopathie, Herzinsuffizienz
- Polyglobulie
- Hypothyreose

66 https://flexikon.doccheck.com/de/Cobalt
67 https://www.lenntech.de/pse/elemente/co.htm#ixzz82wDSEnpS

Labor
Kobalt findet sich hauptsächlich in Serum und Vollblut, Leber, Nieren und Herz. Geringere Mengen finden sich im Skelett, im Haar, im Lymphkreislauf und in der Bauchspeicheldrüse.[68]

Der Nachweis einer Kobaltexposition kann im Blut und Urin erbracht werden. Vor der Blutentnahme sollte für 3–4 Tage kein Vitamin B12 verabreicht werden. Langzeitbelastungen scheinen selten. MTM wertete die Kobalt-Messwerte von 24.955 Haarproben aus. Von diesen überstiegen lediglich 35 Messwerte geringfügig den Referenzwert. Kobaltbelastungen sind somit bei der Normalbevölkerung nicht zu befürchten.

Forschung
Die chinesischen Universitätsforscher Zhang und Kollegen untersuchten die Auswirkung einer Langzeitbelastung bei Patienten mit angeborenem Herzfehler und deren Nachkommen. Signifikante Unterschiede im mittleren Kobaltspiegel im Haar wurden bei den verschiedenen Congenital Heart Disease (CHD) Subtypen gefunden, einschließlich Septumdefekte, konotrunkale Defekte, Obstruktion des rechtsventrikulären Ausflusstrakts und Obstruktion des linksventrikulären Ausflusstrakts. Bemerkenswerterweise wurden in allen Subtypen unterschiedliche Kobaltkonzentrationen im fetalen Plazentagewebe gefunden.[69]

Kupfer (Cu) und Gen-Anomalien

Kupfer ist ein für den Menschen lebensnotwendiges Metall, das natürlich in der Umwelt wie auch in Pflanzen und Tieren vorkommt. Kupfermangel wird bei gesunden Menschen selten verzeichnet; tritt am häufigsten bei Säuglingen mit anderen gesundheitlichen Problemen oder einer ererbten Gen-Anomalie auf. Der größte Teil des Kupfers befindet sich in der Leber, den Knochen und den Muskeln. Eine gesund funktionierende Leber scheidet überschüssiges Kupfer mit der Gallflüssigkeit aus. Kupfer ist ein Bestandteil vieler Enzyme und notwendig für die Energieproduktion, die Bildung von roten Blutkörperchen, den Energie- und Zellstoffwechsel, sowie die natürliche Entgiftung. Die Diagnostik und Bewertung eines Kupfermangels stützt sich auf die Symptomatik, sowie einen niedrigen Blutspiegel von Kupfer und Ceruloplasmin, einem kupferhaltigen Eiweiß.

---

68 https://www.atsdr.cdc.gov/toxprofiles/index.asp

69 Zhang, N., Yang, S., Yang, J. et al. Association between metal cobalt exposure and the risk of congenital heart defect occurrence in offspring: a multi-hospital case-control study. Environ Health Prev Med 25, 38 (2020).

Mangel

Kupfermangel ist zwar selten, kann aber in Kombination mit anderen Mikronährstoff-Defiziten auftreten. Betroffen sind u.a. Patienten nach einer Magenentfernung oder Patienten mit einer malabsorptiven Störung.[70] Zu den klinischen Merkmalen eines Kupfermangel gehören brüchiges Haar, eine Depigmentierung der Haut, Anämie, Myeloneuropathie, Hepatosplenomegalie und Osteoporose.[71] Neurologische Manifestationen können einem Vitamin-B12-Mangel ähneln.

Menkes Krankheit

Dies ist eine seltene rezessive X-chromosomale Erkrankung. Sie tritt auf, wenn Gene eines Transportproteins zur Aufnahme von Kupfer aus dem Darm mutieren. Mangelerscheinungen machen sich bereits im frühen Kindesalter bemerkbar.[72] Es kommt zu Schädigungen an Knochen, Haut, Haaren, Blutgefäßen, dem Nervensystem, vor allem dem Gehirn. Diese Erbkrankheit tritt vor allem bei Jungen auf. In den ersten Monaten nach der Geburt sind die Kinder unauffällig. Später zeigen sich jedoch Muskelschwächen und Verzögerungen in der Entwicklung. Des Weiteren kann es zu epileptischen Anfällen kommen. Typisch: Die Haut ist wenig elastisch und die Haare sind gekringelt und grau. Die Lebenserwartung ist eingeschränkt.[73, 74]

Belastung und Intoxikation

Kupfer wird aus natürlichen Quellen wie Vulkanen, Stäuben und Waldbränden freigesetzt, gelangt aber zusätzlich durch Bergbau, Landwirtschaft und Industrie sowie durch Abwasser in die Umwelt.

Kupfer wird für die Herstellung von Draht, Sanitärrohren, Blechen u.v.m. verwendet und auch mit anderen Metallen kombiniert, um Messing- und Bronzerohre und Armaturen herzustellen. Kupferverbindungen werden häufig in der Landwirtschaft zur Behandlung von Pflanzenkrankheiten wie Schimmel, zur Wasseraufbereitung und als Konservierungsmittel für Holz, Leder und Stoffe verwendet.

70 Johnson LE. Copper deficiency. Merck Manual Professional Version. Available at: http://www.merckmanuals.com/professional/nutritional-disorders/mineral-deficiency-and-toxicity/copper. September 2022

71 Danks DM. Copper deficiency in humans. Annu Rev Nutr. 1988;8:235-57

72 Chang CH. Menkes disease. Medscape Drugs & Diseases. Available at: http://emedicine.medscape.com/article/1180460-overview. December 10, 2019

73 https://flexikon.doccheck.com/de/Menkes-Syndrom

74 Gitlin JD, Schaefer M. Wilson's disease and Menkes disease.American Journal of Physiology-Gastrointestinal and Liver Physiology Vol. 276, No. 2

Häufige Belastungsursachen

- Saures Trinkwasser, das in Kupferrohren fließt, kann stark kupferbelastet sein.
- Fisch, der aus Gewässern stammt, die mit Algenvernichtungsmitteln behandelt wurden.
- Nahrungsmittel aus Böden nahe kupferverarbeitender Industrie oder Kupferhütten.

Belastungssymptome

Eine zu hohe Exposition kann Auswirkungen verursachen wie Reizung von Nase, Mund und Augen, Erbrechen, Durchfall, Magenkrämpfe und Übelkeit.[75] Postpartum Depression (PPD) und Psychosen wurden mit Kupferbelastung in Verbindung gebracht.[76] Kupfer wurde nicht als krebserregend eingestuft.

Morbus Wilson

Morbus Wilson ist eine Erbkrankheit. Diese Kupferspeicherkrankheit wird durch einen genetischen Defekt verursacht, bei dem Kupfer nicht ausreichend ausgeschieden wird. Durch diese unzureichende biliäre Kupferexkretion und dem verminderten Einbau von Kupfer in Coeruloplasmin sammelt sich Kupfer im Körper, vor allem in Leber und Gehirn an. Betroffene leiden vor allem an Leberschäden und Bewegungsstörungen. Unbehandelt führt Morbus Wilson zum Tod. Mit der richtigen und rechtzeitigen Behandlung können Patienten beschwerdefrei werden.[77] Das Manifestationsalter wird zwischen dem 5. und 45. Lebensjahr mit einem Häufigkeitsgipfel zwischen dem 13. und 24. Lebensjahr angegeben.

Labor

Kupfer ist im ganzen Körper verteilt; es findet sich in Haaren, Nägeln, Blut, Urin und anderen Geweben.

Hohe Kupferwerte im Blut werden kontrovers diskutiert. Zum einen sollen sie zu höheren Mengen an Coeruloplasmin und Superoxiddismutase führen und so ein starkes antioxidatives Potenzial besitzen.[78] Andererseits katalysieren Kupferionen in vitro die Bildung freier Sauerstoffradikale und die Oxidation von LDL-Partikeln.[79]

---

75 Agency for Toxic Substances and Disease Registry (ATSDR). 2004. Toxicological Profile for Copper. Atlanta, GA: U. S. Department of Health and Human Services, Public Health Service.

76 Pfeiffer CC. Mental and Elemental Nutrients: A Physician's Guide to Nutrition and Health Care. Keats 1975

77 Hepatitis&More – 2/2014 – Karl Heinz Weiss und Wolfgang Stremmel, Heidelberg – Labor und Therapie des M. Wilson (hepatitisandmore.de)

78 Klevay LM, Madeiros DM. Deliberations and evaluations of the approaches, endpoints and paradigms for dietary recommendations about copper. Am Inst Nutr 1996 Suppl:2419-26

79 Leonhardt W, Meißner D. Rolle der Übergangsmetalle im oxidativen Stress- neue Gesichtspunkte bei der Entstehung der Atherosklerose. In Meißner D. ed.Spurenelemente. 13.Jahrestagung der Gesellschaft für Spurenelemente und Mineralstoffe. Wiss Verl Ges 1999: 74-81

Gewebeuntersuchungen wie Haare und Nägel weisen auf Langzeitexpositionen hin. Nachdem Kupfer leicht verfügbar ist, sind Kupferbelastungen wahrscheinlicher als Mangelerscheinungen.

- MTM-Untersuchungen zeigen, dass von nahezu 25.000 Haar-Kupfer-Messdaten weniger als 3 Prozent auf eine chronische Mangelversorgung wiesen.
- Eine Über- oder Fehlversorgung zeigte sich bei etwa 2 Prozent der Kupfer-Messdaten.

Trinkwasser

- Dic WHO wie auch die deutsche Trinkwasserverordnung legen den Grenzwert für Kupfer bei 2,0 mg pro Liter Leitungswasser fest. Eine Überschreitung des Grenzwertes kann für die menschliche Gesundheit schädlich sein, besonders davon betroffen sind Säuglinge.[80]
- Die EPA (Environmental Protection Agency) verlangt, dass der Kupfergehalt im Trinkwasser weniger als 1,3 mg Kupfer pro Liter Trinkwasser (1,3 mg / L) beträgt.[81]
- Von nahezu zweitausend MTM Trinkwasseruntersuchungen überschritten 10 Proben den Grenzwert der deutschen Trinkwasserverordnung.

Forschung

Medizinische Forscher der türkischen Universität Sutcuimam untersuchten ob ein verringerter Zink- und Kupferspiegel im Haar eine Rolle bei der Ätiologie der androgenetischen Alopezie bei Männern spielen könnte. Es zeigte sich, dass Fettleibigkeit durch Veränderungen im Gleichgewicht der Spurenelemente in Haar, Serum und Urin eine Rolle bei der männlichen androgenetischen Alopezie spielt. Die Bestimmung des Spurenelementspiegels im Haar von Patienten mit androgenetischer Alopezie bei Männern soll im Vergleich zu Serum und Urin für die Behandlungsplanung wertvoller sein.[82]

Mangan (Mn) im Entgiftungszyklus

Pathophysiologie

Mangan wird vom Menschen über den Dünndarm aufgenommen und vor allem in Leber, Knochen, Nieren und der Bauchspeicheldrüse gespeichert. Im Zellinneren befindet sich das Element vor allem in Mitochondrien, Lysosomen und im Zellkern. Im Gehirn liegt Mangan an spezielle Proteine gebunden vor, hauptsächlich an der Glutamat-Am-

80 Amtsblatt_2020-2184-EU.pdf (bundesgesundheitsministerium.de)

81 Lead and Copper Rule | US EPA

82 Ozturk P, Kurutas E, Ataseven A, Dokur N, Gumusalan Y, Gorur A, Tamer L, Inaloz S. BMI and levels of zinc, copper in hair, serum and urine of Turkish male patients with androgenetic alopecia. J Trace Elem Med Biol. 2014 Jul;28(3):266-70

fen wird, was sich in motorischen- und Demenzsymptomen bemerkbar macht, die der Parkinson-Krankheit ähneln.[89]

Eine weitere Studie der Toronto Universität untersuchte, ob Umweltverschmutzung mit Mangan die Parkinson-Entwicklung beeinflusst. Prof. Murray Finkelstein in Zusammenarbeit mit Berkeley Professor Michael Jerrett verglich ob ein Zusammenhang zwischen dem Auftreten von Parkinson und erhöhter Umweltverschmutzung besteht. Untersucht wurden über 3 Jahre hinweg etwa 110.000 Testpersonen. Die Ergebnisse wurden 2007 in *Environmental Research* veröffentlicht. Die Forscher wiesen darauf hin, dass die durch den Verkehr verursachte Umweltverschmutzung einen relativ geringen Einfluss auf die Parkinson Entwicklung hatte, wogegen die Luftverschmutzung im Umkreis von Stahlwerken die Krankheitsentwicklung deutlich beeinflusste. Prof. Finkelstein bestätigte, „Die Studie unterstützt die Theorie, dass eine Manganexposition zu einem Neuronenverlust führt".[90] International wurde diese Forschungsinformation mehrfach bestätigt.

Kissani und Kollegen überprüften die Manganbelastung von Arbeitern zweier Minen. Es zeigte sich, dass 5,7 Prozent der Probanden der 1. Mine und 4,5 Prozent der Probanden der 2. Mine eine manganinduzierte Parkinson-Krankheit entwickelten. Chemische und biologische Analysen ergaben hohe Manganwerte. Bei der Mehrzahl der Patienten besserten sich die klinischen Symptome unter der L-Dopa-Behandlung nicht.[91]

Labor: Akute vs chronische Manganexposition im Alltag

Blut

Die Autorin wertete 937 Vollblut-Messwerte aus. Bei weniger als 5 Prozent der Probanden wurde der Grenzwert überschritten.

Haar

Bei der Auswertung von nahezu 25.000 HMA-Messwerte konnte bei etwa 1,4 Prozent eine Unterversorgung festgestellt werden. Weniger als 1 Prozent der Messwerte wiesen auf eine Langzeitexposition. Bei der Normalbevölkerung scheint die Manganversorgung problemlos zu sein.

89 http://www.uphs.upenn.edu/news/News_Releases/2009/02/parkinsons-manganese.html

90 Brad A. Racette, Susan Searles Nielsen, Susan R. Criswell, Lianne Sheppard, Noah Seixas, Mark N. Warden, Harvey Checkoway. Dose-dependent progression of parkinsonism in manganese-exposed welders. Neurology Jan 2017, 88 (4) 344-351;

91 Kissani N et al. Parkinsonism and Chronic Manganese Exposure: Pilot study with Clinical, Environmental and Experimental Evidence. Clinical Parkinsonism & Related Disorders May 2020; 3:100057

Trinkwasser
Eine chronisch erhöhte Manganaufnahme (z. B. über Trinkwasser) kann zu kindlichen Entwicklungsstörungen führen. Der Mangangehalt von Trinkwasser sollte 0,05 mg/l nicht übersteigen.

Molybdän (Mo) im Harnsäure-Stoffwechsel

Molybdän ist ein lebensnotwendiges Spurenelement, das chemisch der Chromgruppe zugeordnet ist. Es trägt zum Abbau schwefelhaltiger Aminosäuren, zur Energiegewinnung und zum Abbau der Harnsäure bei.

Funktionen

Molybdän ist ein Cofaktor von flavin- und eisenhaltigen Enzymen (Xanthinoxidase, Sulfitoxidase, Aldehydoxidase), die im Stoffwechsel eine Rolle spielen. So wird Molybdän für die Verstoffwechslung von schwefelhaltigen Aminosäuren und der Harnsäure benötigt. Das Enzym Xanthinoxidase sorgt u. a. für den Abbau von Purinen zu Harnsäure und ist ein guter Fänger hochreaktiver freier Radikale. Molybdän ist zudem ein Cofaktor der NADH-Dehydrogenase, die an der Energiegewinnung beteiligt ist und außerdem zur Speicherung von Fluoriden beiträgt.

Hauptlieferanten

Der Gehalt an Molybdän in Lebensmitteln schwankt stark und ist abhängig von den Böden. Molybdän kommt vor allem in Hülsenfrüchten, Weizenkeimen, Gewürzpflanzen (Dill, Petersilie, Schnittlauch), Innereien und Eiern vor. Im Trinkwasser befindet sich Molybdän in unterschiedlichen Mengen.

Bedarf

Der tägliche Bedarf an Molybdän wird nur geschätzt. In Deutschland wird für Kinder ab 10 Jahre und für Erwachsene jeden Alters 50–100 mcg empfohlen. Diese Menge wird durch die tägliche Nahrungszufuhr gut gedeckt, denn Molybdän ist in allen Lebensmitteln reichlich vertreten und wird bis zu 80 Prozent resorbiert. Allerdings verhindern Faktoren wie beispielsweise eine hohe Kupfer- oder Schwefelzufuhr die Aufnahme von Molybdän. Umgekehrt kann eine zu hohe Aufnahme von Molybdän auch Kupferverluste steigern.

Mangelerscheinungen

Diese sind äußerst selten. Bei einigen Krankheiten scheint ein Mangel möglich. Dazu gehören chronische Darmentzündungen und Morbus Crohn. Als typische Symptome gelten Nervenfunktionsstörungen, Tachykardie, Kurzatmigkeit (Tachypnoe), Nachtblindheit, sowie Übelkeit, Durchfälle, Atembeschwerden, Benommenheit und Juckreiz. Molybdän hat vermutlich auch einen Einfluss auf die Kariesentwicklung. Aus Regionen mit höheren Molybdängehalten im Boden und im Trinkwasser ist bekannt, dass Karies seltener auftritt. Vermutlich kann Molybdän die Resorption und die Speicherung von Fluoriden erleichtern.

Belastung und Intoxikation

Molybdän gilt als nicht toxisch. Allenfalls bei sehr hohen Zufuhren von 10–15 mg täglich erhöht sich die Produktion der Harnsäure, und es bilden sich gichtähnliche Symptome. Bekannt sind industrielle Belastungen, beispielsweise bei Minenarbeitern, in Gießereien und bei der Farbenherstellung. Belastungssymptome sind Gliederschmerzen und erhöhte Harnsäurewerte.[92]

Labor

Auffällige Mo-Messwerte sind selten, im Blut wie auch in Haargeweben. d. h. mit einer Mo-Belastung oder einem Mo-Mangel ist normalerweise nicht zu rechnen. HMA-Messungen bestätigen dies. Von nahezu 25.000 Messwerten wiesen nur 22 auf eine Langzeitexposition. Bei etwa 4 Prozent konnte eine chronische Unterversorgung nachgewiesen werden.

Forschung

Die Wissenschaftler Ray und Kollegen vom Department of Radiation Oncology in Calcutta, India untersuchten ob der niedrige Molybdän- und Zinkgehalt in regionalen Getreiden mit dem Auftreten von Speiseröhrenkrebs in Verbindung steht. Dabei untersuchten sie Haarproben von zwei verschiedenen ethnischen Populationen: eine Gruppe aus Ostkap, Südafrika, einem Gebiet mit sehr hoher Inzidenz, und Westbengal, Indien, einem Gebiet mit geringer Inzidenz. Das Ergebnis zeigte deutlich, dass der Mo- und Zn-Gehalt im regionalen Getreide mit der Speiseröhreninzidenz zusammenhing. Der Mo- und Zn-Gehalt des Getreides aus Ostkap, Südafrika war deutlich geringer als der des indischen Getreides. Gleichermaßen war die Konzentration dieser Spurenelemente wesentlich geringer in den Haaren der südafrikanischen Gruppe. Diese Studie zeigt somit eine starke Korrelation zwischen der verringerten Konzentration dieser Elemente im Haar und der Entwicklung von Speiseröhrenkrebs.[93]

92 https://www.hsph.harvard.edu/nutritionsource/molybdenum/

93 Ray SS, Das D, Ghosh T, Ghosh AK. The levels of zinc and molybdenum in hair and food grain in areas of high and low incidence of esophageal cancer: a comparative study. Glob J Health Sci. 2012 Jun 25;4(4):168-75

Selen (Se) – wesentlich für antioxidative Systeme

Folgend ist ein Auszug der Stellungnahme der Kommission „Human Biomonitoring" des Umweltbundesamtes aus dem Jahr 2002, der die wichtigsten Funktionen dieses Spurenelements zusammenfasst:

Die umweltmedizinische Bedeutung aus Sicht des Umweltbundesamtes (UBA)

Selen ist für den Menschen ein essenzielles Spurenelement und mit seiner bedeutenden Funktion als Co-Faktor der Glutathionperoxidase ein wesentlicher Bestandteil des antioxidativen Systems. Die Diskussionen, dass Deutschland neben mehreren nord- und mitteleuropäischen Ländern zu den Regionen mit mittlerer bis geringer Selenzufuhr gehört, und dass Studien zeigen, dass Selen als Antioxidans eine Schutzwirkung gegen kardiovaskuläre Erkrankungen und Krebs aufweist, führte in den letzten Jahren zu einem Boom der Verordnung und Selbstmedikation von Selen, wobei in diesem Zusammenhang bereits Fälle von Selenintoxikation beschrieben wurden.

Sowohl bei Selenmangel als auch bei Selenintoxikationen sind klinische Symptome uncharakteristisch – mit Ausnahme der nach Knoblauch riechenden Ausatmungsluft bei akuten Intoxikationen.

UBA Empfehlung und Bewertung

Als optimale Selenzufuhr galten nach einer Empfehlung aus dem Jahre 1980 1–2 µg/kg Körpergewicht, also für den Erwachsenen etwa 50–200 µg/Tag. Nach den neuesten Empfehlungen (April 2000) werden vom Institute of Medicine der US National Academy als DRI (dietary reference intake) 55 µg Selen pro Tag mit der Nahrung für Erwachsene als optimale Versorgung empfohlen. Auch zeigen neuere Erkenntnisse u. a. aus den USA, dass bei 66–70 µg Se/Tag eine ausgeglichene Bilanz besteht. Zur Verhütung von Selenmangelzuständen reicht vermutlich bereits eine Zufuhr von 0,3 µg Se/kg Körpergewicht und Tag (z. B. 20 µg Se/Tag für einen 70 kg schweren Erwachsenen). Besonders während der Schwangerschaft und der Stillzeit wird deutlich, dass die nutritive Selenaufnahme der Frau in der Bundesrepublik suboptimal ist. Die Deutsche Gesellschaft für Ernährung (DGE) hat im Jahr 2000 für Jugendliche und Erwachsene (15-jährige und ältere Personen) 30–70 µg/Tag empfohlen.[94]

94 Erschienen in: Bundesgesundhbl – Gesundheitsforsch – Gesundheitsschutz 45 (2002) 2, 190-195, aktualisiert am 21.10.2013

Selenmangel Zusammenfassung

Die Funktion des Immunsystems nimmt bei einer Unterversorgung in vielen Fällen ab, der Körper ist geschwächt und der Betroffene wird häufig schneller krank. Die körpereigene Abwehr funktioniert nicht mehr ausreichend. Beobachtet wurden bei Selenmangel auch Leberstörungen, Schilddrüsenerkrankungen (Unterfunktion) und Herzmuskelerkrankungen.[95]

Als **akute Selenmangelerkrankungen** sind die Keshan-Krankheit sowie die Kashin-Beck-Krankheit bekannt. Davon betroffen sind vornehmlich Kinder und Frauen aus selenarmen Regionen Chinas, Ostsibiriens oder Nordkorea.

Intoxikation

Hierfür werden wegen der Vielfalt der Selenverbindungen und der Vielfalt der Art der Intoxikationsmöglichkeiten keine einheitlichen klinischen Symptome benannt. Laut der Toxikologin M. Rükgauer „kann eine lang andauernde Einnahme von Selen über 3 mg täglich (= 3.000 mcg/Tg) zu Vergiftungserscheinungen führen, die Knoblauchgeruch der Atemluft und metallischem Geschmack bis hin zu Störungen des Magen-Darm-Trakts, Nerven- und Leberstörungen, Übelkeit, Erbrechen und Gelenkschmerzen auslösen können."[96] Der Geruch der Atemluft nach Knoblauch scheint ein Symptom zu sein, das generell bei Selenintoxikationen auftritt. Bei schwerer Vergiftung können kardiale und pulmonale Symptome auftreten, auch mit Todesfolge.[97]

Häufiger anzutreffen sind chronische Selenosen, bei denen eine dauerhaft erhöhte Applikation von Selen dem Organismus schadet. Frühsymptome sind relativ unspezifisch und beschränken sich in der Regel auf den Gastrointestinaltrakt. Dabei kann es zu extrem starker Übelkeit mit wässrigem Durchfall und manchmal Erbrechen kommen. Weitere Anfangssymptome sind Muskelschmerzen, Schwächegefühl und starke Müdigkeit. Spätere und akute Symptome sind periphere Neuropathie, Hautausschläge, Haarausfall und Verlust der Finger- und Fußnägel.

Labor

Der Nachweis eines Selenmangels oder einer Selenose wird in Serum/Plasma oder Vollblut, sowie im Urin erbracht, wobei Studien zeigen, dass starke regionale Unterschiede verzeichnet werden können. Die Selenkonzentration der Gewebe nimmt bis zum Erwachsenenalter zu und nimmt ab dem 60. Lebensjahr wieder ab. Eine chronische Unter-

95 Selen – Funktion & Krankheiten I MedLexi.de abgerufen 112.7.2023

96 Rückgauer M. Selen. In Thomas L. Labor und Diagnose. TH Books 2005 :498-500

97 Hadrup N, Ravn-Haren G. Acute human toxicity and mortality after selenium ingestion: A review. J Trace Elem Med Biol. 2020 Mar;58:126435. doi: 10.1016/j.jtemb.2019.126435. Epub 2019 Nov 13. PMID: 31775070.

wie auch Überversorgung konnte anhand von Haargewebeuntersuchung in jeweils etwa 4 Prozent der Messdaten nachgewiesen werden.

Forschung

Haarproben, frei von medizinischen Shampoos, Bleichmitteln und Farbstoffen, wurden von 115 Probanden gesammelt. Vor den Analysen wurden die Proben gründlich gewaschen und in einem Konvektionsofen getrocknet und zweifach getestet. Die Selenkonzentration bei Jugendlichen war deutlich höher als bei älteren Menschen. Der niedrigste Wert wurde in der Gruppe zwischen 61 und 70 Jahren festgestellt. Die Unterschiede zwischen den Gruppen erwiesen sich als statistisch signifikant. Die Se-Werte in Haar und Serum von Patienten mit Herz-Kreislauf-Erkrankungen waren signifikant niedrig.[98]

Weitere Forschungsartikel

- Characterization of selenium status of inhabitants in the region Usti nad Orlici, Czech Republic by INAA of blood serum and hair and fluorimetric analysis of urine. Kvícala J, Zamrazil V, Jiránek V.Biol Trace Elem Res. 1999 Winter;71-72:31-9.
- Fluorometry of selenium in human hair, urine and blood. A single-tube process for submicrogram determination of selenium. Chen SY, Collipp PJ, Boasi LH, Isenschmid DS, Verolla RJ, San Roman GA, Yeh JK.Ann Nutr Metab. 1982;26(3):186-90
- The nutritional selenium status of healthy Greeks. Bratakos MS, Kanaki HC, Vasiliou-Waite A, Ioannou PV.Sci Total Environ. 1990 Feb;91:161–76.
- Selenium research in Serbia, Yugoslavia. Maksimović Z, Djujić I.J Environ Pathol Toxicol Oncol. 1998;17(3-4):165-71.
- Selenium in human health and disease with emphasis on those aspects peculiar to New Zealand. Thomson CD, Robinson MF.Am J Clin Nutr. 1980 Feb;33(2):303-23.

98 Thimaya S, Ganapathy SN. Selenium in human hair in relation to age, diet, pathological condition and serum levels. Sci Total Environ. 1982 May;24(1):41-9.

Zink (Zn) – das Wachstumselement

Zink kommt in der Natur nicht in elementarer Form vor. Gewisse Zinkverbindungen wie Zinkoxid oder Zinksulfat finden medizinische Anwendung in Salben, Pasten oder Schüttelmixturen zur Behandlung von Wunden oder geschädigten Hautbereichen, besonders auch bei der Windeldermatitis. Hierbei wird die adstringierende, entzündungshemmende, sowie bakteriostatische Wirkung gewisser Zinkverbindungen genutzt.

Funktionen im Körper

Zink ist für die meisten Lebewesen ein essenzielles Spurenelement. Für Menschen ist es wichtig für das allgemeine Wachstum und viele Körperfunktionen. Höhere Zinkkonzentrationen finden sich in den Erythrozyten, den Augen, der Haut und in den Haaren, sowie in der Prostata und Leber. Etwa 2–3 g Zink sind im Körper gespeichert, vor allem in der Skelettmuskulatur, im Knochengewebe, sowie in Haut, Haaren und Nägeln. Zink ist Co-Faktor zahlreicher Enzymsysteme, und spielt eine Rolle im Vitamin A-, im Kohlenhydrat- und im Lipidstoffwechsel. Ferner ist Zink essenziell für die Funktion verschiedener Hormone, wie z. B. Insulin, den Schilddrüsen- und Sexualhormonen, sowie den Wachstumshormonen. Auch im Stoffwechsel der Nukleinsäuren und Proteine erfüllt Zink wichtige Aufgaben. So dient es beispielsweise der Stabilisierung der DNA- und der RNA-Struktur, ist aber auch Bestandteil der Nukleinsäure Synthese (z. B. DNA-Polymerasen). Zink ist am Zellwachstum und an der Zelldifferenzierung beteiligt. Zink wird auch für die Immunabwehr benötigt, und zwar für die zelluläre und die humorale Immunantwort, sowie für die T-Zelldifferenzierung. Des Weiteren ist Zink an der Aufrechterhaltung des Säure-Basen-Haushaltes des Blutes beteiligt und spielt eine Rolle bei der Geschmackswahrnehmung.

Bedarf und Resorption

Säuglinge bis 12 Monate benötigen täglich bis 2 mg, Kinder von 1–10 Jahre etwa 3–7 mg. Der tägliche Zinkbedarf liegt für Erwachsene und Jugendliche bei 7–10 mg.

Zink wird im mittleren Dünndarmabschnitt (Jejunum) aufgenommen. Dabei scheint neben dem passiven Transport von Zink durch die Darmschleimhaut in den Blutstrom auch ein aktiver Transport mit Hilfe bestimmter Eiweiße stattzufinden. Im Blut ist Zink in erster Linie an Albumin und Alpha-Makroglobulin gebunden. Vitamin B6 unterstützt die Aufnahme von Zink in den Körper.

Die Zinkresorption aus dem Darm wird durch eine Vielzahl organischer Verbindungen gefördert, beispielsweise durch Zystein und Glutamat. Ein hoher Gehalt an Phytinsäure in Nahrungsmitteln (z. B. rohe Weizenkleie oder -keime, ungeröstete Erdnüsse) vermindert dagegen die Zinkresorption. Die Ausscheidung von Zink erfolgt zu ca. 90 Prozent mit dem Stuhlgang. Etwa 10 Prozent wird über die Nieren ausgeschieden.

Zinkmangel, Ursachen und Symptome

Zinkmangel bewirkt Veränderungen im Hormonhaushalt und der Enzymaktivität. Über 200 Enzyme benötigen Zink um funktionieren zu können. Symptome eines Zinkmangels sind u. a. Appetitlosigkeit, eine verzögerte Wundheilung, eine erhöhte Infektionsgefahr sowie Wachstumsstörungen.[99]

Ursachen eines Zinkmangels sind chronische Darmerkrankungen, Fehlernährung (z. B. Ernährung reich an Phytinsäure) und Alkoholismus. Bei Zinkmangel können folgende Symptome auftreten:

- Antriebsschwäche, Depressionen, Konzentrationsstörungen, Lernschwäche
- Vermehrte Infektanfälligkeit und herabgesetzte Resistenz gegenüber Umweltgiften
- Wachstumsstörungen
- Beeinträchtigung der Sinneswahrnehmung, wie z. B. Nachtblindheit, Geschmacks- und Geruchsstörungen
- Schädigungen der Mundschleimhaut, verzögerte Wundheilung und vermehrt auftretende Hautpilzinfektionen
- Dünner werdende Haare bis zum Haarausfall, sowie brüchige und weißfleckige Nägel

Überdosierung und Vergiftung

In der Vergangenheit kam es gelegentlich zu Zinkvergiftungen nach dem Verzehr säurehaltiger Nahrungsmittel oder Getränke, die über längere Zeit in verzinkten Behältern aufbewahrt wurden. Meist entstehen jedoch akute Zinkvergiftungen durch das Einatmen von Zinkdampf oder Zinkstaub in Gießereien oder bei dem Einsatz von Rauchbomben.

Die Symptome einer **akuten Vergiftung** sind Beschwerden im Magen-Darm-Trakt, wie z. B. Übelkeit, Erbrechen, Durchfall und Leibschmerzen. Häufig ist auch ein metallischer Geschmack im Mund. Wurden Zinkstaub oder Zinkdämpfe inhaliert, kann es zusätzlich zu dem so genannten Gieß- bzw. Metallfieber kommen.

Bei einer **chronischen Zinkexposition** oder **Überdosierung** entsteht durch die Interaktionen von Kupfer und Zink ein Kupfermangel. Dieser kann eine hypochrome Anämie

99 TH Ha, J Lee, YJ Kim. Hair Zinc Level Analysis and Correlative Micronutrients in Children Presenting with Malnutrition and Poor Growth. Pediatr. Gastroenterol. Hepatol, Nutr. 19, 4, 2016.

auslösen, also eine Form der Blutarmut bei der die Erythrozyten zu wenig Hämoglobin enthalten.

Labor

Prof. Dr. med Lothar Thomas gibt in seinem Lehrbuch *Labor und Diagnose* als Untersuchungsmaterial Serum und den 24 h Urin an. Erwähnt wird auch, dass erhöhte Serum-Zinkwerte iatrogen und durch Selbstmedikation auftreten können.

Blut

Die Datenauswertung von 3.523 Vollblut-Messwerten wies bei knapp 13 Prozent auf eine momentane Überversorgung. Bei weniger als 7 Prozent der Daten konnte eine momentane oder akute Unterversorgung festgestellt werden.

Haargewebe

Bei den Haaranalyse-Messdaten waren es knapp 10 Prozent, die auf eine Überversorgung wiesen. Nur etwa 5 Prozent von 24.978 Haaranalyse-Datensätzen wiesen auf eine chronische Unterversorgung.

Forschung

Japanische Forscher untersuchten die Zusammenhänge des Zinkspiegels im Haar mit kognitiven Bereichen und der Gehirnaktivität in einer relativ großen Kohorte junger Erwachsener. Eine der Schlüsselfunktionen von Zink im Gehirn ist die Modulation der neuronalen Erregbarkeit. Eine verringerte Zinkverfügbarkeit im Gehirn führt zu Erregbarkeit, wie z. B. epileptiformer Gehirnaktivität, was darauf hindeutet, dass die dominierende Wirkung von Zink im normalen Gehirn darin besteht, die Erregbarkeit zu verringern. In Übereinstimmung mit dieser Hypothese wurde gezeigt, dass epileptische Patienten einen verringerten Zinkspiegel haben. Es gibt auch Hinweise, dass ein höherer Zinkspiegel oder eine Zinksupplementation mit einer besseren Schlafqualität und -quantität verbunden ist.[100]

An einer irischen Studie, an der auch der bekannte Zinkexperte Prof. Dr. Lothar Rink von der RWTH Aachen mitgewirkt hat, nahmen über 250 Frauen (Schwangere und Nicht-Schwangere) teil. Die Resultate zeigten, dass bei 58 Prozent der Probandinnen ein Risiko für eine unzureichende Zinkzufuhr bestand und 29 Prozent einen Zinkmangel hatten. Die Prävalenz einer unzureichenden Zinkaufnahme war bei Schwangeren geringer (9 Prozent hatten ein Zinkdefizit. Ein erhöhtes Zinkmangel-Risiko hatten 38 Prozent).

100 Takeuchi, H., Taki, Y., Nouchi, R.et al. Succeeding in deactivating: associations of hair zinc levels with functional and structural neural mechanisms.Sci Rep 10, 12364 (2020)

Die geringere Zinkaufnahme korrelierte nicht mit dem Alter der Teilnehmerinnen, sondern war die Folge einer unzureichenden Zufuhr zinkreicher Lebensmittel und einer relativ hohen Zufuhr an phytatreichen Nahrungsmitteln. Phytat gilt als wichtigster Inhibitor der Zinkaufnahme. Die Studienautoren schlussfolgern, dass derzeit 87 Prozent der Frauen in Irland zu wenig Zink aufnehmen. Die Studie weist darauf hin, dass nicht nur Entwicklungsländer von einem Zinkmangel betroffen sein können, sondern offenbar auch Industrieländer wie Irland.[101]

Infektionen

Zink reguliert viele Immunfunktionen. Ein Zinkmangel beeinträchtigt das angeborene wie auch das erworbene Immunsystem. Eine Zinksupplementierung wird als mögliche Therapie bei Infektionskrankheiten und T-Zell-vermittelten Autoimmunerkrankungen diskutiert. Forscher der Otto-von-Guericke-Universität in Magdeburg haben festgestellt, dass Zink Infektionskrankheiten wie z. B. Influenza A (H1N1) und COVID-19 günstig beeinflusst.[102]

In einer prospektiven, randomisierten, doppelblinden, placebokontrollierten Multicenter-Studie nahmen ambulant oder stationär versorgte Covid-19-Patienten aus Tunesien 15 Tage lang 2-mal täglich entweder 25 mg Zink (n = 231) oder Placebos ein (n = 239). Durch die Zinksupplementierung sank das Risiko auf die Intensivstation zu müssen sowie auch das Mortalitätsrisiko um circa 40 Prozent. Bei den ambulanten Patienten, die Zink bekamen, waren die Covid-19-Symptome zudem im Schnitt 1,9 Tage schneller überwunden, als in der Placebogruppe. Bei den stationären Patienten verkürzte sich der Krankenhausaufenthalt durch die Zink-Einnahme um durchschnittlich 3,5 Tage. Das Durchschnittsalter der Teilnehmer betrug 54,2 Jahre. Circa 20 Prozent der Probanden waren zu Studienbeginn vollständig gegen Covid-19 geimpft, 23 Prozent hatten zu diesem Zeitpunkt mindestens eine Impfdosis bekommen. Alle Patienten erhielten zudem eine unterstützende Therapie gemäß den nationalen Richtlinien, z. B. mit Antipyretika, Corticosteroiden, Antikoagulantien oder Sauerstoff.[103]

101 De Benedictis CA, Trame S, Rink L et al. Prevalence of low dietary zinc intake in women and pregnant women in Ireland. Ir J Med Sci. 2022 Oct 12;1-11

102 Guttek K, Reinhold A, Grüngreiff K et al. Zinc aspartate induces proliferation of resting and antigen-stimulated human PBMC under high-density cell culture condition. J Trace Elem Med Biol. 2023 Mar 11;77:127152

103 Abdallah SB, Mhalla Y, Trabelsi I et al. Twice-daily oral zinc in the treatment of patients with coronavirus disease 2019: A randomized double-blind controlled trial. Clin Infect Dis. 2022 Nov 4;ciac807) und https://www.aponet.de/artikel/zink-senkt-das-risiko-fuer-schwerencovid-19-verlauf-27845.

Hormonstoffwechsel

Zink ist in verschiedene biologische Vorgänge involviert. Eine wichtige Funktion des Spurenelementes ist es, für das Gleichgewicht von Hormonen zu sorgen. Eine systematische Übersichtsarbeit mit klinischen Studien hat ergeben, dass ein Zinkdefizit die Testosteronwerte reduziert und dass eine Zinksupplementierung sie erhöht. Fazit: Die Serum-Zinkspiegel korrelierten positiv mit dem Gesamt-Testosteronlevel. Eine moderate Supplementierung spielt eine wichtige Rolle bei der Verbesserung der Androgenkonzentration.[104]

Wachstum, Entwicklung und Anorexie

Zinkmangel kann schwerwiegende klinische Probleme im Magen-Darm-Trakt, sowie im Immunsystem verursachen und das Wachstum und die Entwicklung beeinträchtigen. Die Autoren führten Serum- und Haarmineralanalysen bei 56 Kindern im Alter von 1–15 Jahren durch, die unter Mangelernährung, schlechtem Wachstum, Appetitlosigkeit, Anorexie und/oder anderen gastrointestinalen Symptomen (Durchfall, Bauchschmerzen, Verstopfung) litten. Bei 88 Prozent der Kinder wurde ein Zinkmangel im Haar diagnostiziert, bei 55 Prozent der Kinder ein Serumzinkmangel. Die Autoren vertreten die Meinung, dass sich chronischer Zinkmangel genauer in den Haaren widerspiegelt als im Serum. Die klinischen Symptome verschwanden bei den meisten Kindern nach einer Zinkergänzung. Die Autoren schlussfolgerten, dass Haarmineralanalysen wichtige Hinweise bei der Behandlung von Mangelernährung und Wachstumsstörungen geben.[105]

Bei 703 chinesischen Kindern im Alter zwischen 1 und 6 Jahren wurden die Zinkkonzentrationen im Plasma und im Haar gemessen und mit Parametern der körperlichen Entwicklung korreliert. In der ersten Gruppe von 187 Kindern, die zur Routinebeobachtung in die Kindergesundheitsklinik gebracht wurden, gab es eine positive Korrelation zwischen dem Haarzinkgehalt und der Körpergröße im Hinblick auf das Alter, wobei bei Kindern mit kleinerer Statur häufiger niedrige Haar-Zinkwerte verzeichnet wurden. Bei der zweiten Gruppe von 303 Kindergartenkindern wurden allgemein niedrige bis sehr niedrige Haar-Zinkwerte festgestellt. Die dritte Gruppe bestand aus 213 Kindern, die wegen verschiedener Beschwerden, darunter Pica, Anorexie und Wachstumsstörungen, in die Ambulanz gebracht wurden. Bei diesen Kindern wurden, im Vergleich zu gesunden Kindern, deutlich niedrigere Zinkwerte in Haar und Plasma festgestellt. Diese zinkunterversorgten Kinder reagierten positiv auf die daraufhin verabreichte Zinktherapie. In der Folge zeigte sich eine Verbesserung des Wachstums und dem Verschwinden von Pica

104 Te L, Liu J, Ma J et al. Correlation between serum zinc and testosterone: A systematic review. J Trace Elem Med Biol. 2022 Dec 23;76:127124

105 Han TH, Lee J, Kim YJ. Hair Zinc Level Analysis and Correlative Micronutrients in Children Presenting with Malnutrition and Poor Growth. Pediatr Gastroenterol Hepatol Nutr. 2016 Dec;19(4):259-268.

und Anorexie. Die Forscher vermuten, dass die Ursache dieser Problematik höchstwahrscheinlich auf eine zinkarme Ernährung zurückzuführen ist.[106]

Haarverlust – Alopezie

Die Forscher untersuchten die Zinkkonzentration in Haaren, Serum und Urinproben von 116 türkischen Männern mit androgenetischer Alopezie und verglichen diese mit den Messwerten von 100 Männern mit normalem Haarwuchs. Die Zink- und Kupferspiegel im Haar der Alopezie-Patienten waren signifikant verringert. Die Zink- und Kupferspiegel im Serum und Urin der Alopezie-Patienten sowie der Kontrollgruppe unterschieden sich jedoch nicht. Die Schlussfolgerung der Autoren: die Bestimmung des Spurenelementspiegels im Haar von Männern mit androgenetischer Alopezie kann im Vergleich zu Serum und Urin für die Therapieplanung wertvoll sein.[107]

106 Chen XC, Yin TA, He JS, Ma QY, Han ZM, Li LX. Low levels of zinc in hair and blood, pica, anorexia, and poor growth in Chinese preschool children. Am J Clin Nutr. 1985 Oct;42(4):694-700

107 Ozturk P, Kurutas E, Ataseven A, Dokur N, Gumusalan Y, Gorur A, Tamer L, Inaloz S. BMI and levels of zinc, copper in hair, serum and urine of Turkish male patients with androgenetic alopecia. J Trace Elem Med Biol. 2014 Jul;28(3):266-70.

Weitere Spurenelemente

Es ist schwierig festzustellen, ob ein Mikroelement essenziell ist, wenn die genaue Wirkung eines solchen Elements auf den menschlichen Organismus nicht ausreichend bekannt oder erforscht ist. Nicht übersehen werden darf, dass alle essenziellen Mikroelemente auch toxisch wirken können, wenn sie über einen bestimmten Zeitraum in hohen Konzentrationen verabreicht werden.

Element	Medizinischer Einsatz	Mangel	Intoxikations-/Belastungssymptome/Nebenwirkungen
Bismut, auch Wismut (Bi)	Aufgrund der antimikrobiellen, entzündungshemmenden, schleimhautprotektiven, antaziden und adstringierenden Eigenschaften werden Verbindungen u. a. als Antiseptika, Adstringenzien und zur Behandlung von Darmerkrankungen eingesetzt	Nicht bekannt	Gastrointestinale Beschwerden Hautreaktionen Verfärbung der Schleimhäute, Schwarzverfärbung des Stuhls Nieren- und Leberbeschwerden
Bor (B)	Lebensmittelindustrie wird Borsäure In der Lebensmittelindustrie in Desinfektionsmitteln, in Urinmonveten zur Stabilisierung, als Bleichmittel in Spülmitteln sowie als Fungizid und Insektizid eingesetzt. In der Alternativmedizin wird Borax als Heilmittel gegen Arthritis, Osteoporose, M. Alzheimer, Wechseljahrbeschwerden, zur Vorbeugung gegen Krebs und zur Verbesserung der geistigen Leistungsfähigkeit genutzt. Für diese Heilversprechen gibt es keine wissenschaftlichen Belege	Nicht geklärt	Übelkeit, Erbrechen sowie Durchfall und Bauchschmerzen
Chrom (Cr)	Möglicherweise wichtig für den Kohlenhydratstoffwechsel und die Freisetzung von Insulin, sowie die Funktion der Schilddrüse und die Synthese von Proteinen	Nicht geklärt	ChromVI Verbindungen sind hochtoxisch. Die chronische inhalative Aufnahme kann Reizungen, Geschwüre und Entzündungen der Atemwege, Dyspnoe, Husten, Nasenbluten sowie Asthma, chronischer Bronchitis oder eine Pneumonie auslösen. Im Verlauf können Leberschäden auftreten und es zeigt sich eine erhöhte Inzidenz von Lungentumoren. Bei der chronischen oralen Aufnahme zeigen sich Störungen des Gastrointestinaltraktes bis zu Blutbildveränderungen mit Leukozytose. Chronischer Hautkontakt : Kontaktallergie mit ekzematoider Dermatitis

Tab. 3: Spurenelemente mit teils ungeklärter Physiologie

Element	Medizinischer Einsatz	Mangel	Intoxikations-/Belastungssymptome/Nebenwirkungen
Lithium (Li)	Akutbehandlung der Manie als auch zur Prophylaxe manisch-depressiver und unipolar verlaufender affektiver Psychosen	Nicht bekannt	Bei langjähriger Therapie sind Schädigungen der Nieren sowie Schild- und Nebenschilddrüsen möglich
Nickel (Ni)	Möglicherweise am Kohlehydrat- und Eisenstoffwechsel beteiligt	Nicht geklärt	Kontaktallergien
Rubidium (Rb)	Möglicherweise Einfluss auf ZNS und Neurotransmitter	Nicht belegt	Kann Kaliumstoffwechsel stören
Silizium (Si)	Scheint wichtig für Knochen, das Bindegewebe, die Blutgefäße, für gesunde Haare und Nägel. Vermutet wird eine Beteiligung an der Kollagensynthese oder der Matrixmineralisation	Nicht geklärt	Intensives Einatmen von Silikastaub kann zu Silikose führen
Vanadium (V)	Aktiviert möglicherweise gewisse Enzymfunktionen	Nicht geklärt	vanadiumhaltiger Staub oder Rauch – zum Beispiel in der Stahlindustrie kann zu Reizungen der Atemwege, chronischer Bronchitis sowie einer Lungenentzündung führen. Orale Einnahme hoher Mengen: Erbrechen und Übelkeit
Zinn (Sn)	Bestandteil von Dentallegierungen und Zahnpflegemitteln (Zinnfluoride)	Nicht bekannt	Für zinnorganische Produkte wurden Hautreizungen, Hirnödeme, Leberschäden, sogar Todesfälle berichtet

Tab. 3: Spurenelemente mit teils ungeklärter Physiologie (Fortsetzung)

Bismut oder Wismut (Bi)

Bismut oder Wismut ist ein chemisches Element, das – zunehmend seltener – in Kombination mit anderen Wirkstoffen eingesetzt wird. Im Gesundheitswesen werden Bismut Salze verwendet. Vornehmlich bei der Eradikationstherapie von Helicobacter pylori wird Bismut mit Protonenpumpenhemmern und Antibiotika kombiniert. Bei Durchfall nutzt man die gefäßabdichtende Wirkung von Bismut, um den weiteren Einstrom von Flüssigkeit in den Darm zu verringern. Außerdem soll Bismut Blähungen lindern und Mundgeruch mindern.

Die genaue Wirkung von Bismut bei der Behandlung von H. pylori-Infektionen ist noch nicht bekannt. Sie scheint mit direkter Toxizität für die Membranfunktion, Hemmung der Protein- und Zellwandsynthese, Hemmung der Urease-Enzymaktivität, Verhinderung von Zytoadhärenz, der ATP-Synthese und einer unspezifischen kompetitiven Beeinträchtigung des Eisentransports zusammenzuhängen. Bismutgermanat findet bei der Positronen-Emissions-Tomographie Verwendung. Als Röntgenkontrastmittel wird Bismut nicht mehr verwendet.

Toxizität

Bismut Vergiftungen sind aufgrund der schlechten Resorption aus dem Magen-Darm-Trakt selten. Enzephalopathie wurde mit der längeren Anwendung hoher Mengen verschiedener Bismutsalze in Verbindung gebracht.[108]

Labor

Haar

Langzeitbelastungen scheinen selten. Weniger als 5 Prozent der MTM-Messdaten überschritten den Grenzwert.

Nägel

Die Untersuchung von 3.942 Nagelproben ergab ein ähnliches Bild.

108 Bismut – Anwendung, Wirkung, Nebenwirkungen | Gelbe Liste (gelbe-liste.de)

Bor (B)

Bor ist nach aktueller ernährungsmedizinischer Einschätzung kein essenzieller Nährstoff. Die Europäische Behörde für Lebensmittelsicherheit (EFSA) sieht bisher keinen Nutzen einer Nahrungsmittel Ergänzung mit Bor.[109]

Funktion und Wirkung

Borsäure wirkt schwach antimikrobiell. Es wird angenommen, dass Bor eine Schlüsselrolle bei der Regulierung der Sexualhormone Testosteron und Östradiol spielt. Diese Annahme ergibt sich jedoch aus Studien, die nicht aussagekräftig genug sind, um eindeutige Schlüsse daraus ziehen zu können. Bei der Linderung von Gelenkbeschwerden, die in Zusammenhang mit einer Borexposition gebracht werden, fehlen ebenfalls eindeutige wissenschaftliche Belege. In wenigen, ebenfalls nicht aussagekräftigen Studien wurde die Borsäure-Verbindung Calcium-Fructo-Borat, mit der Verbesserung der Knochendichte bei Osteoporose in Verbindung gebracht. Auch hier sind mögliche hormonbeeinflussende Wirkungen nur ansatzweise bekannt, sodass erheblicher Forschungsbedarf zur Klärung dieser Fragen besteht. Die Borverbindung Calcium-Fructo-Borat ist für Lebensmittel (incl. Nahrungsergänzungsmittel) nicht zugelassen.

Anwendung

Borverbindungen finden vielfältige Anwendungen in verschiedenen Industriezweigen. Die Waschmittelindustrie verwendet Borverbindungen wie Natriumperborat als Bleichmittel. Die Glasindustrie nutzt Bor in Form seiner Boraxverbindungen für die Produktion von Gläsern und Keramiken mit hoher Chemikalienresistenz und Temperaturwechselbeständigkeit. Elementares Bor wird in der Halbleiterindustrie zur Dotierung eingesetzt. Borsäure wird teilweise zur Ansäuerung von Urin in Sammeluringefäßen genutzt.

Toxizität

Die Toxizität von elementarem Bor ist gering. Auch Borate haben eine geringe Toxizität für Mensch und Säugetiere, sind aber giftig für Gliederfüßer und werden als Insektizide verwendet.

Die Borverbindungen wie Borsäure und Borax können den sogenannten Glibber- oder Wabbelmassen beigemischt sein. Das Bundesinstitut für Risikobewertung (BfR) ist nun der Frage nachgegangen, ob von dem in „Wabbelmassen" enthaltenem Bor Beeinträchtigungen bei Kindern zu erwarten sind. Das Ergebnis: Es ist sehr unwahrscheinlich, dass

109 EFSA (2013):Scientific Opinion on the re-evaluation of boric acid (E 284) and sodium tetraborate (borax) (E 285) as food additives. Abgerufen am 11.6.2023

das einmalige Verschlucken von Bor in Wabbelmasse negative Folgen für die Gesundheit hat. „Trotzdem sollten Eltern verhindern, dass ihr Kind die Wabbelmasse in den Mund nimmt, um den Kontakt mit Borsäure, aber auch anderen chemischen Substanzen gering zu halten“, sagt Professor Dr. Dr. Andreas Luch, Abteilungsleiter Chemikalien- und Produktsicherheit. „Zudem ist dieses Spielzeug für kleine Kinder unter drei Jahren meist nicht geeignet, deshalb empfiehlt das BfR, das auf den Produkten angegebene Mindestalter zu beachten.“[110]

Labor
Bei etwa 11 Prozent Proben der untersuchten Haarproben wurden leicht erhöhte Messwerte festgestellt. Nageluntersuchungen zeigten ein ähnliches Bild.

Chrom (Cr)

Chrom kommt in Gesteinen, Pflanzen und Böden vor. Die häufigsten Formen sind Chrom(III) und Chrom(VI). Chromverbindungen sind geruch- und geschmacklos, farbenreich und werden somit oft als Pigmente in Farben und Lacken verwendet. Schon im 19.Jahrhundert wurden Chromverbindungen in der Gerberei verwendet.

Funktion
Chrom kann über die Atemwege sowie den Magen-Darm-Trakt aufgenommen werden. Im Blut wird es vorwiegend an Albumin und Transferrin gebunden. Eine pathologische Anreicherung wurde in malignen Geweben vorgefunden.

Chrom (III)

Ob das Cr(III) ein essenzielles Spurenelement für Tier und Mensch darstellt, ist nicht endgültig geklärt. Im Jahr 2014 entfernte die Europäische Behörde für Lebensmittelsicherheit Chrom aus der Liste der essenziellen Mineralien. Die Behörde kam zu dem Ergebnis, dass die Einnahme von Chrom keinen nutzbringenden Einfluss auf die menschliche Gesundheit hat. Aktuell zur Verfügung stehende Daten weisen darauf hin, dass es extrem unwahrscheinlich ist, einen Chrommangel zu erleiden. In den USA wurde die bislang empfohlene Aufnahmemenge von 50–200 µg/Tag auf 35 µg/Tag für erwachsene Männer und auf 25 µg/Tag für Frauen heruntergesetzt.[111]

110 Spielschleim für Kinder im Test: Schädliches Bor in allen Produkten (oekotest.de)
111 https://www.lgl.bayern.de/lebensmittel/chemie/schwermetalle/chrom/index.htm

Das dreiwertige Chrom (Chrom-III) ist in vielen Lebensmitteln wie Milch- und Milchprodukten, Früchten z. B. Erdbeeren, Gemüsesorten wie Tomaten, Honig, Schokolade, Fleisch und Fleischprodukten, Fetten, Ölen, Backwaren, Cerealien, Fisch, Hülsenfrüchten und Gewürzen enthalten. Die täglichen Aufnahmemengen liegen in der Regel in einem Bereich, in dem kein Gesundheitsrisiko zu erwarten ist.

Toxizität von Chrom (III) und Cr (VI)
Einen toxischen Effekt lösen höhere Mengen Chrom(III) kaum aus, da es im menschlichen Darm nur sehr schwer aufgenommen wird. Dagegen sind Cr(VI)-Verbindungen toxisch.

Erkrankt ein Arbeitnehmer, der im Job jahrelang Chrom ausgesetzt war, an Lungenkrebs, ist das eine Berufskrankheit. Die Berufsgenossenschaft muss dafür aufkommen, so entschied das Sozialgericht Karlsruhe. „Chromatlungenkrebs" könne sich auch Jahre nach Wegfall der Belastung entwickeln.[112]

Chrom (VI)

In der Industrie werden Chrom und seine Verbindungen zur Stahlherstellung, zur Verchromung, zu Farbstoffen und Pigmenten, zur Ledergerbung und zur Holzkonservierung verwendet.

Chrom(VI)-haltige Schichten werden bei hohen Korrosionsschutzanforderungen eingesetzt. Aufgrund der von der EU-Kommission veröffentlichte Altautorichtlinie (End of Life Vehicles Directive) sind seit 2007 alle Chrom(VI)-haltigen Beschichtungen in der Automobilindustrie verboten.[113]

Bedingt durch sein Vorkommen in Gesteinen kann Chrom, einschließlich der sechswertigen Form, natürlicherweise in Grund- und somit auch in Trinkwasser enthalten sein.[114]

112 https://www.handwerksblatt.de/betriebsfuehrung/lungenkrebs-durch-chrom-ist-berufskrankheit
113 https://publica.fraunhofer.de/entities/publication/f01ab3f5-5ec0-440e-a1b6-da173703d58b/details
114 Die Bedeutung sechswertigen Chroms im Trinkwasser | Umweltbundesamt

Chrom(VI)-Vergiftungssymptome
- Entzündung des Magen-Darm-Traktes
- Nekrosen im Bereich der Nieren
- Thrombozytopenie (Verminderung der Thrombozyten im Blut)

Bei chronischer Chrom(VI)-Exposition kann es zu folgenden Symptomen kommen:
- Allergisches Asthma
- Bronchitis
- Dermatitis – Ekzeme
- Bindehautentzündung
- Leberfunktionsstörungen
- Chromatlungenkrebs

Labor

Laut der US Agency for Toxic Substances and Disease Registry (ATSDR) kann der Nachweis von Chrom in Haaren, Urin und Blut erbracht werden. Wird eine Langzeitbelastung vermutet, wäre die HMA das Mittel der Wahl. Blut- und Urinuntersuchungen sind dann sinnvoll, wenn es sich um eine momentane Exposition handelt.

Haar

Von 6.421 Chrom-Haarwerte zeigten 304 davon leicht auffällige Messwerte. Das heißt bei etwa 5 Prozent der Probanden konnten eine leicht auffällige Langzeitbelastung festgestellt werden.

Wasser

Der Grenzwert der deutschen Trinkwasserverordnung und der WHO (Weltgesundheitsorganisation) für den Parameter Chrom liegt einheitlich bei 50 µg/l (= 0,05 mg/l) Gesamtchrom, das heißt für Chrom(III) und (VI).[115]

Micro Trace Minerals evaluierte 2023 die Chrom-Messwerte von 579 Wasserproben, die aus unterschiedlichen Regionen Deutschlands kamen. Keiner der Messwerte überschritt den vorgeschriebenen Grenzwert.

115 WHO Guidelines for Drinking Water 2006

Forschung

Krebs
Erkenntnisse deuten darauf hin, dass die dreiwertigen Chromverbindungen keinen Krebs verursachen. Die sechswertigen Chromverbindungen dagegen sind als karzinogen eingestuft. Sie üben in vitro genetische Toxizität bei Säugetierzellen aus.[116]

Allergische Reaktionen gegenüber Tattoos und deren Inhaltsstoffe gehören zu den häufigsten Nebenwirkungen von Tätowierungen. Bislang wurde angenommen, dass hauptsächlich mit Nickel und Chrom verunreinigte Farbpigmente (Tätowiermittel) metallbezogene Allergien auf Tattoos verursachen. Die Pressemitteilung des BfR, „Allergierisiko: Metallpartikel aus Tätowiernadeln in der Haut erstmals nachgewiesen" 33/2019, 27.08.2019 verweist auf Allergiereaktionen, die durch Tätowiernadeln ausgelöst werden. Tätowiernadeln bestehen aus Stahl, daher enthalten sie auch Nickel und Chrom. Ein Forschungsteam hat nun nachgewiesen, dass Metallteilchen der Nadel während des Gebrauchs in die Haut übergehen können, wenn das Weißpigment Titandioxid (TiO2) mit verabreicht wird. TiO2 führt dazu, dass Nickel und Chrom aus der Nadel herausgelöst werden. Die Metallteilchen können in die Haut gelangen und von dort in die Lymphknoten wandern.[117, 118]

Das BfR empfiehlt, Allergie auslösendes Chrom (VI) in Lederprodukten streng zu begrenzen. Dem Bundesinstitut für Risikobewertung (BfR) liegen Daten zum Chrom (VI)-Gehalt in Lederprodukten vor. Die höchsten Belastungen wurden in Handschuhen, Schuhen und in Lederbekleidung gemessen. In mehr als der Hälfte der geprüften Produkte wurde Chrom (VI) in teilweise gesundheitlich relevanten Mengen nachgewiesen. Unter den beruflich bedingten Kontaktekzemen war die durch Chrom (VI)-haltigen Zement ausgelöste „Zementkrätze" weit verbreitet und führte deshalb zu einer Beschränkung des zulässigen Chromat-Gehalts auf 2 mg/kg Zement (RL 2003/53/EC).[119]

116 Norseth T. The carcinogenicity of chromium. Environ Health Perspect.1981 Aug; 40:121-30.
117 Pressemitteilung des BfR, „Allergierisiko: Metallpartikel aus Tätowiernadeln in der Haut erstmals nachgewiesen" 33/2019, 27.08.2019
118 Schreiver, I: Distribution of nickel and chromium containing particles from tattoo needle wear in humans and its possible impact on allergic reactions. In: Particle and Fibre Toxicology (2019) 16; 33
119 Stellungnahme Nr. 017/2007 des BfR vom 15. September 2006

Lithium (Li)

Vorkommen und verwendung

Die größten Lithiumvorkommen befinden sich im sogenannten „Lithium-Dreieck" zwischen Bolivien, Argentinien und Chile. In Österreich befindet sich das größte Lithiumvorkommen Europas – auf der Koralpe.

Lithium wird unter anderem zur Herstellung von Aluminium, Glas, Keramik und Akkus eingesetzt. Die Bedeutung von Lithium hat mit der Erfindung von Lithiumbatterien, die sowohl leichter als auch langlebiger als konventionelle Nickelbatterien sind, drastisch zugenommen. Diese Art von Batterien wird für Elektroautos, Kameras, Laptops, Handys und andere Geräte verwendet.

Funktion und Wirkungsweise

Aufgrund der Effekte, die Lithium auf die menschliche Gesundheit hat, wird diskutiert, ob es womöglich ein essenzielles Spurenelement darstellt.[120] Bekannt ist, dass Staubwolken, die bei der Lithiumförderung entstehen hohe Mengen an Lithiumcarbonat enthalten. Das Inhalieren dieser Lithiumstäube bringt Gesundheitsprobleme mit sich und verschmutzt Böden und Gewässer.

Der Wirkmechanismus von Lithium im menschlichen Organismus ist nicht vollständig geklärt. Es wird angenommen, dass Lithium die Natriumkanäle aktiviert. Lithium diffundiert durch Natriumkanäle ins Intrazelluläre und reichert sich dort an, während die Kaliumkonzentration abnimmt. Zusätzlich hemmt Lithium den Inositolphosphatzyklus.

Seit den fünfziger Jahren wird Lithiumcarbonat als Medikament zur Behandlung depressiver, schizophrener und manischer Patienten eingesetzt. Diskutiert wird ob dessen Wirkungsweise als Psychopharmaka hinreichend erforscht ist.[121, 122]

Nachdem Lithium häufig bei depressiven Erkrankungen medikamentös verabreicht wird, kann die missbräuchliche Anwendung erhöhter Lithiumdosierungen schwere Nebenwirkungen und Vergiftungserscheinungen wie Tremor, Rigor, Übelkeit, Erbrechen, Herzrhythmusstörungen und Leukozytose auslösen.

120 Takeshi Terao: Is lithium potentially a trace element? In: World Journal of Psychiatry. Band 5, Nr. 1, 2015, S. 1–3

121 M. J. Berridge: Inositol trisphosphate and diacylglycerol as second messengers. In: Biochemical Journal. 220, Nr. 2, 1984, S. 345–360, PMC 1153635 (freier Volltext).

122 D. H. Carney, D. L. Scott, E. A. Gordon, E. F. LaBelle: Phosphoinositides in mitogenesis: neomycin inhibits thrombin-stimulated phosphoinositide turnover and initiation of cell proliferation. In: Cell. 42, Nr. 2, 1985, S. 479–488,

Nachweis und Intoxikation
Lithium befindet sich u. a. in sehr geringen Mengen in den Lymphknoten und im Gehirn. In Verbindung mit Phosphor ist es außerdem in den Zähnen nachweisbar. Der Nachweis einer langzeitlichen Lithiumexposition durch Einatmen von Lithiumstaub, anderweitigen industriellen Kontakt oder langzeitlicher Lithiumcarbonat Therapie kann in Haaren erbracht werden.

Nach langjähriger Lithium-Therapie kann es zu einer Lithium-Nephropathie kommen, die sich als nephrogener Diabetes insipidus mit Polyurie und Polydipsie manifestiert.

Lithium ist teratogen. Es führt bei Einnahme während der Schwangerschaft zur Ebstein-Anomalie, einem kongenitalen Herzfehler.

Bei einer Hyponatriämie steigt der Lithiumspiegel durch vermehrte renale Resorption an, das Risiko einer Intoxikation ist erhöht.

Labor
Von 6393 Haar-Messwerten überstiegen lediglich 31 den oberen Grenzbereich, d. h. Langzeitbelastungen sind äußerst selten.

Nickel (Ni)

Die Rolle von Nickel als Spurenelement für den Menschen ist umstritten. Man kann Nickel als möglicherweise essenziell betrachten, ähnlich wie Arsen oder Zinn. Seine Beteiligung am Kohlenhydrat – Stoffwechsel wie auch am Eisenstoffwechsel, wird diskutiert und noch erforscht.[123] Das Bayerische Landesamt für Gesundheit und Lebensmittelsicherheit (LGL) bezeichnete Nickel noch 2023 als „ein essenzielles Spurenelement im menschlichen Körper."[124] Die indischen Forscher um Wasefa Begum schreiben in ihrem Forschungsbericht, veröffentlicht 2022 im Journal der Royal Society of Chemistry: „Nickel ist ein essenzielles Element für mehrere wichtige biologische Prozesse wie das gesunde Wachstum von Pflanzen, Tieren und Boden-/Wassermikroben; Allerdings vergiftet ein Übermaß an Nickel Flora und Fauna."[125] Die Lebensnotwendigkeit für Menschen wird dabei nicht ausdrücklich erwähnt.

123 flexikon.doccheck.com/de/Nickel
124 Gesundheit: Nickel als Beispiel für die Anwendung des Humanbiomonitorings in der Umweltmedizin (bayern.de), abgerufen 12.6.2023
125 A comprehensive review on the sources, essentiality and toxicological profile of nickel (rsc.org)

Informationen des Umweltbundesamtes (UBA)
erschienen in: Bundesgesundheitsblatt – „Gesundheitsforschung – Gesundheitsschutz 44 (2001) 12, 1243-1248: (folgend in kursiver Schrift)

„Die umweltmedizinische Bedeutung des Nickels beruht auf der sensibilisierenden Wirkung von Nickel und seinen Verbindungen, der krebserzeugenden Wirkung von Nickel und seinen Verbindungen nach inhalativer Aufnahme und dem ubiquitären Auftreten des Nickels in der Umwelt und der unvermeidlichen Exposition des Menschen gegenüber diesem Element.

Nickelallergien
Die allergische Kontaktdermatitis entsteht nach vorausgegangener Sensibilisierung. Die Dermatitis ekzematosa ist in der Allgemeinbevölkerung relativ häufig. Man schätzt, dass in der Allgemeinbevölkerung zwischen 10 und 15 Prozent der Frauen und ca. 2 Prozent der Männer durch Nickel sensibilisiert sind. Eine große klinische Studie mit insgesamt 2.176 Patienten in neun europäischen Ländern gelangt zu dem Ergebnis, dass das Stechen von Ohrlöchern die Empfindlichkeit gegenüber Nickel steigert. Dies würde auch erklären, dass die Häufigkeit der nickelinduzierten Kontaktdermatitis bei Frauen höher ist als bei Männern.

Nickel und Krebs
Eine humankanzerogene Wirkung geht nur von inhalativ aufgenommenem Nickel aus. Der in Deutschland für Arbeitsplätze gültige Grenzwert für die Konzentration von Nickel und seinen schwerlöslichen Verbindungen in der Luft, der TRK-Wert, beträgt 500 µg/m³. Für Nickel in Form atembarer Tröpfchen liegt dieser Wert bei 50 µg/m³. Die WHO gibt für die Nickelkonzentration in der Luft von 1 µg/m³ ein zusätzliches Krebsrisiko von 4 x 10-4 an.

Nickel in Nahrung und Trinkwasser
Als besonders nickelhaltig sind insbesondere verschiedene Getreidesorten wie Hafer, Mais sowie Sojabohnen, Sojamehl, Bohnen, Kakaobohnen, Schokolade und Tee. Speziell Nahrungsmittel, die in Dosen in den Handel kommen, können hohe Nickelgehalte aufweisen. Auch durch Kochgeschirr gelangt Nickel in die Nahrung. Fleisch, Milchprodukte, Eier, Brot, Kartoffeln, Öl weisen geringe Nickelkonzentrationen auf. Die deutsche Trinkwasserverordnung sieht für die Nickelkonzentration im Trinkwasser einen Grenzwert von 20 µg/l vor.

Anmerkung der Autorin

Die Lebensnotwendigkeit von Nickel für Menschen ist weniger bestätigt als dessen immunmodulierende und toxische Funktion.

Labor

Laut dem Umweltbundesamt scheint die Nickelaufnahme In den westlichen Industrieländern relativ gleichförmig zu sein. Eine epidemiologische Vergleichsstudie ergab, dass Haare von Kindern, die in umweltbelasteten Regionen leben, höhere Nickelbelastungen aufweisen. Die Nickelexposition stimmt mit Haar-Messwerten weitgehend überein.

Laut dem amerikanischen Center für Disease Control (CDC), sowie den deutschen Laborleitlinien zufolge, kann für die Bestimmung einer momentanen oder akuten Belastung Blut, Urin wie auch Fäzes genutzt werden. Erwähnt werden auch Gewebeuntersuchungen wie Haare oder Lungengewebe zur Bestätigung von Langzeitbelastungen. Analytische Methoden zur Bestimmung von Nickel in Wasser, Erden, Nahrungsmitteln und Pflanzen sind etabliert.[126]

Bei den laborinternen Untersuchungen der Autorin überschritten von nahezu 25.000 Haarproben knapp 7 Prozent den zulässigen Referenzwert.

Rubidium (Rb)

Ob Rubidium ein essenzielles Spurenelement ist, lässt sich mit absoluter Sicherheit weder bestätigen, noch verneinen. Möglicherweise könnten aber sehr geringe Mengen des Elementes im Körper einige Funktionen erfüllen oder optimieren.

Vorkommen und Bedarf

Rubidium kommt in geringen Mengen in lebenden Organismen vor. Es wird vermutet, dass der Mensch einen Rubidium Bedarf von unter 100 Mikrogramm pro Tag hat. Tee und Kaffee haben den höchsten Rubidiumgehalt. So enthält die Arabica-Kaffeebohne zwischen 25 und über 180 Milligramm Rubidium pro Kilogramm Trockensubstanz. Damit liefern Tee und/oder Kaffee fast 40 Prozent der täglichen Rubidium Aufnahme. Mangelzustände sind nicht zu erwarten und auch nicht bekannt.[127]

126 TOXICOLOGICAL PROFILE FOR NICKEL (cdc.gov)

127 Angelow L (2001) Die biologische Bedeutung des Rubidiums in der Nahrungskette von Pflanze, Tier und Mensch. In: Reichlmayr-Lais AM, Windisch W (Hrsg) Spurenelemente. Wissenschaftliche Verlagsgesellschaft, Stuttgart, S 115–134

Funktion und Wirkung

Rubidium gehört wie Natrium und Kalium zu den Alkalimetallen. Da die Rubidium-Ionen vom Körper als Kalium-Ionen „interpretiert" werden und sich kaliumähnlich verhalten, konzentriert sich Rubidium in der intrazellulären Flüssigkeit der Zellen, ähnlich wie Kalium. Rubidium ist auch in der Lage Kalium zu ersetzen; seine Ionen sind nicht besonders toxisch. Die biologische Halbwertszeit im Menschen beträgt zwischen 31 und 46 Tagen.

Rubidium als Antidepressant?

Rubidium ist im zentralen Nervensystem wirksam. Es nimmt dort Einfluss auf die Konzentrationen von Neurotransmittern, somit soll Rb als beeinflussender Faktor auf die Neurotransmitterkonzentration wirken. Einige Forschungsarbeiten geben Hinweise, dass Rb bei Depressionen einen Effekt zu haben scheint.[128]

Forschung

Die Wissenschaftler Pascalis, Jenner und Lee untersuchten bereits 1978 die Wirkung von Rubidiumchlorid bei Patienten mit manisch-depressivem Krankheitsbild. Dabei wurde festgestellt, dass die Behandlung Stimmungsschwankungen abmildern konnte. Allerdings wurde eine Verlängerung der manischen Phase beobachtet. Schwere Nebenwirkungen traten nicht auf.[129]

15 Jahre später wurde eine weitere Arbeit von italienischen Forschern veröffentlicht. In dieser Studie wurden 18 Frauen und 2 Männer mit einem Durchschnittsalter von 55 Jahren untersucht. Alle litten unter schweren Depressionen. Sie wurden mit 360 oder 720 mg Rubidiumchlorid täglich über den Zeitraum von 60 Tagen behandelt. Es zeigte sich bei allen eine signifikante Verbesserung der depressiven Symptome einschließlich der Angstgefühle. Auch die geistige Regsamkeit und Arbeitsfähigkeit verbesserte sich; die Antriebsschwäche wurde gelindert. Leichte Nebenwirkungen wie Diarrhö und Hautausschläge traten auf.[130]

Eine weitere Arbeit stammt aus dem Jahr 1996. Sie bestätigt im Wesentlichen die Resultate früherer Arbeiten. Im Zuge der Studie wurden 15 depressive Patienten mit 540 mg Rubidiumchlorid über drei Wochen stationär behandelt. Nach Entlassung aus dem Krankenhaus wurden die Patienten in regelmäßigen Abständen untersucht. Der anti-

128 Rubidium (vitalstoffmedizin.com)

129 Paschalis C, Jenner FA; Lee CR. Effects of Rubidium Chloride on the Course of Manic-Depressive Illness. Journal of the Royal Society of Medicine 1978; 71(5):343-52

130 Torta R, Ala G, Borio R, Cicolin A, Costamagna S, Fiori L, Ravizza L. Il cloruro di rubidio nel trattamento della depressione maggiore [Rubidium chloride in the treatment of major depression]. Minerva Psichiatr. 1993 Jun;34(2):101-10. Italian. PMID: 8412574.

depressive Effekt stellte sich nach Beginn der Medikation schnell ein. Es wird vermutet, dass der Wirkmechanismus auf einer gesteigerten Ausschüttung von Dopamin beruht.[131]

Medizinische Verwendung

Einige Isotope des Rubidiums fungieren als Beta-Strahler und finden in der Nuklearmedizin Verwendung.[132]

Labor

Eine Unterversorgung mit Rubidium ist nicht bekannt. Von nahezu 25.000 Haar-Messdaten überschritten nur 25 den Grenzwert leicht.

Silizium (Si)

Silizium ist ein nichtmetallisches Spurenelement, das in der Natur nicht elementar vorkommt. Nach Eisen und Zink ist es im Organismus das dritthäufigste Spurenelement. Silizium kann vom Körper nicht gebildet werden und muss somit über die Nahrung aufgenommen werden. Auf Grund seiner Funktionen ist es möglicherweise lebensnotwendig.

Bedarf

Der tägliche Bedarf an Silizium liegt bei Erwachsenen bei etwa 5–11 mg. Der Mensch nimmt mit der Ernährung und dem Trinkwasser täglich etwa 20–50 mg zu sich.

Funktion

Silizium ist ein Halbmetall, das im Körper unter anderem für die Knochen, das Bindegewebe, die Blutgefäße, für gesunde Haare und Nägel wichtig scheint. Vermutet wird eine Beteiligung von Silizium an der Kollagensynthese oder der Matrixmineralisation.

Laut Prof. Dr. Gerold Holzer, Leiter der Osteoporose Ambulanz der Universitätsklinik für Orthopädie in Wien, ist Silizium ein Spurenelement, das möglicherweise eine bedeutende Rolle im Knochenstoffwechsel spielt und bisher vernachlässigt wurde.[133] Untersuchungen haben gezeigt, dass die Supplementation mit Monomethyltrisilanol bei osteoporotischen Patienten zu einem erhöhten Knochenvolumen und einer erhöhten

131 Brundusino AO, Cairoli S. Azione del cloruro di rubidio nella depressione [The pharmacological action of rubidium chloride in depression]. Minerva Psichiatr. 1996 Mar;37(1):45-9. Italian.

132 https://flexikon.doccheck.com/de/Rubidium

133 Holzer G, Holzer LA. Silizium und seine Bedeutung für den Knochenstoffwechsel. Schweizer Zeitschrift f Ernährungsmedizin 2011; 1/11: 34-37

Knochendichte im Femur und der Lendenwirbelsäule führt.[134] Laut einer französischen Studie scheint der Effekt von Silizium stärker als jener von Etidronat, einem Bisphosphonat zur Behandlung von Osteoporose und Knochenerkrankungen, sowie von Natriumfluorid, einem pharmazeutischen Wirkstoff der ebenfalls zur Vorbeugung und Behandlung von Knochenschwund angewendet wird.

Medizin und Gesundheit

Siliziumverbindungen sind unter anderem als Nahrungsergänzungsmittel erhältlich. Weiterhin wird Silizium als Trockenmittel eingesetzt. Stoffe wie Kieselerde, Heilerde, Steinpulver, Kaolin und Talk enthalten Silizium. Als Hilfsstoff ist es in zahlreichen Arzneimitteln, Medizinprodukten und Kosmetika enthalten. So ist die Kieselerde (Kieselgur, Terra silicea) ein Sediment, das von Kieselalgen gebildet wurde und vorwiegend aus Siliziumdioxid besteht. Tonerden wie Bentonit oder der Wirkstoff Simeticon enthalten Siliziumverbindungen. Zeolithe wie auch Kaolin enthalten Aluminiumsilikate.

Zu den Anwendungsgebieten gehört die Behandlung von Haar- und Nagelproblemen, die Stärkung der Haut, des Bindegewebes und der Knochen, sowie die Behandlung von Magen-Darm-Beschwerden.

Toxizität

Durch die Inhalation von mineralischem und quarzhaltigem Staub kommt es zu Siliziumablagerungen in der Lunge. Dabei kann es zu Vernarbung der Lunge, reduzierter Lungenkapazität, Bronchialkarzinom, erhöhtem Risiko von Tuberkulose und auch kardialen Komplikationen kommen.[135]

Labor

Silizium hat die Atommasse 28u, was bedeutet, dass die massenspektrometrische Messung via ICP-MS z. B. durch den Stickstoff in der Luft gestört ist. Auch die moderne Zellentechnologie, die allgemein Störungsfaktoren blockiert, hilft hier nicht weiter. Zudem ist bei der Probenvorbereitung ein Aufschluss mit Flusssäure notwendig. Zur Information: Flusssäure, auch Fluorwasserstoffsäure genannt, ist die wässrige Lösung von Fluorwasserstoff (HF). Dies ist eine farblose, stechend riechende, hochgiftige flüssige Chemikalie, die selbst Glas angreift und stark ätzend und zerstörend auf Instrumententeile wirkt. ICP-Geräte und andere Spektrometer sind nicht flusssäureresistent und somit für die Si-Analytik nicht geeignet. Aber auch für Menschen ist die Arbeit mit der Fluss-

---

134 8. Schiano A, Eisinger F, Detolle P, Laponche AM, Brisou B, Eisinger J. Silizium, tissue osseux et immunité. Revue du Rhumatisme 1979; 46: 483–486.

135 Iler RK. The chemistry of silica. Solubility, polymerisation, colloid and surface properties, and biochemistry. New York: John Wiley & Sons. 1979

säure extrem gefährlich, sie wirkt ätzend auf die Haut, die Schleimhäute und die Bindehaut der Augen. Aus Sicherheitsgründen verzichtet Micro Trace Minerals Labor auf die Etablierung der Siliziumdiagnostik.

Wird der Matrixaufschluss ohne Flußsäure durchgeführt, wird Silizium nicht vollständig freigesetzt d. h. die Siliziummessung ist unvollständig.

Vanadium (V)

Funktionen, Vorkommen und Wirkung

Vanadium ist nach derzeitigem Wissensstand **kein lebensnotwendiges Spurenelement,** es gibt auch keine offizielle Zufuhrempfehlung der Deutschen Gesellschaft für Ernährung (DGE). Im humanmedizinischen Bereich ist ein Vanadium Mangel nicht bekannt.

Als Hauptlieferanten für Vanadium gelten u. a. Pflanzenöle, Fisch, und Soja. Die Menge an verfügbarem Vanadium, das über den Dünndarm aufgenommen werden kann, ist gering. Von etwa zwei Milligramm, die täglich durchschnittlich aufgenommen werden, sind nur 5–20 Prozent für den Körper verwertbar. Somit sind Gewebeablagerungen entsprechend gering.

Das Element soll verschiedene biologische Bedeutungen haben. Es soll an der Steuerung von Enzymen der Phosphorylierung beteiligt sein. Andererseits steht Vanadium mit seinen Verbindungen in Verdacht Chromosomenaberrationen hervorzurufen.

Forschung

Trevino und Kollegen untersuchten in welchen Mengen Vanadium in menschlichen Geweben vorhanden ist. Die Leber zeigte die höchste Konzentration mit 7,5 ng/g Nassgewicht, die Schilddrüse 3,1 ng/g, die Nieren 3,0 ng/g und die Lunge 2,1 ng/g Vanadium. Die Forscher untersuchten auch ob Vanadium am Zuckerstoffwechsel beteiligt ist, vertreten jedoch die Meinung, dass noch zu wenig Information vorhanden ist um dies zu bestätigen.[136]

136 Treviño, S., Díaz, A., Sánchez-Lara, E. et al. Vanadium in Biological Action: Chemical, Pharmacological Aspects, and Metabolic Implications in Diabetes Mellitus. Biol Trace Elem Res 2019, 188, 68–98

Toxizität

Laut Informationen der *US Agency for Toxic Substances and Disease Registry* kann das Inhalieren erhöhter Mengen an Vanadiumpentoxid Lungenschädigungen verursachen. Die Einnahme oraler Gaben kann zu Übelkeit und Erbrechen führen.

Die Internationale Agentur für Krebsforschung (IARC) hat Vanadiumpentoxid als möglicherweise krebserregend eingestuft. Dagegen wurde Vanadium vom US Department of Health and Human Services (DHHS) und der EPA als nicht-karzinogen für Menschen eingestuft.[137]

Labor

MTM wertete 6.420 Haardaten statistisch aus. Von diesen lagen 174 Messwerte über dem Grenzwert von 0,2 µg/g; nur 4 dieser Haarproben kamen aus Deutschland. Von 932 Vollblutwerten überschritten nur 9 den Grenzwert. Expositionen scheinen somit sehr selten vorzukommen.

Zinn (Sn)

Vorkommen und Funktion

Zinn ist ein weiches, weißes, silbriges Metall, das in Wasser unlöslich ist. Zinnmetall wird zur Auskleidung von Dosen für Lebensmittel, Getränke und Aerosole verwendet. Es kommt in Messing, Bronze und einigen Lötmaterialien vor. Zinn ist auch in Zahnpasta (als Zinnfluorid), in Parfüms, Seifen, Farbstoffen, Lebensmittelzusatzstoffen und Farbstoffen enthalten.

Zinn kann mit anderen Chemikalien Verbindungen eingehen und wird deshalb bei der Herstellung von Kunststoffen, Lebensmittelverpackungen, Kunststoffrohren, Pestiziden, Farben und Holzschutzmitteln eingesetzt.

Da Zinn als Element natürlicherweise in Böden vorkommt, befindet es sich in geringen Mengen in Lebensmitteln. Die Zinnkonzentration von Gemüse, Obst und Fruchtsäften, Nüssen, Milchprodukten, Fleisch, Fisch, Geflügel, Eiern, Getränken und anderen Lebensmitteln, die nicht in Metalldosen verpackt sind, beträgt im Allgemeinen weniger als 2 ppm (= 2 mg/kg). Es wurde berichtet, dass die Zinnkonzentration in Nudeln und Brot zwischen 0,003 und 0,03 mg/kg liegt.

137 Vanadium I ToxFAQs™ I ATSDR (cdc.gov)

Lebensmittel in unlackierten, mit Zinn ausgekleideten Dosen enthalten bis zu 100 mg/kg Zinn, da sich durch die Reaktion des Lebensmittels mit der Dose ein Teil des Zinns im Doseninhalt auflöst. Auch erhöht sich die Zinnkonzentration in Lebensmitteln, wenn diese in geöffneten Dosen gelagert werden.

Toxizität

Eine Zinnexposition kann durch kontaminierte Lebensmittel, kontaminiertes Wasser oder Erde verursacht werden. Die perorale Aufnahme anorganischer Zinnverbindungen kann gastrointestinale Symptome wie Übelkeit, Erbrechen, Koliken und Diarrhoe verursachen. Die orale Zinnzufuhr entsteht vor allem durch saure Konservennahrung in Zinnbehältern. Das auf diese Weise verfügbare Zinn gelangt über den Magen-Darm-Trakt in den Blutkreislauf. Das meiste davon wandert durch den Darm und wird mit dem Kot, zu einem geringeren Teil im Urin, ausgeschieden. Sehr geringe Mengen verbleiben über längere Zeiträume in Geweben wie beispielsweise den Knochen. Durch unversehrte Haut kann nur sehr wenig Zinn in den Körper gelangen.

Zinnhaltige Dämpfe oder Stäube können die Lunge belasten. Arbeiter der zinnverarbeitenden Industrie sind gefährdet. So kann sich beim Inhalieren von Zinndioxid bei berufsbedingter Langzeitexposition eine sogenannte Zinnstaublunge entwickeln, auch Stannose genannt. Darunter versteht man pathologische Veränderungen der Lunge, die durch eine chronische Zinnstaubbelastung entstehen. Silber-Zinn-Quecksilber-Legierungen finden Anwendung in der Zahnmedizin.[138]

Es gibt keine Hinweise, dass Zinnverbindungen die Fortpflanzungsfunktionen beeinträchtigen, Geburtsfehler hervorrufen oder genetische Störungen verursachen. Es liegen Berichte über Haut- und Augenreizungen, Reizungen der Atemwege, gastrointestinale Wirkungen und neurologische Probleme bei Menschen vor, die über einen kurzen Zeitraum hohen Mengen bestimmter Organozinnverbindungen ausgesetzt waren. Neurologische Probleme können noch Jahre nach der Exposition bestehen. Nach Einnahme sehr hoher Mengen wurden tödliche Fälle gemeldet. Es liegen keine Studien zu Krebserkrankungen bei Menschen vor, die Zinnverbindungen ausgesetzt waren.

Labor

Der Nachweis von Zinn kann in Blut, Urin, Kot und Körpergeweben wie Haare und Nägel erbracht werden. Diese Untersuchungen können u. a. zur Lokalisierung der Expositionsquelle genutzt werden.[139]

138 https://www.lenntech.de/pse/elemente/sn.htm

139 ATSDR Toxicological Profile for Tin CAS#: 7440-31-5 abgerufen 16.6.23

Haare

Die Autorin evaluierte Haar-Messdaten der letzten Jahre um festzustellen in welchem Ausmaß chronische Zinnbelastungen bei Kindern wie auch Erwachsenen vorliegen. Knapp 8 Prozent der Messdaten von Erwachsenen wiesen auf eine moderate Langzeitexposition. Messdaten von Kindern (bis 12 Jahren) zeigten Ähnliches.

Die Schwermetalle

Mit der Bezeichnung Schwermetalle wird eine Gruppe von Metallen zusammengefasst, die toxisch wirken. Eine eindeutig wissenschaftlich akzeptierte Definition des Begriffes „Schwermetall" liegt nicht vor.[140]

Die Autorin erlaubte sich unter dem Begriff *Schwermetalle* nur die Elemente aufzuführen, die in der Humanmedizin als hochtoxisch und im Vergleich mit anderen Elementen als besonders gesundheitsgefährdend gelten, einschließlich des Halbmetalls Arsen. Weitere potenziell toxischen Elemente sind anderweitig aufgeführt.

140 Duffus JH, Definitions of heavy metal: Survey of current usage (April 2001).

Element	Vorkommen & Verwendung	Medizinische Verwendung	Belastungssymtome
Antimon (Sb)	Halbleiter-Technik, Legierungen	Leishmaniosen Parasitäre Infektionen	**Inhalation**: Kopfschmerzen, Müdigkeit, Appetitlosigkeit, Gliederschmerzen, Entzündungen der Atemwege, der Augen und der Haut, Lungenemphysem, Erbrechen, EKG-Veränderungen
Arsen (As)	industrielle Emissionen Gering toxisch ist der Fischverzehr Pestizide, Pflanzen- und Holzschutzmittel	Arsen(III)-oxid) als Trisonex® zur Behandlung der promyelozytären Leukämie (ALP) Früher Einsatz als Stärkungsmittel, gegen Schlafkrankheit und Syphillis	Herzerkrankungen und Krebs. Alopezie, Mees Linien an Nägeln Pigmentstörungen und Hyperkeratosen
Beryllium (Be)	Automobilbau. Haushaltstechnik, Computertechnik, Rüstungsindustrie, Werkzeug- und Formenbau für den Druckguss, Flugzeug- und Weltraumtechnik, Kernreaktortechnik, Keramikindustrie	Bestandteil chirurgischer Instrumente Be-haltige Dentallegierungen dürfen nicht mehr verwendet werden	Chronic Beryllium Disease/CBD (=Staublunge)-Berylliose Hauterkrankungen allergisches Kontaktekzems
Blei (Pb)	Ladungsspeicher in Säurebatterien; verwendet in Farben, Maschinenlagern und als Benzinzusatz. Bleiglass, Bleifarben „Antiklopfmittel" in Benzin. In alten Wasserrohren kann Blei enthalten sein. Vorsicht bei Aryuveda Präparaten	Abschirmung von hochenergetischer Gammastrahlung sowie Röntgenstrahlen, z. B. Bleischürzen, Strahlenschutzwänden	Anämien, Kopf- und Gliederschmerzen, Abgeschlagenheit, schwere Bauchkrämpfe. In schweren Fällen Koma und Kreislaufversagen Schiefergraues Zahnfleisch Bei Schwangeren, fruchtschädigend

Tab. 4: Physiologe der Schwermetalle

Element	Vorkommen & Verwendung	Medizinische Verwendung	Belastungssymtome
Cadmium, auch Kadmium (Cd)	Batterien, Akkumulatoren, Nebenprodukt bei der Gewinnung von Blei, Kupfer und Zink, Klärschlamm, Müllverbrennung, Cd-haltige Düngemittel Tabakrauch		Hypochrome Anämie Anosmie Cadmium-Nephropathie Emphysembronchitis Itai-Itai – Form der Osteomalazie Lungenemphysem Osteoporose und Frakturen Prostatakarzinom „Cadmium-Schnupfen" Zahnhalsverfärbungen (goldgelb
Palladium (Pd)	Palladiumemissionen der Autokatalysatoren gelten als Hauptbelastung für die Allgemeinbevölkerung	In der Zahnheilkunde werden Palladiumlegierungen häufig verwendet (z. B. für Kronen und Brücken). Schmuckwaren Weißgold Medizinische Instrumente Elektronik	Pd-Allergie mit Fieber, Hautbrennen, Ekzem
Platin (Pt)	Automobil-, Elektronik- und Schmuckindustrie Autoabgaskatalysatoren, Laborgeräten Kontaktwerkstoffe	Zytostatika wie Cisplatin und Carboplatin sind Platinverbindungen, Katheder, Herzimplantate. Koronarstents, Herzklappen- und Herzschrittmacherkomponenten	Nebenwirkung der Pt-Chemotherapeutika: Übelkeit, Erbrechen Blutbildstörungen: Leukopenie, Thrombozytopenie, Anämie (Knochenmarkstoxizität) Kontakt Allergien

Element	Vorkommen & Verwendung	Medizinische Verwendung	Belastungssymtome
Quecksilber (Hg)	Goldwäsche Hg-Dampflampen Barometer Beizmittel Herstellung von Natronlauge und Chlor, Kohleverbrennung Raubfische aus belasteten Gewässern	Amalgam-Zahnfüllungen Desinfektionsmittel Thermometer	Minamata-Krankheit, Übelkeit, Erbrechen Dermatitis mercurialis Diarrhöen Zahnfleischentzündung z. T. bläulich-violetter „Quecksilbersaum" Gliederschmerzen Hörstörungen Insomnie Kachexie Kopfschmerzen Lähmungen Mattigkeit Psellismus mercurialis Rötung des Rachenringes (sogenannter „Quecksilberrachen") Sehstörungen Stomatitis (mercurialis) mit vermehrter Speichelbildung Tremor mercurialis Zahnlockerung und -verlust ZNS-Erkrankungen
Thallium (Tl)	Rattengift, Insektizid, Infrarotlichtanwendung Photozellen Herstellung von Spezialgläsern Verwendung in Hochtemperatursupraleitern	Myokardszintigraphie Thiomersal	Magenschmerzen Schäden am Nervensystem, Zittern, Lähmungen, Haarausfall, Sehstörungen, Herzrhythmusstörung, Atemnot
Uran (U)	Uranbergbau, U-haltiger Dünger Kernkraft	Strahlentherapie	Chemotoxisch: Nierenschädigend Radiotoxisch: karzinogen und mutagen

Tab. 4: Physiologe der Schwermetalle (Fortsetzung)

Antimon (Sb von Stibium)

Antimon zählt zu den Schwermetallen, wird jedoch kaum beachtet, obwohl es ähnlich giftig ist wie das chemisch mit ihm verwandte Arsen. Obwohl es deutlich giftiger als Blei ist, hat die Verwendung von Antimon und seinen Verbindungen eine lange Tradition. In Ägypten wurde Antimontrisulfid bereits vor 3.500 Jahren zum Schminken verwendet. Später gesellten sich medizinische Anwendungen hinzu. Im 17. Jahrhundert wurden Antimonpräparate sogar zu einer Modearznei.

Verwendung

Heute wird Antimon medizinisch zur Behandlung parasitärer Infektionen verwendet. Weiter werden Antimonderivate zur Therapie von Leishmaniosen eingesetzt. Bei den eingesetzten Wirkstoffen handelt es sich um pentavalente Antimon-Verbindungen, die mit einem geringen Anteil bei i. v.- oder i. m.-Verabreichung zu erheblich giftigeren trivalenten Verbindungen metabolisiert werden. Industriell wird das Metall zur Härtung verschiedener Legierungen eingesetzt, besonders solcher mit Blei (z. B. Hartblei) und Zinn (z. B. Britannia-Metall).

Toxizität

Die durch Antimon ausgelösten gesundheitsschädlichen Effekte sind umstritten. Die Gefahr einer Vergiftung durch metallisches Antimon wie es in der Halbleitertechnik Verwendung findet, gilt als gering.

Akute Vergiftungen sind selten. Jedoch führen verschiedene Antimonsalze, zum Beispiel das bei 25 °C schmelzende Antimon[III]-chlorid, das zum Braunfärben von Eisen und zum Violett Färben von Messing verwendet wird, zu starken Verätzungen und kann Dermatitis verursachen.

Gasförmiges Antimon[III] ist hochtoxisch und verursacht Hämolyse. Die Gefahr durch Einatmen von Stäuben ist größer als die durch Verschlucken. Eine Inhalation führt zu Kopfschmerzen, Müdigkeit, Appetitlosigkeit, Gliederschmerzen, Entzündungen der Atemwege, der Augen und der Haut, Lungenemphysem, Erbrechen, EKG-Veränderungen und kann in eine toxische Kardiomyopathie münden. Im Arbeitsbereich wurde für Antimon ein MAK-Wert (= Maximale Arbeitsplatzkonzentration) von 0,5 mg/m^3 festgelegt.

(Notiz: MAK-Werte sind für die Industrie festgelegte Schwellenwerte für Arbeitsstoffe, bei deren Einhaltung gesundheitliche Beeinträchtigungen im Allgemeinen nicht befürchtet werden müssen.)

Labor

Von etwa 25.000 Haarproben, die von Personen stammen, die keinen Kontakt mit dem Metall im Arbeitsbereich hatten, lagen nur etwa 1 Prozent der Messwerte leicht über dem Referenzbereich. Arbeitsmedizinische Proben wurden auf Grund fehlenden Probematerials nicht berücksichtigt.

Arsen (As)

Arsenverbindungen sind ubiquitär in der Umwelt, vor allem in Feinstaub, vorhanden.[141] Arsenverbindungen wie Arsentrioxid und Arsenpentoxid stammen sowohl aus geogenen Quellen als auch aus industriellen Emissionen. Sie sind im Hinblick auf ihre chronische Toxizität und kanzerogene Wirkung von hoher umweltmedizinischer Relevanz.

Organische Arsenverbindungen werden von biologisch aktiven Systemen gebildet und kommen besonders reichlich in Meerestieren vor. Untersuchungen haben gezeigt, dass dieses organisch gebundene Arsen für den menschlichen Organismus nach Verzehr von Fischen nur gering toxisch wirkt. Arsen wurde in Lipidstrukturen entdeckt. Solche Fettverbindungen können die Zellmembranen durchdringen und damit das Arsen in gesunde Zellen einschleusen. Über eine Übertragung von Arsenolipiden in Muttermilch nach dem Verzehr von Lachs wurde berichtet.[142]

Toxizität

Akute Arsenvergiftungen sind heute selten. Eine schleichende Arsenvergiftung kann zu Herzerkrankungen und Krebs führen.

Labor

Es wird allgemein der Gesamtarsengehalt einer Probe getestet. Die analytisch aufwendigere Differenzierung zwischen anorganisch und organisch gebundenem Arsen ist möglich und wird meist auf Anfrage durchgeführt.

Ergebnisse einer Forschungsgruppe der Universität Graz deuten darauf hin, dass es in Fischen organische Arsenverbindungen gibt, die durchaus Grund zur Annahme geben, dass die Bewertung der organischen Arsenverbindungen hinsichtlich Ihrer Toxikologie überdacht werden muss.

141 Arsen im Feinstaub I Umweltbundesamt

142 Xiong, Ch., Stiboller, M., Glabonjat, RA., Rieger, J., Paton, L., Francesconi, KA.; „Transport of arsenolipids to the milk of a nursing mother after consuming salmon fish", Journal of Trace Elements in Medicine and Biology; Vol. 61, 2020.

Blut

Die Arsenbestimmung im Blut hat praktisch keine Bedeutung. Die Halbwertszeit des Arsens im Blut ist kurz, sodass die Konzentrationen im Blut eine zuverlässige Abschätzung der Arsenbelastung nicht zulassen.

Urin

Die Arsenbelastung des Menschen erfasst man heute üblicherweise durch die Bestimmung im Urin. Laut UBA muss bei der Interpretation der Ergebnisse bedacht werden, dass die Arsenkonzentration im Urin nur die kurzfristig zurückliegende Arsenaufnahme (z. B. durch Nahrung) widerspiegelt und deswegen Rückschlüsse auf ein chronisches Risiko nicht ohne weiteres zulässt.[143]

MTM wertete die Messdaten von über 17.000 nicht provozierten Urinproben aus. Dabei wurde bei mehr als 30 Prozent der Proben ein auffälliger Arsen-Messwert festgestellt.

Haar- und Nagelanalysen

haben einen Stellenwert in der forensischen und epidemiologischen Untersuchung zur Abschätzung einer weiter zurückliegenden oder chronisch erfolgten Arsenaufnahme. Von über 30.000 Haaranalysen waren etwa 2 Prozent der MTM-Messwerte leicht bis moderat auffällig. Naceluntersuchungen ergaben ein ähnliches Ergebnis.

Laut Informationen der Mayo Klinik können einige Wochen nach einer Arsenexposition quer verlaufende weiße Streifen, sogenannte Mees-Linien, auf den Fingernägeln auftreten. Arsen bindet sich an im Blut zirkulierende Proteine, indem es einen kovalenten Komplex mit Sulfhydrylgruppen der Aminosäure Cystein bildet. Keratin, das wichtigste Strukturprotein in Haaren und Nägeln, enthält Cystein und ist eine der Hauptanreicherungsstellen für Arsen. Der höchste Arsengehalt in Haar- oder Nagelgewebe, der in Mayo Klinik observiert wurde, lag bei 210 mcg/g und galt auch als Todesursache des Patienten.[144] Zum Vergleich: Der höchste Arsen-Messwert, den MTM von 2007 bis 2023 in Haaren erzielte, lag bei 24 mcg/g.

Forschung

Mit Arsen verunreinigtes Trinkwasser, berufliche Exposition oder der Aufenthalt in bestimmten Industriegebieten wurden mit einem erhöhten Arsengehalt der Zehennägel in Verbindung gebracht. Zehennagel-Arsen korrelierte mit der Konzentration in Haaren und Fingernägeln sowie mit Arsen im Urin, vor allem bei stark exponierten Bevölke-

143 as-monographie.pdf (umweltbundesamt.de

144 Arsenic, Nails – Mayo Clinic Laboratories I Neurology Catalog (testcatalog.org) abgerufen 12.Nov 2023

rungsgruppen. Zehennagel-Arsen kann als zuverlässiges Maß nach einer Arsenexposition dienen.[145]

Sidney Katz, Professor der chemischen Fakulät der Rutgers Universität in Camden, New Jersey, USA bewertete Forschungsarbeiten, die den Arsengehalt von Trinkwasser, Kopfhaaren, Blut und Urin korrelierten und bemerkte in seinem Report: „Es besteht kaum ein Zweifel daran, dass Arsenwerte im Haar, die über 1 oder 2 ppm liegen. auf eine Arsenexposition hinweisen. Allerdings sind klinische Anzeichen und Symptome erforderlich, um die Diagnose einer Arsenvergiftung abzuschließen."[146]

Beryllium (Be)

Verwendung

Beryllium hat viele industriell nutzbare Eigenschaften. Es kann schon nach geringer Exposition schwere Gesundheitsschäden hervorrufen. Eingesetzt wird Beryllium in seinen verschiedenen Formen z. B.

- im Automobilbau,
- bei der Haushaltstechnik,
- in der Telekommunikation,
- in der Computertechnik,
- in der Rüstungsindustrie,
- im Werkzeug- und Formenbau für den Druckguss,
- in der Flugzeug- und Weltraumtechnik,
- in der Kernreaktortechnik,
- in der Keramikindustrie

Gesundheitsgefahren durch Beryllium

Erkrankungen durch Beryllium oder seine Verbindungen stehen als BK 1110 bereits seit Jahrzehnten auf der Liste der anerkannten Berufskrankheiten. Es ist bekannt, dass bereits sehr niedrige Berylliumkonzentrationen in der Luft Erkrankungen auslösen können.

145 Signes-Pastor AJ, Gutiérrez-González E, García-Villarino M, Rodríguez-Cabrera FD, López-Moreno JJ, Varea-Jiménez E, Pastor-Barriuso R, Pollán M, Navas-Acien A, Pérez-Gómez B, Karagas MR. Toenails as a biomarker of exposure to arsenic: A review. Environ Res. 2021

146 Katz SA. On the Use of Hair Analysis for Assessing Arsenic Intoxication. Int J Environ Res Public Health. 2019 Mar 18;16(6):977

In der Arbeitsmedizin spielt von den beryllium-assoziierten Krankheitsbildern die chronische Berylliose (Chronic Beryllium Disease/CBD) die Hauptrolle. CBD zählt zu den Staublungen, wobei das Spektrum des klinischen Bildes breit ist. Neben Atemnot, chronischem Husten, Müdigkeit, Brustschmerz sind häufig ein beträchtlicher Gewichtsverlust, Nachtschweiß und Fieber zu beobachten. In Verbindung mit einer Herz- und Kreislaufinsuffizienz kann CBD tödlich verlaufen. Neben der CBD existieren noch weitere Krankheitsbilder im Zusammenhang mit Beryllium, wie z. B. Hauterkrankungen (Gesichtsdermatitis), die aus den sensibilisierenden Eigenschaften des Stoffes resultieren. Die CBD ist klinisch nur schwer von der sogenannten Sarkoidose (Morbus Boeck) zu unterscheiden. Die Symptome beider Erkrankungen sind ähnlich. Die berufsgenossenschaftliche Statistik lässt nicht auf das Ausmaß beruflicher Berylliumexposition schließen, da viele chronischen Berylliosen unerkannt bleiben.

Leitlinie hilft
Für die Verbesserung der Gesundheitsüberwachung von Beschäftigten mit beruflicher Berylliumexposition und zur Vermeidung von Fehlern sind evidenzbasierte Empfehlungen hilfreich. Vor diesem Hintergrund hat die Bundesanstalt für Arbeitsschutz und Arbeitsmedizin unter Federführung der Deutschen Gesellschaft für Arbeitsmedizin und Umweltmedizin e. V. (DGAUM) die Entwicklung der arbeitsmedizinischen S3-Leitlinie koordiniert. Sie richtet sich an Ärztinnen und Ärzte aller Versorgungsbereiche, insbesondere natürlich der Arbeitsmedizin. Ihr Ziel ist es, Entscheidungen in der arbeitsmedizinischen Vorsorge von Personen, die beruflich gegenüber Beryllium exponiert sind oder bei Personen mit Verdacht auf CBD, auf eine rationale Basis zu stellen. Die Leitlinie beantwortet Fragen zur Exposition und gibt evidenzbasierte, allgemein anerkannte Empfehlungen zu Fragen der Labor, Dosis-Wirkungsbeziehung und Prognose.[147]

Labor

Vollblut
Die Auswertung von mehr als 3.500 Vollblut Untersuchungen ergab, dass bei etwa 4 Prozent der Probanden eine geringfügige momentane Exposition ersichtlich war.

Haare
Langzeitbelastungen sind äußerst selten. Sie konnten nur bei 0,1 Prozent der nahezu 25.000 Messdaten festgestellt werden.

147 BAuA – Stoffinformationen – Beryllium – Bundesanstalt für Arbeitsschutz und Arbeitsmedizin

Blei (Pb)

Wie krebserregend ist Blei?

Blei wird als ein schwaches genotoxisches Karzinogen bezeichnet, das Erbinformationen verändert und somit Krebserkrankungen verursachen kann. Laut der Zeitschrift für medizinische Prävention ASU (**A**rbeitsmedizin, **S**ozialmedizin, **U**mweltmedizin) ist „im Rahmen der arbeitsmedizinischen Pflichtvorsorge eine Bestimmung des Blutbleispiegels anzubieten. Auch bei der Angebotsvorsorge ist Biomonitoring sinnvoll, um eine mögliche orale Aufnahme bewerten zu können. Da die Halbwertszeit von Blei im Blut bei 30–40 Tagen liegt, muss der Zeitpunkt der Probenahme nicht besonders geplant werden."

Arbeitsmedizinische Informationen schreiben vor: „Eine chronische Exposition gegenüber Blei oder Bleiverbindungen führt in der Regel zunächst zu unspezifischen Befindlichkeitsstörungen wie Müdigkeit, Abgeschlagenheit oder Appetitmangel. Aufgrund der verschiedenen Angriffspunkte von Blei im Organismus kann sich eine Intoxikation an verschiedenen Organsystemen manifestieren. Durch eine enzymatische Hemmung bei der Hämsynthese entwickelt sich eine Anämie, die klinisch zu dem typisch blassgrauen Hautkolorit führt." Zudem wird daraufhin gewiesen, dass die IARC (International Agency for Research on Cancer) nur begrenzt ein „humankanzerogenes Potenzial" der anorganischen Bleiverbindungen sieht."[148]

Steenland und Boffetta überprüften epidemiologische Krebsstudien. Obwohl Blei als nur schwach mutagen klassifiziert ist, hemmt es in vitro die DNA-Reparatur und wirkt synergistisch mit anderen Mutagenen. Laut der Forscher gibt es Studien zur Krebssterblichkeit oder -inzidenz bei hochexponierten Arbeitnehmern. Bei den meisten Studien handelt es sich um Kohortenstudien über Bleihütten- oder Batteriearbeiter, die vor Jahrzehnten exponiert wurden. Insgesamt gibt es nur schwache Hinweise, die Blei mit Krebs in Verbindung bringen; am wahrscheinlichsten sind Lungenkrebs, Magenkrebs und Gliome.[149]

Toxizität

Je nach Ausmaß und Dauer der Bleibelastung kommt es zu chronischen oder akuten Vergiftungen. Akute Bleivergiftungen zeichnen sich durch Kopf- und Gliederschmerzen, Abgeschlagenheit, sowie schwere Bauchkrämpfe aus. Auch ein spastischer Ileus (Darmverschluss) ist möglich. In schweren Fällen kann es zum Koma und Kreislaufversagen mit Todesfolge kommen.

148 Peschke U. Gesundheitsgefahren durch Blei – ASU (asu-arbeitsmedizin.com)

149 Steenland K, Boffetta P. Lead and cancer in humans: where are we now? Am J Ind Med. 2000 Sep;38(3):295-9. doi: 10.1002/1097-0274

Die chronische Bleivergiftung verläuft heimtückisch. Eine langfristige Kontamination mit Blei kann zu verschiedenen Symptomen führen. Da das Schwermetall hemmend in die Blutbildung eingreift, entwickelt sich bei einer chronischen Bleivergiftung eine sogenannte Bleianämie. Wie alle Anämie-Formen führt diese zu Müdigkeit sowie zu verminderter körperlicher und geistiger Leistungsfähigkeit. Am Zahnfleisch setzt sich ein bläulich grauer bis schwarzgrauer Belag aus Bleisulfid ab. Das Herzkreislaufsystem wird aufgrund der von Blei freigesetzten, gefäßerweiternden Hormone beeinträchtigt. Es kann zu Herzrhythmusstörungen, Herzschwäche und Herzinfarkt kommen.

Des Weiteren treten durch die Schädigung des Nervensystems und des Gehirns Symptome wie Desorientierung, Kopfschmerzen, Aggressivität, Überaktivität, Schlaflosigkeit, Apathie, Taubheitsgefühle und Sensibilitätsstörungen in den Extremitäten auf. Bei einer langfristig erhöhten Bleikonzentration im Blut sind Nierenschädigungen möglich. Schwere Fälle von Nervenschädigungen sind durch Delirium, Koma oder Krämpfe gekennzeichnet, die bis zum Tod durch Kreislaufversagen führen können.[150]

Interessant ist die bereits 2004 veröffentlichte US-Studie, die einen Zusammenhang zwischen hoher Bleibelastung und dem Auftreten von grauem Star vermutet. Bei Personen mit hoher Belastung werden Katarakte etwa dreimal häufiger diagnostiziert als bei Personen mit geringer Belastung. Für diese Studie haben die Forscher um Professor Debra A. Schaumberg aus Boston im US-Staat Massachusetts bei 795 über 60-jährigen Männern unter anderem die Bleikonzentrationen in der Kortikalis der Tibia gemessen. Untersuchungsergebnisse spiegelten die Langzeitbelastung mit Blei wider. Die Halbwertszeit für Blei in der Kortikalis wird mit mehr als zehn Jahren angegeben.[151]

Labor

Die biologische Halbwertszeit im Blut beträgt etwa 20 Tage, in Knochen bis zu 20 Jahre. Das vom Organismus aufgenommene Blei wird mit dem Urin und über die Faeces ausgeschieden.

In dem Buch *Labor und Diagnose* von Prof. Lothar Thomas (4.Ausgabe 1992) findet sich auf Seite 430 Information zur physiologischen Gewebeverteilung von Blei. Ersichtlich ist, dass Blei vornehmlich in Knochen wie auch Haaren gespeichert wird. Erhöhte Blei-Messwerte im Haargewebe geben somit einen Hinweis auf die Knochenspeicherung.

150 Bleivergiftung – Ursachen, Symptome & Behandlung I MedLexi.de
151 https://news.harvard.edu/gazette/story/2004/12/lead-raises-risk-for-cataracts/

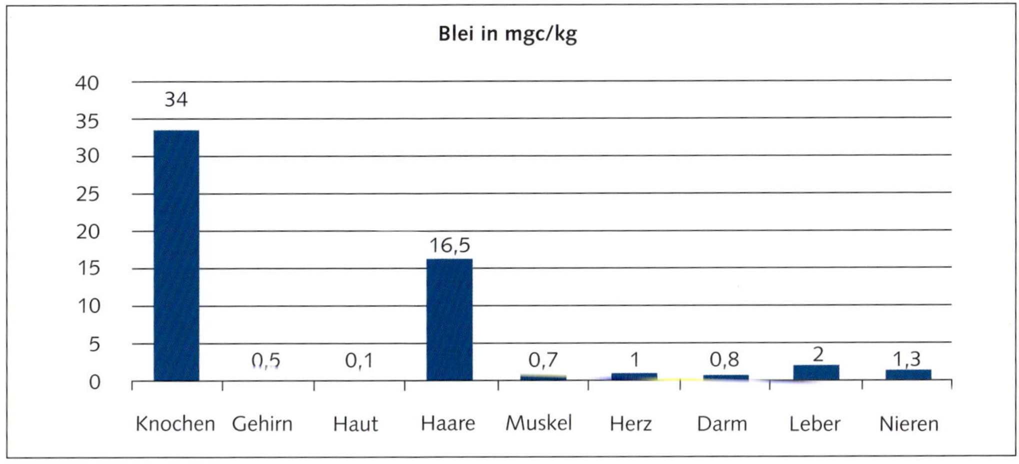

Abb. 7: Die Verteilung von Blei (Pb) in menschlichen Geweben
Quelle: Thomas L. Labor und Diagnose, Med. Verlagsgesellsch Marburg, 1992:S430

Bereits 1997–1998 führte die Autorin mit Hilfe des brasilianischen Pathologen Prof. Dr. Helion Povoa eine epidemiologische Studie durch. Dabei wurden Haarproben von Menschen unterschiedlichen Alters aus den USA, Deutschland und Brasilien untersucht. Der Referenzwert für Blei in Haaren liegt bei 3PPM (= mcg/g). Die brasilianischen Altersgruppen zeigten insgesamt die auffälligsten Mittelwerte (▶ siehe Abb. 8).

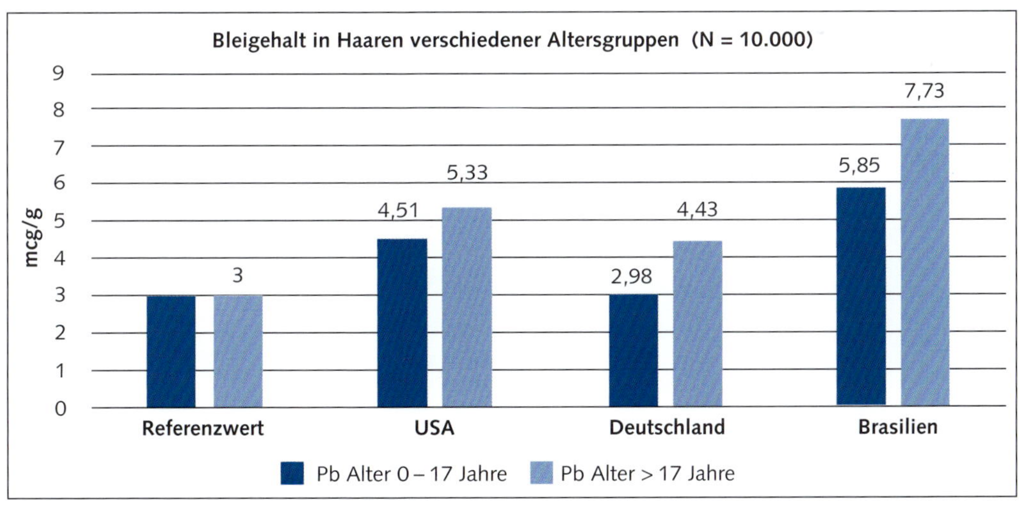

Abb. 8: Vergleich der Haar-Bleiwerte verschiedener Nationalitäten und Altersgruppen
Quelle: MTM Gmbh

Haare
2023 wurden die Messdaten von nahezu 25.000 Haar-Messdaten ausgewertet. Bei etwa 10 Prozent der Haarproben von Erwachsenen wurde eine Langzeitbelastung ermittelt. Von 5.783 Kinderhaarproben überstiegen etwa 16 Prozent der Messwerte den Referenzwert von 3 mcg/g. Der ermittelte Mittelwert betrug 1,12 mcg/g und lag somit deutlich unter den Mittelwerten der epidemiologischen Studie von 1997–1998. Dies bestätigt die Aussagen des Umweltbundesamts, die besagen, dass die Bleibelastung der Bevölkerung in den letzten Jahren deutlich gesunken ist.

Blutuntersuchungen
werden zum Nachweis einer akuten Exposition, vornehmlich im arbeitsmedizinischen Bereich durchgeführt. Aufgrund zahlreicher Hinweise, dass die Bleibelastung der Bevölkerung in den letzten Jahren deutlich gesunken ist und dass die 2003 für Erwachsene publizierten Referenzwerte (70 µg/L Blut für Frauen; 90 µg/L Blut für Männer) nicht mehr die heutige Belastung abbilden dürften, hat sich die Kommission Human Biomonitoring entschieden, die Referenzwerte (RV95) für Blei im Blut zu aktualisieren, um eine Bewertung aktueller Biomonitoring-Ergebnisse zu ermöglichen. Auf Grund der Datenlage hat das UBA die Referenzwerte für Blei abgesenkt. Es gelten für Frauen: 30 µg/L; für Männer: 40 µg/L.[152]

Trinkwasser gilt als eine Belastungsquelle
Wenngleich in Deutschland strenge Trinkwasserregeln gelten, lagen doch 4 Prozent der MTM-Messdaten über dem zulässigen Referenzwert von 10 µg/l. Inwieweit bleihaltige Rohre für die Trinkwasserbelastung zuständig waren, ist nicht bekannt.

152 Bundesgesundheitsbl 2019 62:1280–1284

Fallbeispiele

Bauchkrämpfe und Gliederschmerzen
Herr M. war Polizist. Er trainierte regelmäßig am Schießstand und das im Innenraum ohne entsprechende Entlüftung. Im Laufe der Zeit stellten sich Kopf- und Gliederschmerzen ein. Herr M. litt immer häufiger unter Bauchkrämpfen. Internistische Untersuchungen blieben unauffällig. Letztendlich ging er frühzeitig in den Ruhestand. An eine Bleibelastung dachte niemand, bis er auf Anraten eines Freundes zu einem Umweltmediziner ging, der eine Haaranalyse durchführen ließ. Es zeigten sich hohe Blei-Messwerte. Daraufhin wurden entgiftende Maßnahmen eingeleitet. Kopf- und Gliederschmerzen nahmen im Laufe der Behandlung ab, die Bauchkrämpfe ließen nach und sein Energiepegel stieg wieder an. Die frühere Abgeschlagenheit, an die er sich schon einigermaßen gewöhnt hatte, wurde von neuem Unternehmergeist abgelöst.

Haarverlust
Die junge Frau Gabi klagte über starken Haarverlust. Vielversprechende Haarlotionen und dergleichen Produkte halfen wenig. Ihr Friseur war ratlos. Dermatologische Behandlungen blieben erfolglos. Eine Haaranalyse wurde durchgeführt und zeigte eine außergewöhnlich starke Bleibelastung. Die Ursache konnte lokalisiert werden: die alten Wasserrohre in dem ländlichen Haus bestanden zum Teil aus Blei. Ein entsprechendes Entgiftungsprogramm konnte Abhilfe schaffen. Interessanterweise kamen während und nach der Behandlung ihre vormals glatten Haare als Krausehaare zurück. Gabi zog übrigens in eine andere Wohnung.

Aplastische Anämie
Lesen Sie dazu das Fallbeispiel „Bleihaltige Wandfarbe und bleihaltiges Wasser“ auf S. 50.

Forschung
Diese litauische Studie wurde durchgeführt, um abzuschätzen, ob Haaruntersuchungen verwendet werden können, um die Umwelt- und Berufsexposition gegenüber Blei zu bewerten. Von 1994–1997 nahmen an dieser Studie 622 Mitarbeiter einer Keramikfabrik teil. Davon waren 520 Personen, Alter 18–64 Jahren, die nicht beruflich mit Blei zu tun hatten. Zusätzlich nahmen 380 im gleichen Ort lebende Kinder im Alter von 10–13 Jahren teil. Die Pb-Konzentration in den Haarproben wurde mittels Atomabsorptionsspektrometrie gemessen. Der geometrische Mittelwert von Pb im Haar von Arbeitern, die beruflich Pb ausgesetzt waren, war deutlich höher als der von Personen, die dem Metall nicht ausgesetzt waren. Der Pb-Gehalt im Haar von Jungen und Mädchen war wesentlich geringer. Auch zeigte sich ein positiver Zusammenhang zwischen Pb im Haar und dem Alter der Patienten. Die unterschiedlichen Expositionsniveaus standen in signifikantem Zusammenhang mit Pb im Haar. Bei Männern wurde ein positiver Zusammenhang zwischen Pb im Haar und Rauchen festgestellt. Die Daten bestätigen, dass menschliches Haar zur Identifizierung der Bleiexposition in epidemiologischen Untersuchungen verwendet werden kann.[153]

Blei und Katarakte
Katarakte sind die häufigste Ursache für Blindheit. Allein in den Vereinigten Staaten leiden etwa 13 Millionen Menschen über 40 an Katarakt, und die Kosten für Kataraktoperationen belaufen sich auf fast 4 Milliarden US-Dollar pro Jahr. Harvard-Forscher maßen den Bleigehalt im Schienbein- und Patellaknochen mittels k-Röntgenfluoreszenz bei einer Untergruppe von Teilnehmern der Normative Aging Study. Bei 600 Männern im Alter von 60 Jahren und älter überprüften die Forscher zusätzlich die Augen. Auch der Bleigehalt im Blut wurde gemessen. Die Forscher fanden, dass bei Teilnehmern mit hohen Bleiwerten im Schienbein die Wahrscheinlichkeit, einen Katarakt zu entwickeln, mehr als 2,5-mal höher war als bei Männern mit niedrigen Tibia-Bleiwerten. (Blei in Knochen ist ein Maß für die langfristige Bleiexposition). Der Bleigehalt im Blut, der eher auf eine kurzfristige Bleiexposition hinweist, war nicht signifikant mit einem erhöhten Kataraktrisiko verbunden.[154]

153 Loreta Strumylaite, Stanislovas Ryselis, Rima Kregzdyte. Content of lead in human hair from people with various exposure levels in Lithuania. Intern. J. of Hygiene and Environmental Health. Volume 207, Issue 4, 2004: 345-351
154 Phelps J. Headliners: Lead Exposure and Vision. Environ Health Perspect. 2005 Mar;113(3):A163

Cadmium (Cd)

Cadmium – Umwelttoxin

Laut dem Umweltbundesamt ist Cadmium giftig und krebserregend. In der Luft wird Cadmium partikelgebunden bestimmt. In geringen Mengen kann es auch ohne menschlichen Einfluss bspw. durch Vulkanausbrüche in die Luft gelangen. Zum größten Teil gelangt Cadmium durch Verbrennungsprozesse in die Luft – hauptsächlich bei der Energieerzeugung und in Raffinerien, aber auch durch die Verbrennung von Kraftstoffen im Straßenverkehr. Des Weiteren ist die Metallindustrie ein bedeutender Emittent. Cadmium findet sich in zunehmendem Maße in Batterien und Akkumulatoren.[155]

Cadmium in Lebensmitteln

Cadmium ist aufgrund seines ubiquitären Vorkommens in Böden sowohl in pflanzlichen als auch in tierischen Lebensmitteln vorhanden. In Pflanzen reichert sich Cadmium bevorzugt in Blättern an, gefolgt von den Stängeln und der Wurzel. Salat, Spinat, Sellerie, Grünkohl und Schwarzwurzel reichern bevorzugt Cadmium an. Weiterhin enthalten Nüsse, Kerne, Samen, darunter auch Kakaobohnen, und Wildpilze erhöhte Gehalte an Cadmium. In Früchten ist die Anreicherung mit Cadmium sehr gering. Bei Lebensmitteln tierischer Herkunft resultieren die Cadmiumgehalte überwiegend aus der Cadmiumaufnahme über das Futtermittel. Die Hauptanreicherungsorgane im tierischen Organismus sind dabei Leber und Niere. Meeresfrüchte wie zum Beispiel Krebstiere und auch Muscheln sind im Gegensatz zu Fischen deutlich höher kontaminiert. Typische Cadmiumgehalte in Lebensmitteln liegen zwischen 0,003 (z. B. bei Milch) und 0,198 mg/kg (z. B. bei Innereien).

Gesundheitsrisiken

Bei chronisch inhalativer Aufnahme kann sich ein sogenannter Cd-Schnupfen entwickeln. Cadmium ist vor allem nierentoxisch und verursacht Störungen des Knochenstoffwechsels. Cadmium und seine anorganischen Verbindungen sind als krebserregend eingestuft.

In dem Buch *Labor und Diagnose* findet sich Information zur physiologischen Gewebeverteilung von Cadmium (▶ Abb. 9). Ersichtlich ist, dass sich Cadmium vornehmlich in Nieren anreichert. Ein erhöhter Cadmium-Messwert in Haargewebe ist ein Hinweis, dass die Nieren bereits belastet sind.

155 Stoffmonographie. Aktualisierung_Cd_2011.pdf (umweltbundesamt.de)

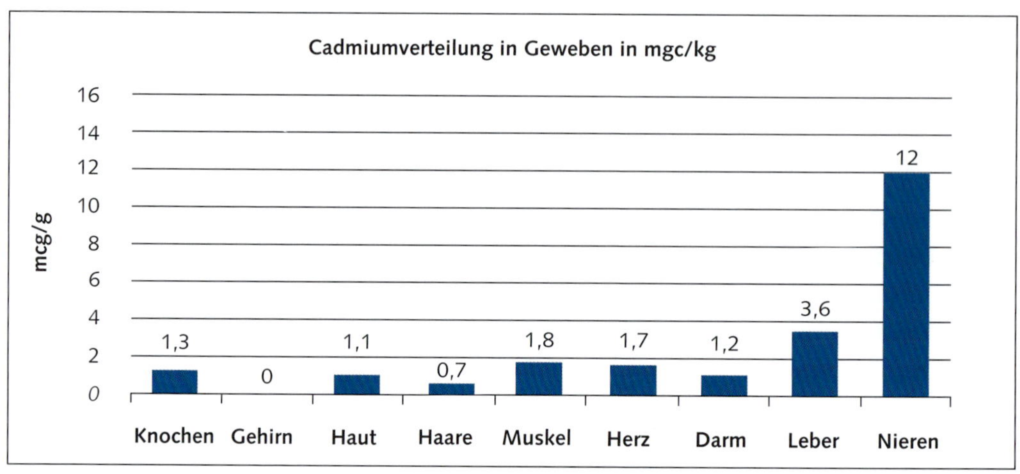

Abb. 9: Cadmium Verteilung in menschlichen Geweben
Quelle: Thomas L. Labor und Diagnose, Med. Verlagsgesellsch Marburg, 1992:S430

Labor

Cadmium reichert sich im Körper über einen langen Zeitraum an. Für den Cadmiumgehalt im Haar gelten in verschiedenen Ländern unterschiedliche Referenzwerte.[156] Der von MTM genutzte Referenzwert für Haare ist 0,2 mg/kg. Für Nägel: 0,14 µg/g

Haare

2023 wertete die Autorin etwa 25.000 Proben von Erwachsenen und nahezu 5800 Kinderhaarproben aus. Eine Langzeitbelastung konnte bei etwa 3 Prozent der Erwachsenen und bei etwa 5 Prozent der Kinder beobachtet werden.

Nägel

Von 3.845 Probanden zeigten 92 einen Messwert, der über dem Grenzwert von 0,14 µg/g lag.

Blut

Bei der statistischen Evaluierung der MTM-Datenbank wurde bei 5 Prozent der erwachsenen Probanden eine Momentanexposition festgestellt. Die Untersuchung von 302 Kindern wies bei etwa 1 Prozent auf eine leichte Belastung.

156 Rafati Rahimzadeh M, Rafati Rahimzadeh M, Kazemi S, Moghadamnia AA. Cadmium toxicity and treatment: An update. Caspian J Intern Med. 2017 Summer;8(3):135-145.

Forschung

Cadmium und Krebs

Cadmium reichert sich in Pflanzen und Tieren mit einer langen Halbwertszeit von etwa 25–30 Jahren an. Epidemiologische Daten deuten darauf hin, dass die berufsbedingte und umweltbedingte Cadmiumexposition mit verschiedenen Krebserkrankungen in Zusammenhang stehen kann, darunter Brust-, Lungen-, Prostata-, Nasopharynx-, Bauchspeicheldrüsen- und Nierenkrebs. Es wurde auch nachgewiesen, dass Cadmium ein Risikofaktor für Osteoporose sein kann. Leber und Nieren reagieren äußerst empfindlich auf die toxische Wirkung von Cadmium. Der durch Cadmium verursachte oxidative Stress könnte für mehrere Leber- und Nierenerkrankungen verantwortlich sein. Weiterhin ist eine Schädigung der Mitochondrien durch Cadmium höchst plausibel, da diese eine entscheidende Rolle bei der Bildung von ROS (reaktive Sauerstoffspezies) spielen und zu den wichtigsten intrazellulären Zielen für Cadmium gehören. Wenn Mitochondrien nach der Cd-Exposition ihre Funktion verlieren, produzieren sie weniger Energie (ATP) und mehr ROS. Aktuelle Studien zeigen, dass Cadmium sowohl in vivo als auch in vitro verschiedene epigenetische Veränderungen in Säugetierzellen induziert, die zu pathogenen Risiken und der Entstehung verschiedener Krebserkrankungen führen.[157]

Diagnose und Therapie chronischer Cd-Belastungen

Eine langfristige Exposition gegenüber Cadmium über Luft, Wasser, Boden und Nahrung führt zu Krebs und belastet Organsysteme. Der Cadmiumgehalt kann in Blut-, Urin-, Haar-, Nagel- und Speichelproben gemessen werden. Patienten mit deutlicher Cadmiumintoxikation auf oraler Basis benötigen eine Magen-Darm-Spülung, unterstützende Pflege und chemische Dekontamination mit geeigneten Chelatbildnern.[158]

Labor

Haare (von Erwachsenen)

Von nahezu 25.000 Messwerten lagen etwa 750 über dem Grenzwert.

Kinderhaare

Von etwa 5.500 Messwerten wiesen 300 auf eine leichte Belastung.

157 Genchi G, Sinicropi MS, Lauria G, Carocci A, Catalano A. The Effects of Cadmium Toxicity. Int J Environ Res Public Health. 2020 May 26;17(11):3782.

158 Rafati Rahimzadeh M, Rafati Rahimzadeh M, Kazemi S, Moghadamnia AA. Cadmium toxicity and treatment: An update. Caspian J Intern Med. 2017 Summer;8(3):135-145.

Nägel
Von etwa 3.800 Messwerten wiesen 90 auf eine leichte Belastung.

Vollblut
Von etwa 3.500 Messwerten wiesen 170 auf eine leichte Belastung.

Urin
Von etwa 17.500 Messwerten wiesen nur 235 auf eine leichte Belastung.

Palladium (Pd)

Exposition und Expositionsquellen

Laut der WHO wurde die Produktion und Verwendung von Palladium in den letzten Jahren mehr als verdoppelt. Palladium und seine Legierungen werden als Katalysatoren in der (petro)chemischen, vor allem in der Automobilindustrie, wie auch der Elektronik und Elektrotechnik eingesetzt. Die Palladiumemissionen der Autokatalysatoren gelten als Hauptbelastung für die Allgemeinbevölkerung. In der Zahnheilkunde werden Palladiumlegierungen häufig verwendet (z. B. für Kronen und Brücken).

Auswirkungen auf die Gesundheit

Am häufigsten wird von einer Palladium-Sensibilisierung berichtet. Menschen mit Nickelallergie scheinen besonders betroffen. Zu den Nebenwirkungen, die bei medizinischen oder experimentellen Anwendungen von Palladiumpräparaten festgestellt wurden, werden Fieber, Hämolyse, Verfärbung oder Nekrose an den Injektionsstellen nach subkutanen Injektionen sowie Erytheme und Ödeme genannt. Einige Fallberichte berichteten von Hautproblemen nach dem Tragen von palladiumhaltigem Schmuck.[159]

Toxizität

Alle Palladiumverbindungen sind als hochgiftig und krebserregend einzustufen. Palladiumchlorid ist besonders giftig und gesundheitsschädlich, wenn es verschluckt, eingeatmet oder über die Haut aufgenommen wird.

159 WHO Environmental Health Criteria 226 200

Labor

Langzeitbelastungen beim Menschen sind selten. Von nahezu 25.000 Haargewebeproben konnte bei lediglich 55 der Probanden ein auffälliger Messwert lokalisiert werden. Momentane Expositionen scheinen ebenfalls selten. Von 3.505 Vollblutproben lagen 2 Prozent der Messwerte über dem Grenzwert.

Forschung

Elemente der Platingruppe (PGs) kommen natürlicherweise in sehr geringen Konzentrationen in der Erdkruste vor. Der zunehmende Einsatz in Fahrzeugabgaskatalysatoren sowie in einigen anderen Anwendungen (Industrie, Schmuck, Krebsmedikamente) führt jedoch zu deren Ausbreitung in der Umwelt. Die Analyse menschlicher Haarproben gilt als geeigneter biologischer Indikator zur Beurteilung beruflicher und umweltbedingter Expositionen. Bei Haarproben handelt es sich um ein leicht zugängliches Material. Das Ziel dieser Studie ist der Vergleich der Haarkonzentrationen von Palladium (Pd) und Platin (Pt) bei Jugendlichen beiderlei Geschlechts, die in der Nähe petrochemischer Anlagen wohnen. Insgesamt wurden 108 Proben von Schülern (11–14 Jahre alt) untersucht. Haarproben wurden gereinigt, und für die ICP-MS-Analystik vorbereitet. Die Proben von Jugendlichen, die innerhalb Industriestandorten leben, weisen keine statistisch signifikanten Unterschiede zwischen Pd und Pt auf; sie unterscheiden sich jedoch von den Kontrollproben der Jugendlichen, die in nichtindustriellen Gebieten Palermos leben. Es zeigte sich, dass die mittleren Pd-Konzentrationen in Industriestandorten deutlich höher sind. Die Studie konnte keinen statistisch signifikanten Unterschied zwischen Pd- und Pt-Konzentrationen in weiblichen und männlichen Proben nachweisen.[160]

Platin (Pt)

Platin wird verschiedentlich für medizinische Zwecke verwendet.

- Zytostatika wie Cisplatin und Carboplatin sind Platinverbindungen.
- Katheder, Herzimplantate. Koronarstents, Herzklappen- und Herzschrittmacherkomponenten können Platin enthalten, ebenso wie Neuromodulationsgeräte.

160 Lo Medico F, Varrica D, Alaimo MG. Occurrence of palladium and platinum in human scalp hair of adolescents living in urban and industrial sites. Sci Total Environ. 2023 Sep 20;892

Physiologie
Nach intravenöser Anwendung platinhaltiger Zytostatika verteilt sich der Wirkstoff im Körper und passiert auch die Blut-Hirn-Schranke. Platin reichert sich besonders in Niere, Leber, Darm und Hoden an. Das Zytostatikum und seine Stoffwechselprodukte werden hauptsächlich mit dem Urin, zu einem geringen Teil auch mit der Galle d. h. mit dem Stuhl ausgeschieden.[161]

Labor

Haare
Die Anwendung platinhaltiger Zytostatika kann zu einer Anreicherung in Haaren führen. Bei 153 von 24.596 Messdaten wurden Langzeitbelastungen festgestellt. Bei einem Drittel davon handelte es sich um Extremwerte, die mit hoher Wahrscheinlichkeit durch platinhaltige Zytostatika verursacht wurden.

Blut
Von 3.508 Vollblutwerten konnte bei nur 56 eine Momentanbelastung festgestellt werden. Darunter waren 6 Extremwerte, die höchstwahrscheinlich auf einer Zytostatika Behandlung beruhten.[162]

Forschung
Shotaro Hagiwara der japanischen Universität Tsikuba untersuchte, ob der Umgang mit platinhaltigen Chemotherapeutika in Krankenhäusern ein Risiko darstellt und ob sich durch diesen Umgang die Platinkonzentration der Haare erhöht. Im Jahr 2010 hatten 61 Prozent, im Jahr 2015 67 Prozent der Krankenhausangestellten während der letzten drei Monaten mit platinhaltigen Chemotherapeutika zu tun. Es zeigte sich, dass die Platinkonzentrationen im Haar von Arbeitern (den sog.Anwendern), die mit diesen platinhaltigen Chemotherapeutika umgingen, deutlich höher war als die von Nicht-Anwendern, also Arbeitern, die keinen Kontakt hatten. Haare von Nicht-Anwendern enthielten ähnliche Werte wie die Haare von Büroangestellten.[163]

161 Cisplatin: Wirkung, Anwendungsgebiete, Nebenwirkungen – NetDoktor
162 MTM Datenbank
163 Shotaro Hagiwara. Occupational exposure of platinum-based anti-cancer drugs: five-year monitoring of hair and environmental samples in a single hospital. J. Occupational Medicine and Toxicology- Sept.2020: 15(29)

Quecksilber (Hg)

Laut Informationen des Umweltbundesamtes (UBA) ist Quecksilber ein Stoff, der ein typischer Bestandteil der Steinkohleförderung ist und weltweit in der Umwelt vorkommt. Eine weitere Hg-Quelle sind Kompaktleuchtstofflampen. Diese dürfen seit 2013 nur noch bis zu 2,5 Milligramm pro Lampe enthalten.

Die größten Mengen an Quecksilber werden lt UBA beim Goldbergbau und als Zahnamalgam genutzt.

Für Menschen und Tiere ist Quecksilber giftig. Da es vom Organismus schlecht ausgeschieden werden kann, reichert sich der Stoff im Körper an. Methylquecksilber, das zum Beispiel durch Verzehr von belastetem Fisch aufgenommen wird, kann das zentrale Nervensystem, insbesondere von ungeborenen Kindern, schädigen. Aber auch anorganisches Quecksilber und seine Verbindungen werden vom Organismus (meist durch Inhalation) aufgenommen und können Nerven- und Nierenschäden hervorrufen.

Quecksilberbelastung in Deutschland
Laut UBA sind Quecksilberbelastungen in Deutschland kein wesentliches Problem. Auch wenn bei fast allen Menschen Quecksilber im Blut oder Urin gemessen werden kann, sind die Konzentrationen in der Regel so gering, dass keine Gefahr für die Gesundheit besteht, so die Aussage des UBA, die sich auf gesundheitsbezogene Umweltbeobachtungen in Deutschland stützt. Erwähnt wird, dass es Fälle gibt, die durch den Konsum bestimmter Raubfisch-Arten bedenkliche Mengen an Quecksilber aufnehmen. Besonders Schwangere sollten bei ihrer Ernährung darauf achten, nicht mehrmals pro Woche Seefisch wie zum Beispiel Thunfisch zu verzehren, da hierdurch die Gesundheit der ungeborenen Kinder gefährdet werden kann. Weiterhin schreibt das UBA in seinem Mitteilungsschreiben, dass „die Belastungen der Menschen in Deutschland hauptsächlich aus Amalgam-Zahnfüllungen stammen."[164] „Neben der wichtigen Aufnahmequelle – dem regelmäßigen Konsum von quecksilberhaltigem Fisch und Meerestieren – sind Zahnfüllungen aus Amalgam von Bedeutung für die Höhe der Belastung – und dies ganz besonders bei Kindern."[165]

164 Quecksilber – Risiko für Mensch und Umwelt? | Umweltbundesamt abgerufen 2.11.23
165 Wie kommt Quecksilber in die Umwelt? | Umweltbundesamt, abgerufen 2.11.23

Toxizität
Wir unterscheiden zwischen akuter Vergiftung, die sich allgemein auf den Arbeitsplatz beschränkt, und chronischer Belastung.

- Eine **akute Vergiftung** äußert sich in Symptomen wie Pneumonie, Lungenödem, Kopfschmerzen, Polyneuropathie, ZNS-Symptome, Stomatitis, Metallgeschmack, Ösophagitis, Gastroenteritis, Nierenschäden, Tachykardie, Arrhythmien, Hypertonie.
- Bei der **chronischen Belastung** werden neurotoxische Wirkungen, insbesondere bei inhalativer Exposition verzeichnet wie Tremor, erhöhte Reizbarkeit, Gedächtnisstörungen, Verhaltensstörungen, Müdigkeit, Schlaflosigkeit, Delirium sowie Nierenschäden. Im Falle einer sehr hohen Langzeitexposition können bleibende Quecksilberablagerungen in der Linsenkapsel des Auges nachweisbar sein.

Bei Kindern sind Hautausschläge sowie Erröten, Juckreiz, Schwellungen und Tachykardie auffällig. Eine Quecksilberexposition während der Schwangerschaft kann zu Verhaltensstörungen der Kinder führen. Hohe Belastungen sind mit fötalen ZNS-Entwicklungsstörungen assoziiert. Eine Folgeerscheinung ist geistige Retardierung. Somit ist die Verwendung des quecksilberhaltigen Zahnfüllstoffs Amalgam seit dem 1. Juli 2018 bei Kindern, Schwangeren und Stillenden nur noch in Ausnahmefällen erlaubt. Das wurde in einem Beschluss des Europäischen Parlaments vom 14. März 2017 festgehalten.

Information zum Human Biomonitoring
- **Speicheluntersuchungen** zeigen ob während des Kauens ein Abrieb stattfindet. Die Speicheluntersuchung gibt keinen Hinweis auf eine systemische Belastung. Bei hohen Hg-Testwerten im Speichel, kann der Nachweis der momentanen Belastung zusätzlich im Urin erbracht werden.
- Der Nachweis von Quecksilber in einer **Fäkalprobe** indiziert, dass Hg oral aufgenommen wurde, entweder durch Nahrung oder Amalgamabrieb. Dieser Test weist nicht auf eine systemische Quecksilberbelastung.
- **Blut- oder Urinuntersuchungen** (ohne Provokation) weisen auf eine momentane Exposition.
- Der **Provokationsurin** zeigt inwieweit der jeweilig eingesetzte Chelatbildner das Quecksilber im Körper binden und ausscheiden konnte. DMPS (Dimaval©) oder DMSA sind Chelatbildner, die hierfür verwendet werden können.
- **Haaruntersuchungen** weisen auf eine Langzeitbelastung.

- **Gewebeuntersuchungen** werden medizinisch wie auch wissenschaftlich durchgeführt. Der folgende schwedische Forschungsbericht weist darauf hin, dass nach dem Inhalieren von Quecksilberdämpfen dieses toxische Metall im Rückenmark nachgewiesen wurde. Diese Studie weist auch darauf hin, dass das Inhalieren von Quecksilber durchaus ALS Symptome auslösen kann. (siehe „Patientenfall Amyotrophe Lateralsklerose ALS", S. 150)

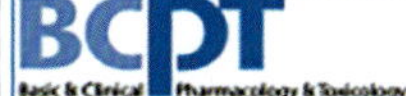

Basic & Clinical Pharmacology & Toxicology, 2012, 111, 126 132 Doi: 10.1111/j.1742 7843.2012.00872.x

Mercury in the Spinal Cord After Inhalation of Mercury

Per M. Roos[1,2] and Lennart Dencker[3]

[1]Institute of Environmental Medicine, Karolinska Institutet, Stockholm, Sweden, [2]Department of Clinical Neurophysiology, Oslo University Hospital, Oslo, Norway and [3]Division of Toxicology, Department of Pharmaceutical Biosciences, Uppsala University, Uppsala, Sweden

(Received 26 November 2011; Accepted 8 February 2012)

Abb. 10: Quecksilber im Rückenmark nach Quecksilber Inhalation

Abstrakt

Amyotrophe Lateralsklerose (ALS) befällt Vorderhornzellen des Rückenmarks und führt zu einem trägen, langsamen und stetigen Abbau der Muskelkraft, der unweigerlich zum Tod durch Atemversagen führt. ALS ist eine neurodegenerative Erkrankung. Es wurde vermutet, dass die Exposition gegenüber verschiedenen in der Umwelt verteilten Stoffen eine Neurodegeneration verursacht. Vermutet wird eine Atemwegsexposition gegenüber metallischem Quecksilber (Hg(0)) aus verschiedenen Quellen. Die Körperverteilung von metallischem Quecksilber erfolgt schnell und hängt von den Löslichkeitseigenschaften ab. Transportwege, Stoffwechsel, Ausscheidung und biologische Halbwertszeit bestimmen die toxische Wirkung. Im Jahr 1984 wurden Inhalationsexperimente durchgeführt, die zeigten, dass sich nach Inhalation Hg im Rückenmark ablagert. Die vorliegende Studie beschreibt, dass eine langfristige, niedrig dosierte respiratorische Exposition gegenüber Metallen wie Hg zur Entwicklung neurodegenerativer Erkrankungen beiträgt.[166]

166 Roos PM, Dencker L. Mercury in the spinal cord after inhalation of mercury. Basic Clin Pharmacol Toxicol. 2012 Aug;111(2):126-32..

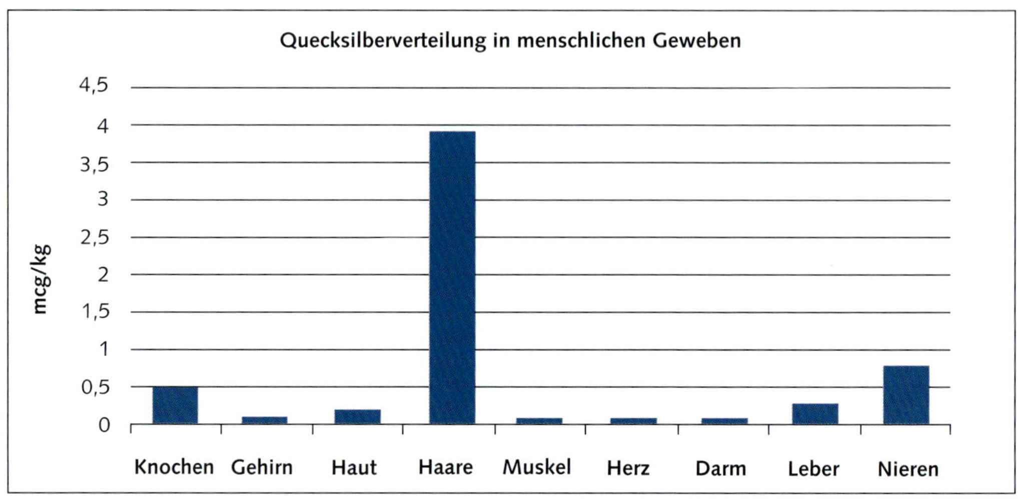

Abb. 11: Quecksilber in menschlichen Geweben
Dieses Bild verdeutlicht, dass die Hg-Ablagerung in Haaren deutlich über der von Muskeln, Knochen oder anderen Organen liegt. Wenngleich die Ablagerung von Quecksilber im Gehirn geringfügig scheint, wies der obige Forschungsbericht doch auf die Gefahr der Hg-Ablagerung in Gehirn und Rückenmark. Erhöhte Haar-Messwerte sollten als ernst zu nehmende Warnung dienen.
Quelle: Thomas L. Labor und Diagnose. Med. Verlagsgesellsch Marburg 1992: S430

Die epidemiologische Studie der Autorin von 1998–1999 zeigte, dass Quecksilberablagerungen in Haaren lediglich bei den brasilianischen Probanden unter 17 Jahren den zuständigen Referenzwert von 0,3 mcg/g überschritten. Langzeitbelastungen waren somit bei diesen Jugendlichen ersichtlich.

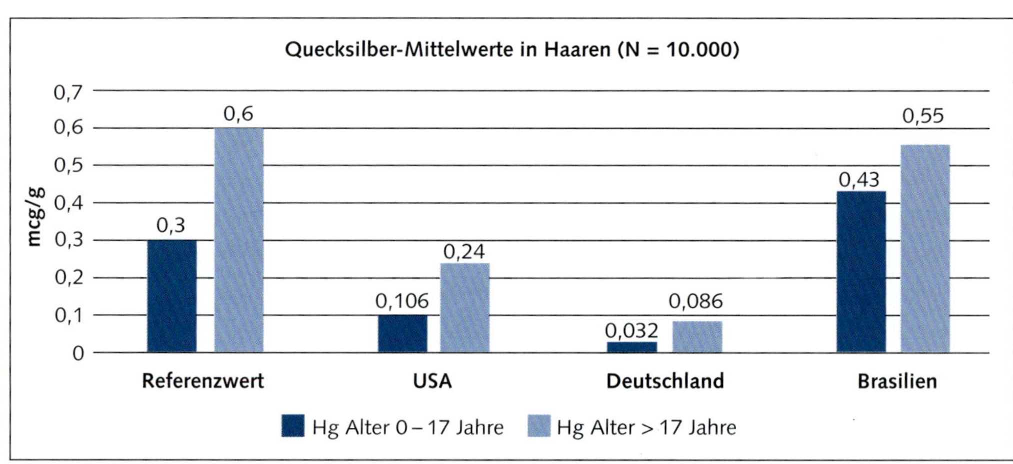

Abb. 12: Vergleich der Quecksilber Mittelwerte in Haaren verschiedener Nationalitäten und Altersgruppen

Weiterhin evaluierte die Autorin Messdaten der Jahre 2007–Mitte 2023. Das Ergebnis ist ernüchternd.

Haare (Erwachsene)
35 Prozent der Messdaten überschritten den Richtwert von 0,5 mcg/g Hg.

Kinderhaare (unter 12 Jahre)
35 Prozent der Messdaten überschritten den Richtwert von 0,3 mg/g Hg.

Nägel
34 Prozent der Messdaten überschritten den Richtwert on 0,74 mcg/g.

Speichel
61 Prozent der Messdaten überschritten den Richtwert von 3 mcg/l.

Urin (nicht provoziert)
13 Prozent der Messdaten überschritten den Richtwert von 1 mcg/g Kreatinin.

Vollblut
55 Prozent der Messdaten überschritten den UBA-Richtwert von 2 mcg/g.

Anmerkung der Autorin
Wichtig zu wissen ist, dass in Ringversuchen die Messqualität des Labors bestätigt wurde. Obige Daten zeigen, dass die Momentanexposition (Vollblut 55 Prozent) der Allgemeinbevölkerung außergewöhnlich hoch ist. Chronische Belastungen sind bei 35 Prozent der Bevölkerung anzutreffen. Die hohe Hg-Konzentration in Speichelproben (61 Prozent) ist erklärbar. Letztendlich werden Speichelproben nur dann untersucht, wenn der Verdacht auf nicht stabile Amalgamfüllungen besteht. Nur 13 Prozent der Urinproben (ohne Chelatierung) zeigten Messwerte, die über dem Richtwert liegen. Die vergleichsweise geringe Ausscheidung über das renale System kann für die erhöhten Langzeitbelastungen mitverantwortlich sein.

Forschung
Dieser Bericht evaluiert und interpretiert Haar-Quecksilberwerte. Der Autor erwähnt Literaturberichte, die Quecksilberwerte im Haar von bis zu 2.400 Mikrogramm/g beschrieben, sowie Arbeiten, die verdeutlichen, dass der Quecksilbergehalt im Haar von Personen, die keinen Fisch essen, normalerweise bei <1 mcg/g liegt. Personen, die häufig Fisch mit hohem Quecksilbergehalt konsumieren, wiesen teils sehr hohe Hg-Konzentrationen im Haar auf. Der Autor erwähnt korrekterweise, dass der Quecksilbergehalt

der Haare oft nicht mit der Quecksilberkonzentration im Blut oder den Symptomen einer Quecksilbertoxizität korreliert.[167]

Diese Forschungsarbeit ist eine Übersicht, die auf dem Datensatz von Hg im Haar aus einer Vielzahl bestehender Studien besteht, die in 44 Ländern auf der ganzen Welt durchgeführt wurden. Im Wesentlichen konzentrieren sich die Forscher der Southwest University, Chongqing in China auf die unterschiedlichen Wege der Hg-Exposition. Dabei spielen hg-belastete Lebensmittel eine Rolle, sowie der berufliche Kontakt mit Hg. Die Autoren weisen auf die erhebliche Variabilität der Hg-Expositionen bei den verschiedenen Populationen der unterschiedlichen Regionen. Die Hg-Konzentration im Haar wird durch Expositionsquellen beeinflusst.[168]

Für chinesische Umweltforscher um Prof. Jin-Ling Liu gelten Haare seit langem als zuverlässiger Biomarker für den Nachweis einer hg-Exposition. In Zusammenarbeit mit Chemikern verschiedener chinesischer Universitäten untersuchten sie die Quecksilberkonzentrationen in 14 Arten von Meeresfischen. Zusätzlich untersuchten sie den Quecksilbergehalt von 177 Haarproben, die von Küstenbewohnern in Hainan im Südchinesischen Meer stammten. Es zeigte sich, dass die Höhe der Quecksilberbelastung mit dem Verzehr von Meeresfischen korrelierte.[169]

Weitere Forschungsarbeiten zu Quecksilber in Haaren

- N. B. Al-Majed *et al.* Factors influencing the total mercury and methyl mercury in the hair of the fishermen of Kuwait Environ. Pollut.2000
- D. Babi *et al.*Some results on Hg content in hair in different populations in Albania. Sci. Total Environ 2000.
- F. J. Black *et al.*The tropical African mercury anomaly: lower than expected mercury concentrations in fish and human hair Sci. Total Environ.2011
- L. C. Chien *et al.*Hair mercury concentration and fish consumption: risk and perceptions of risk among women of childbearing age. Environ. Res. 2010

167 Nuttall KL. Interpreting hair mercury levels in individual patients. Ann Clin Lab Sci. 2006 Summer;36(3):248-61

168 Yongmin Wang, Linjun Li, Cong Yao, Xiaosong Tian, Yurong Wu, Qing Xie, Dingyong Wang. Mercury in human hair and its implications for health investigation. Current Opinion in Environm Science & Health, Volume 22, 2021.

169 Jin-Ling Liu, Xian g-Rong Xu, Shen Yu, Hefa Cheng, Jia-Xi Peng, Yi-Guo Hong, Xin-Bin Feng. Mercury contamination in fish and human hair from Hainan Island, South China Sea: Implication for human exposure. Environmental Research, Volume 135, 2014: 42-47. ISSN 0013-9351.

- S. Díez *et al.* Hair mercury levels in an urban population from southern Italy: fish consumption as a determinant of exposure Environ. Int.2008
- S. Díez *et al.* Determinants of exposure to mercury in hair from inhabitants of the largest mercury mine in the world. Chemosphere 2011
- J. Dolbec *et al* Sequential analysis of hair mercury levels in relation to fish diet of an Amazonian population, Brazil. Sci. Total Environ.2001

Ist Quecksilber (Hg) krebserregend?

Noch immer gehen die Meinungen der maßgebenden Organisationen und Forscher auseinander. In dem Buch *Cadmium and Mercury*, 2013 verlegt beí der *Royal Society of Chemistry*, schreibt Lansdale: „Derzeit gibt es keine überzeugenden Beweise aus klinischen Fällen oder epidemiologischen Studien dafür, dass das Metall krebserregend ist, es wurden jedoch Bedenken hinsichtlich der Risiken des Einatmens von Quecksilberdampf bei Zahnärzten und der Quecksilberkontamination einiger Arzneimittel geäußert. Quecksilber ist ein Neurotoxin, seine Einstufung als Neurokarzinogen ist jedoch noch nicht abschließend geklärt. Thimerosal wird immer noch als Konservierungsmittel in Impfstoffen verwendet, es wurde jedoch in begrenzt verfügbaren Studien kein krebserzeugendes Risiko festgestellt."

Laut der IARC und dem ToxFact Bericht der ATDSR (Agency for Toxic Substances and Disease Registry) vom 27.April 2022 wurde anorganisches und elementares Quecksilber als nicht krebserregend beim Menschen eingestuft. Allerdings, so der toxikologische Bericht von W. K. Lutz der Universität Würzburg, gibt es keinen Schwellenwert und keinen Unbedenklichkeitswert für Noxen wie Quecksilber.

Dagegen schreibt die die S1-Leitlinie der Deutschen Gesellschaft für Arbeitsmedizin und Umweltmedizin unter Beteiligung der Gesellschaft für Toxikologie, veröffentlicht in 2016: „Quecksilber sowie anorganische und organische Quecksilberverbindungen sind als hautresorptiv und hautsensibilisierend eingestuft und wurden von der MAK-Kommission der DFG in Kategorie 3B der krebserzeugenden Stoffe aufgenommen."

Der russische Forscher Anatoly Skalny evaluierte epidemiologische und experimentelle toxikologische Studien, die in den letzten zwei Jahrzehnten veröffentlicht wurden und einen Zusammenhang zwischen Quecksilber (Hg)-Exposition und Karzinogenese belegen. Einige epidemiologische Studien ergaben einen starken Zusammenhang zwischen der Hg-Exposition in der Umwelt sowie am Arbeitsplatz, gemessen in Blut, Zehennägeln und Haaren, dem Krebsrisiko und der Mortalität. „Nach 20 Jahren Forschung kann man Hg *nicht* als nicht krebserregenden Stoff betrachten, wohingegen spezifische Mechanismen der hg-induzierten Toxizität das Krebsrisiko erhöhen können," so die Meinung des russischen Forschers.[170]

Fallbeispiele

Alopezia areata
Bei dem kleinen Jungen wurde kreisrunder Haarausfall immer deutlicher. Der zuständige Umweltmediziner führte u. a. eine Haaranalyse an ausgefallenen Haaren durch, die auf eine deutliche Quecksilberbelastung hinwies. Daraufhin wurde ein orales Entgiftungsprogramm plus zusätzlicher Ernährungsumstellung eingeleitet. Ein halbes Jahr später sprossen die Haare wieder. Die Quecksilberbelastung des Kindes wurde auf die fischreiche Ernährung zurückgeführt. Der Junge lebt in Hongkong, seine Mutter fütterte ihm proteinreichen Fischbrei von frühester Kindheit an.

ALS – Die amyotrophe Lateralsklerose
Die amyotrophe Lateralsklerose (ALS) gehört zur Gruppe der Motoneuron-Krankheiten und gilt als eine nicht heilbare degenerative Erkrankung des motorischen Nervensystems. Das Degenerieren der Motoneurone führt zu einem erhöhten Muskeltonus (spastische Lähmung). Es kommt zu zunehmender Muskelschwäche die mit Muskelschwund einhergeht, was zu fortschreitenden und starken Einschränkungen bei den Aktivitäten des täglichen Lebens führt.
Nach einer Wirbelsäulenoperation erhielt Dragos, ein vormals sportlicher Mensch, die Diagnose ALS. Seine Ehefrau Iulia weigerte sich die schwerwiegende Diagnose anzunehmen, vertrat vehement die Meinung, dass ihr Mann mit Quecksilber vergiftet war. Die beiden leben in Rumänien und die dortigen Ärzte nahmen Iulia nicht ernst. Blutuntersuchungen waren hg-negativ. Iulia recherchierte und wandte sich letztendlich via E-Mail an die Autorin. Zu dem Zeitpunkt war der Patient bereits an den Rollstuhl gefesselt. Auf Anraten der Autorin wurde eine Haaranalyse durchgeführt, die die Vermutung Iulias bestätigte. Die Autorin vermittelte daraufhin den Patienten an einen ihr bekannten Umweltmediziner in Bulgarien. Dort wurde Dragos über Monate hinweg erfolgreich behandelt und ist längst nicht mehr im Rollstuhl. Er geht wieder schwimmen, klettern, ist körperlich fit und aktiv.

170 Anatoly V. Skalny, Michael Aschner, Marina I. Sekacheva, Abel Santamaria, Fernando Barbosa, Beatriz Ferrer, Jan Aaseth, Monica M. B. Paoliello, Joao B. T. Rocha, Alexey A. Tinkov. Mercury and cancer: Where are we now after two decades of research? Food and Chemical Toxicology, Volume 164, 2022

Depression
G. war Leistungssportler, der mit zunehmendem Alter an Depressionen litt. Ursache unbekannt. Er war nach wie vor leistungsfähig, lebte in einer guten Beziehung und hatte keinen Grund schwermütig zu sein. Ein Sportkamerad erwähnte die Haaranalyse. Die Untersuchung wurde durchgeführt; der Befund wies auf eine Quecksilberbelastung. G. begab hatte sich in die Behandlung eines Umweltmediziners, der zusätzliche Tests veranlasste, einschließlich einer Blutuntersuchung auf Quecksilber. Im Blut konnte die Exposition nicht nachgewiesen werden, wofür es eine logische Erklärung gab. Die Exposition lag Jahre zurück und wurde auf Amalgamentfernungen zurückgeführt, die vor Jahren ohne besondere Vorsichtsmaßnahmen durchgeführt worden waren. Der Umweltmediziner leitete entsprechende Entgiftungsmaßnahmen (DMPS-Chelattherapie) ein. G. wurde die Quecksilberbelastung und seine Depressionen nachhaltig los.

MCS und Fibromyalgie
Bei Maria S., 45 Jahre, wurden Multiple Chemische Empfindlichkeiten (MCS) sowie Fibromyalgie diagnostiziert. Auf Grund der oft unerträglichen Schmerzen quittierte sie ihren Dienst bei der Post. Ihre Ehe stand auf der Kippe. Neurologische Untersuchungen blieben ohne Ergebnis. Maria galt als Hypochonder, bis sie dann durch einen Podcast auf die Haaranalyse aufmerksam wurde. Sie ließ den Test in Eigenregie durchführen und zu ihrem Erstaunen zeigten sich erhöhte Quecksilber- und niedrige Selenwerte. Sie suchte eine Orthomolekulartherapeutin auf, die ihr Nährstoffinfusionen und zusätzlich Nährstoffe für die orale Einnahme verabreichte. Nach etwa 3 Monaten war ihre Schmerzempfindlichkeit wie auch die MCS deutlich reduziert.

Multiple Sklerose
Dieser Fall ist eine bleibende Erinnerung der Autorin. Vor Jahren wurde sie von der Deutschen Multiplen Sklerose Gesellschaft (DMSG) zur Teilnahme an einem Workshop eingeladen. Mit von der Partie waren MS-Patienten unterschiedlichen Krankheitsgrades, sowie verschiedene Therapeuten, darunter Physiotherapeuten. Untergebracht war die Gruppe in einem abgelegenen Gasthaus im Norden. Die Autorin führte im Einvernehmen mit den Patienten Haaranalysen durch und es zeigte sich bei einer Patientin ein erhöhter Quecksilberwert. Nach Beendigung des Workshops begab sich diese Patientin in die Behandlung eines Heilpraktikers. Dort wurde sie entgiftet. Urinproben wiesen extrem hohe Hg-Ausscheidewerte vor. Die Patientin wurde über Monate hinweg behandelt. Die MS-Symptome verschwanden.

Thallium (Tl)

Vorkommen

Thalliumverbindungen werden wegen ihrer Flüchtigkeit bei Verhüttungsprozessen anderer Metalle, bei der Zementfabrikation sowie bei der Kohle- und Müllverbrennung freigesetzt. Thalliumhaltige Flugstäube wurden in Deutschland in der Umgebung von Zementwerken gemessen. Thallium kommt auch zum Einsatz bei der Herstellung von Spezialgläsern und bei elektronischen Geräten mit Hochtemperatur-Supraleitfähigkeitsfilmen, auch Mobilfunkgeräten.[171]

Früher wurden Thalliumsalze, insbesondere Thalliumsulfat als Rodentizide zur Schädlingsbekämpfung und Thallium(I)Acetat als kosmetisches Enthaarungsmittel eingesetzt. Aus der nicht sachgerechten Anwendung dieser Präparate und deren Folgen resultierte überwiegend die gut dokumentierte Kenntnis der akuten Toxizität.

Als ubiquitäres Element lässt sich Thallium auch in Lebensmitteln, Trinkwasser und Luft in unterschiedlichen Mengen nachweisen. In Regionen fernab von erkennbaren Kontaminationsquellen sind die Gehalte sehr gering. Pflanzen nehmen Thallium über die Wurzeln auf. Höhere Bodenwerte können beispielsweise in der Nähe von Zementwerken gemessen werden. Bei der Zementherstellung gelangt thalliumhaltiger Staub in die Umwelt und gelangt so in die Nahrungskette. Laut Umweltbundesamt ist „derzeit keine Gefahr einer allgemein zunehmenden Kontamination der Umwelt durch Thallium zu erkennen".

Toxizität

Thallium und seine Verbindungen sind außerordentlich toxisch und waren vor allem in der Vergangenheit Anlass akzidenteller oder suizidaler Vergiftungen oder Mord. Heute sind diese sehr selten.

Thallium und seine Verbindungen wirken überwiegend als allgemeine Zellgifte und können Leber-, Nieren- und Nervenschäden auslösen. Thallium wird bei Aufnahme über den Magen-Darm-Trakt oder die Lungen rasch und nahezu komplett resorbiert und schnell über den gesamten Organismus verteilt. Dabei wird es leicht in Haaren gespeichert.[172] In Abhängigkeit von der Höhe der aufgenommenen Dosis treten die Symptome der Vergiftung zum Teil erst Wochen nach der Exposition auf.

171 https://www.umweltbundesamt.de/sites/default/files/medien/378/dokumente/thallium.pdf
172 Thomas L. Labor und Diagnose. Med.Verlagsgesellsch Marburg 1992: S430

Thallium durchdringt leicht biologische Membranen. Somit passiert Thallium die Blut-Hirn-Schranke, sowie die Plazentaschranke und gelangt auch in die Muttermilch.

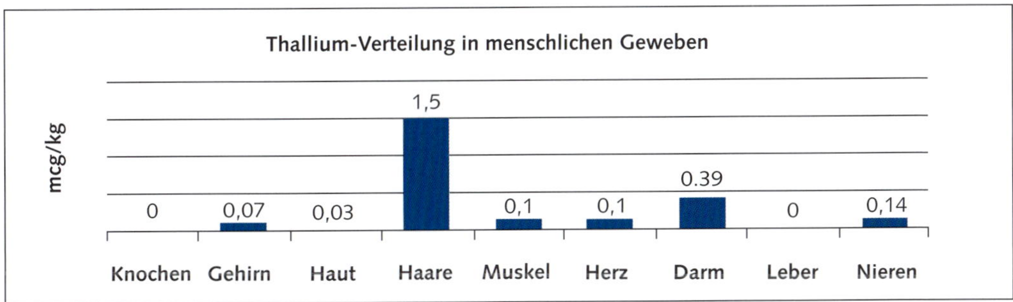

Abb. 13: Thallium Verteilung in menschlichen Geweben
Quelle: Thomas L. Labor und Diagnose. Med. Verlagsgesellsch Marburg 1992: S430

Labor und Therapie

Thallium wird hauptsächlich über Urin (etwa 2/3) und Faeces (etwa 1/3) ausgeschieden. Allerdings erfolgt die Elimination wegen des ausgeprägten enterohepatischen Kreislaufs nur sehr langsam. Durch die orale Zufuhr des Antidotum Thallii Heyl kann die Rückresorption aus dem Darm verhindert und so der enterohepatische Kreislauf unterbrochen werden. Das verschreibungspflichtige Antidotum Thallii Heyl wird zur Behandlung akuter Thalliumvergiftungen verabreicht. Wie schon erwähnt, treten diese heute sehr selten auf. Die Auswertungen der MTM-Messdaten bestätigen dies.

Urin

Der Verdacht einer Thalliumintoxikation wird labordiagnostisch hauptsächlich im nicht provozierten Urin bestimmt. Verlässliche Referenzwerte für Thallium im Urin wurden vom Umweltbundesamt erstellt, von uns intern bestätigt und übernommen. Urin ist die Probe der Wahl bei außergewöhnlichen Belastungen. Von 17.571 Urin-Messwerten lagen lediglich 45 über dem Grenzwert.

Blut

Thallium wird sehr rasch aus dem Blut eliminiert. Somit ist die Untersuchung von Thallium in Blut nur dann sinnvoll, wenn eine zeitnahe Intoxikation vorliegt oder vermutet wird. Thalliumexpositionen kommen glücklicherweise nicht mehr häufig vor. Von über 3.500 Blutproben der MTM-Datenbank waren nur zwei leicht auffällig.

Haare

Thallium wird in Haaren getestet, vor allem bei Fragestellungen der forensischen Medizin und wenn Langzeitbelastungen vermutet werden. Die Datenauswertung von nahezu 25.000 Haar-Messwerten zeigte, dass nur 0,5 Prozent der Proben leicht auffällige Th-Werte zeigten. Langzeitbelastungen sind somit heutzutage kaum ein Problem. Dies ist aus der Bekanntmachung des Umweltbundesamtes von 2005 ersichtlich: „Der Einsatz der Haaranalyse zum Nachweis von Vergiftungen z. B. durch Arsen, Selen oder Thallium erfolgt heute in der klinischen und forensischen Toxikologie nur noch selten."

Forschung

Forscher der Juntendo University Faculty of Medicine in Tokyo untersuchten ob Haaranalyseuntersuchungen im Zusammenhang mit Thalliumvergiftungen für forensische Untersuchungen nützlich sind, um die Menge und den Zeitpunkt der Thalliumexposition zu ermitteln. Zwar versuchten mehrere Studien die Verteilung von Thallium im Haar nach einer Thalliumvergiftung zu klären, jedoch hat keine keine den zeitlichen Verlauf der veränderten Thalliumverteilung untersucht. Die japanischen Forscher untersuchten Veränderungen in der Verteilung von Thallium im Haar zu verschiedenen Zeitpunkten nach der Exposition bei fünf Thallotoxikose-Patienten. Von der Polizei wurden zweimal Haarproben entnommen und zwar zu verschiedenen Zeitpunkten. Als Ergebnis der segmentierten Analyse wurde in fast allen Haarprobensegmenten eine beträchtliche Menge Thallium nachgewiesen. Das aus den Haarprobensammlungen geschätzte Datum der Thalliumexposition stimmte mit dem tatsächlichen Expositionsdatum überein. Die Forscher konnten die Bestimmung der Thalliummengen in unterteilten Haarproben bestimmen und wertvolle Informationen über die Expositionsdauer liefern.[173]

Eine andere Studie befasste sich mit dem ursprünglichen Vergiftungsprozess eines Thalliumvergiftung-Falls, der sich vor mehr als zwei Jahrzehnten in China ereignete. Mithilfe der Laserablations-Massenspektrometrie mit induktiv gekoppeltem Plasma (LA-ICP-MS) wurden Haare des Opfers vor, während und nach der Vergiftungsperiode analysiert. Die Untersuchungsergebnisse zeigten, dass der Patient etwa 4 Monate lang wiederholt Thallium ausgesetzt war, wobei gegen Ende die Giftmenge sowie die Häufigkeit der Verabreichung zunahmen. Die Thallium-Verteilungsprofile in den Proben deuteten sowohl auf chronische als auch auf akute Thalliumexpositionen hin, die gut mit den Symptomen korrelierten, die das Opfer erlitt. Diese Arbeit demonstrierte die Fähigkeit der LA-ICP-

173 Matsukawa T, Chiba M, Shinohara A, Matsumoto-Omori Y, Yokoyama K. Changes in thallium distribution in the scalp hair after an intoxication incident. Forensic Sci Int. 2018;291:230-233

MS-Analyse einen langwierigen und komplizierten Fall einer Schwermetallvergiftung zu rekonstruieren.[174]

Uran (U)

Uran ist ein Metall, dessen Isotope alle radioaktiv sind. Natürliches, in Mineralen auftretendes Uran besteht zu etwa 99,3 Prozent aus dem Isotop 238U und zu 0,7 Prozent aus 235U.

URAN U-238

Im normalen Boden und Grund- sowie Trinkwasser kommt 238U nur in geringen Mengen vor. In Deutschland findet es sich im Grundwasser in sehr unterschiedlichen Konzentrationen, je nach Bodenbeschaffenheit. In der Regel weisen deutsche Flüsse Urankonzentrationen zwischen ca. 1 und 3 µg/l auf. Die Quelle hierfür liegt in dem geogenen Aufbau der entwässerten Gebiete, z. B. können Oberflächenwässer aus Mooren höhere Urankonzentrationen enthalten. Lediglich in Ausnahmefällen sind die Urangehalte in deutschen Flüssen auf menschlichen Einfluss bzw. die Nutzung uranhaltiger Phosphatdünger und den Uranbergbau (Zwickauer Mulde) zurückzuführen.

Die größten Uranerz Reserven liegen nach Angaben der Nuclear Energy Agency (NEA) in Niger, Australien, Brasilien, Kanada, Kasachstan, Namibia, Südafrika, Russland, Ukraine, Usbekistan und den USA. Deutschlands bedeutende Lagerstätten befanden sich im Erzgebirge. Diese sind jedoch heute wirtschaftlich nicht mehr interessant. Uran ist in Spuren in Stein- und Braunkohle enthalten.

U-235 und abgereichertes Uran

Abgereichertes Uran (DU) entsteht als Abfallprodukt, wenn das radioaktive Isotop Uran-235 aus natürlichem Uranerz gewonnen wird. Als Nebenprodukt ist es reichlich vorhanden. Aufgrund seiner Radioaktivität ist es äußerst kostspielig zu entsorgen. Infolgedessen können Waffenhersteller abgereichertes Uran für minimale oder sogar keine Kosten erhalten. Aufgrund seiner außergewöhnlichen Dichte kann abgereichertes Uran zur Herstellung von Panzerpanzerungen oder zu Munition verarbeitet werden. Patronen mit abgereichertem Uran durchdringen herkömmliche Panzerungen leicht und entzünden sich beim Aufprall, wodurch das Ziel normalerweise erheblichen Schaden erleidet. Waffen mit DU werden seit 1991 in Kriegen (Kosovo, Irak, Afghanistan) eingesetzt.

174 Richard David Ash, Min He. Details of a thallium poisoning case revealed by single hair analysis using laser ablation inductively coupled plasma mass spectrometry. Forensic Science International, Vol. 292, 2018: 224-231.

Obwohl Militär und viele medizinische Experten oft behaupten, dass abgereichertes Uran keine signifikante Gefahr für die menschliche Gesundheit darstellt, kann die Substanz Böden und Wasservorräte kontaminieren. Die Weltgesundheitsorganisation hat eine Reihe von Orten in Bosnien und im Kosovo identifiziert, die saniert werden müssen.

Labor

Trinkwasser

Das Umweltbundesamt empfahl den Vollzugsbehörden seit 2004 für Uran (U) im Trinkwasser einen gesundheitlichen Leitwert von LW = 10 µg/l U (10 Mikrogramm Uran pro Liter) einzuhalten. Dieser LW schützt nach Auffassung des Umweltbundesamtes (UBA) und des Bundesinstituts für Risikobewertung (BfR) alle Bevölkerungsgruppen vor der chemisch-toxischen Wirkung. Uran wirkt auf das empfindlichste Zielorgan, die Niere.

Der Anfang 2006 vom BfR empfohlene „Säuglingswert" von 2 µg U/l ist seit 01.12.2006 als Grenzwert für abgefüllte Wässer mit der besonderen Kennzeichnung „geeignet für die Zubereitung von Säuglingsnahrung" rechtsverbindlich. Nur abgepackte Wässer (Quellwässer, Tafelwässer, natürliche Mineralwässer), in denen dieser und gleichzeitig sieben weitere „Säuglingswerte" (für Arsen, Mangan, Natrium, Nitrat, Nitrit, Sulfat, Fluorid) eingehalten wird, dürfen entsprechend beworben werden. Abgepackte Wässer ohne diese besondere Kennzeichnung können trotzdem, müssen aber nicht, zur Verwendung bei der Zubereitung von Säuglingsnahrung geeignet sein.[175]

Die MTM-Daten-Bewertung von 1968 Trinkwasseruntersuchungen zeigte bei 23 Proben einen Gesamturan-Messwert, der über dem Grenzwert von 10 mcg/lag. Der vom Labor gemessene Höchstwert lag über 300 mcg/l.

Im humanmedizinischen Bereich sind Uranbelastungen keinesfalls so selten wie erwartet. Von nahezu 25.000 Haar-Messdaten lagen 6,8 Prozent über dem Richtwert. Etwa die Hälfte davon kamen aus dem deutschsprachigen Bereich. Bei Vollblutuntersuchungen wiesen weniger als 4 Prozent auf eine Momentanexposition. Wiederum kam etwa die Hälfte der Proben aus dem deutschsprachigen Bereich.

175 Auszug aus Januar 2013: Uran (U) im Trinkwasser: Kurzbegründung des gesundheitlichen Grenzwertes der Trinkwasserverordnung1 (10 µg/l U) und des Grenzwertes für „säuglingsgeeignete" abgepackte Wässer (2 µg/l U)1 (umweltbundesamt.de)

Forschung

Geburtsfehler (kongenitale Anomalie)
Prof. Christopher Busby prüfte den Urangehalt der Haare irakischer Kinder mit angeborenen Anomalien sowie die Haare deren Eltern. Er erbrachte den Nachweis, dass die Testpersonen, die allesamt aus Fallujah, Irak stammen, nicht nur natürliches Uran^{238} (das nur leicht radioaktiv ist), sondern auch Uran^{235} im System aufweisen. In der Zusammenfassung seiner Untersuchungsergebnisse weißt Dr. Busby darauf hin, dass von den auffällig erhöhten Haarkonzentrationen vor allem angereichertes Uran mit dem Auftreten kongenitaler Anomalien in Verbindung gebracht werden kann.[176]

Urankonzentration im Haar und Urin finnischer Einwohner
Die Urankonzentrationen im Haushaltswasser, Urin und Haar von beruflich nicht exponierten finnischen Erwerbsbevölkerung wurden mittels induktiv gekoppelter Plasma-Massenspektrometrie (ICP-MS) bestimmt. Das Alter der zufällig ausgewählten Teilnehmer lag zwischen 18 und 66 Jahren. Die Urankonzentration im Haar der finnischen Erwerbsbevölkerung war um das 3–15-fache höher als die in der Literatur angegebenen Grenzwerte. Auch die Urankonzentration im Urin war entsprechend erhöht. Beides konnte mit der Urankonzentration im Trinkwasser erklärt werden. In privaten Bohrlöchern in den Granitgebieten Südfinnlands wurden außergewöhnlich hohe Konzentrationen gemessen.[177]

Uran in Trinkwasser, Urin und Haaren
Forscher des Helmholtz Zentrum München, dem Deutschen Forschungszentrum für Gesundheit und Umwelt in Neuherberg, untersuchten, ob uranhaltiges Trinkwasser zu einer erhöhten Urankonzentration in Haaren führt. Es wurde davon ausgegangen, dass zwei Ausscheidungswege, einer vom Plasmakompartiment und der andere vom Weichgewebekompartiment das Uran in Haargewebe übertragen. Ergebnisse bestätigten, dass Haaranalyse-Ergebnisse für den Nachweis einer chronischen wie auch einer akuten Exposition nach oraler Aufnahme aufschlussreich sind.[178]

176 Alaani, S., Tafash, M., Busby, C. et al. Uranium and other contaminants in hair from the parents of children with congenital anomalies in Fallujah, Iraq. Confl Health 5, 15 (2011).

177 Muikku M, Puhakainen M, Heikkinen T, Ilus T. The mean concentration of uranium in drinking water, urine, and hair of the occupationally unexposed Finnish working population. Health Phys. 2009 Jun;96(6):646-54.

178 Li WB, Karpas Z, Salonen L, Kurttio P, Muikku M, Wahl W, Höllriegl V, Hoeschen C, Oeh U. A compartmental model of uranium in human hair for protracted ingestion of natural uranium in drinking water. Health Phys. 2009 Jun;96(6):636-45.

In einer weiteren Studie verglichen Forscher der Abteilung Radiation Physics, Department of Medical and Health Sciences, der Linköping Universität in Schweden die Uran-Aufnahme von U238 und U234 durch Trinkwasser mit der Urankonzentration in Urin und Haaren. Die Ergebnisse deuten darauf hin, dass Haare als Indikator für die chronische Uranaufnahme dienen können.

Weitere potenziell toxische Elemente

Element	Haupt Verwendung	Medizinische Verwendung	Belastungssymtome
Aluminium (Al)	Legierungen beim Fahrzeugbau,im Bausektor, Maschinenbau, Verpackungen, Lebensmittel- und Kosmetikzusatz	Adjuvans in Impfstoffen, Medikamenten	Aluminiumvergiftungen treten nur bei eingeschränkter Nierenfunktion auf Bei chronischen Aluminiumbelastung kann Anämie auftreten
Barium (Ba)	Gas-, Öl- und Metallindustrie Herstellung von Glas und Vakuumröhren, Keramik, Papier und Gummi sowie in der chemischen Industrie und Pyrotechnik	Bariumsulfat als Kontrastmittel und Haftgel in der Zahmedizin	Gastrointestinale Symptome wie Erbrechen, Bauchschmerzen und wässrigen Durchfall. Je nach eingenommener Menge kann Hypokaliämie mit Muskelschwäche, Lähmung der Gliedmaßen und Atemmuskulatur sowie ventrikulären Rhythmusstörungen autreten
Gallium (Ga)	Halbleiterindustrie	Calcium-Resorption-Inhibitor bei Krebstherapie. Szintigraphie	Stört die Eisenhomöostase
Germanium (Ge)	Antennen- und Hochfrequenztechnik	Spirogermanium-Supplement, chem. Carboxyethylgermanium-Sesquoxid, Ge-132 gilt als schädlich	Vergiftungen traten nur nach erhöhter Einnahme von Germanium als Nahrungsergänzungsmittel auf. Erste Symptome sind dabei Appetitlosigkeit, Gewichtsverlust, Erschöpfungszustände und Muskelschwäche. Darauf folgen Funktionsstörungen der Niere, bis hin zum Nierenversagen.
Gold (Au)	Schmuck, Kunst, Münzen	Dentalmaterial, früher Antirheumatikum	gastrointestinale Störungen, Geschmacksstörungen, Schleimhautentzündungen, Störungen des blutbildenden Systems, Hautreaktionen, Proteinurie, Hämaturie und Lebererkrankungen

Element	Haupt Verwendung	Medizinische Verwendung	Belastungssymtome
Silber (Ag)	Photoindustrie, zum Versilbern, zur Herstellung unauslöschlicher Tinte, Herstellung antibakterieller Kleidung. In Kaffeeautomaten, Wasserfiltergeräten, Schwimmbädern oder Whirlpools	Kolloidales Silber (dessen Wirksamkeit umstritten ist). Silberalginate zur Wundbehandlung	Agyrie bei Langzeitexposition
Strontium (Sr)	Elektro- und Elektronikindustrie (als Bestandteil von Leuchtstoffen, Batterien, elektrischen Kondensatoren und optischen Geräten), der Glasindustrie, metallverarbeitenden Industrie, der Pyrotechnik	In Zahncremes als Strontiumchlorid. . Früher als Strontiumranelat zur Osteoporose-Therapie Der Arzneistoff wurde 2017 in Deutschland vom Markt genommen.	Kann den Calciumstoffwechsel stören
Titan (Ti)	Luft- und Raumfahrtindustrie, Auto- und Schifffahrtsindustrie, Schmuck und Glasherstellung etc. Als Titandioxid als Weißmacher in Kosmetika, Nahrung + Nahrungssupplementen	Titanlegierungen werden in chirurgischen Instrumenten, in Implantaten wie Knochen- und Gelenkersatz, Zahnimplantaten, Kiefer- und Gesichtsbehandlungen, kardiovaskulären Geräten usw. verwendet	Verdacht auf genotoxische Wirkung des Titandioxids
Wolfram (W)	Wolfram wird zur Herstellung von Hartmetall-Werkzeugen und Waffensystemen eingesetzt. Reines Wolfram wird in Glühlampen und in Leuchtstofflampen, als Elektrode in Gasentladungslampen, in Elektronenröhren wie auch für Schmuck verwendet.	Wird in der Röntgendiagnostik sowie Rastertunnelmikroskopie eingesetzt	Nach dem derzeitigen Wissensstand gelten Wolfram und seine Verbindungen als physiologisch unbedenklich
Zirkonium (Zr)	Zur Herstellung von Hochleistungskeramik (Oxidkeramik) und als künstlicher Edelstein als Schmuck und in der Optik verwendet. Für Klingen sogenannter Keramikmesser. In der Pyrotechnik dient Zirkoniumpulver zur Herstellung von Leuchtkugeln und Leuchtspurmunition, sowie als Hüllmaterial für Kernbrennstoffe in Brennelementen von Kernreaktoren	Zirconium(IV)-oxid-Keramik wird zur Herstellung von Hüftgelenksimplantaten und Teleskopprothesen, sowie im Rahmen kieferorthopädischer Behandlungen zur Herstellung von Brackets für festsitzende Apparaturen angewendet.	Gering toxisch. Lösliche Zirkoniumverbindungen weisen bei inhalativer Aufnahme eine höhere Toxizität auf

Tab. 5: Physiologie weiterer Metalle

Aluminium (Al)

Aluminium gilt als unedles Leichtmetall, das nach Sauerstoff und Silizium als dritthäufigstes Element der Erdkruste bezeichnet wird. Haupteinsatzgebiete von Aluminium und seinen Legierungen sind der Fahrzeugbau, der Bausektor, der Maschinenbau und Verpackungen. Heute ist Aluminium nach Stahl der zweitwichtigste Werkstoff. Das folgende Bild zeigt, dass die Produktion seit 1900 drastisch angestiegen ist.[179]

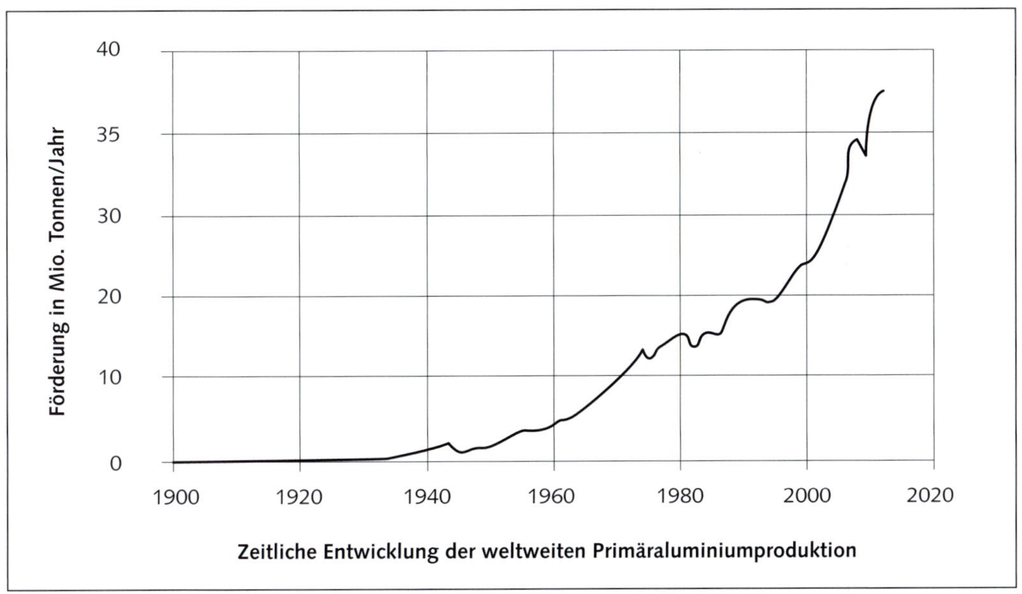

Abb. 14: Anstieg der weltweiten Aluminiumproduktion *Quelle: Institut für seltene Erden*

Das hat zur Folge, dass Mensch, Tier und Pflanzen immer mehr mit Aluminium in Kontakt sind. Aluminiumabhängige Reaktionen sind bei Säugetieren bekannt, umstritten ist die Toxizität dieses Elements.

Gewebeuntersuchungen zeigen, dass Aluminium in menschlichen Geweben gut verteilt ist.[180]

179 Aluminium Preise, Vorkommen, Gewinnung und Verwendung I Institut für seltene Erden und Metalle (institut-seltene-erden.de)

180 Thomas L. Labor und Diagnose. Med.Verlagsgesellschaft Marburg 1992:S.430

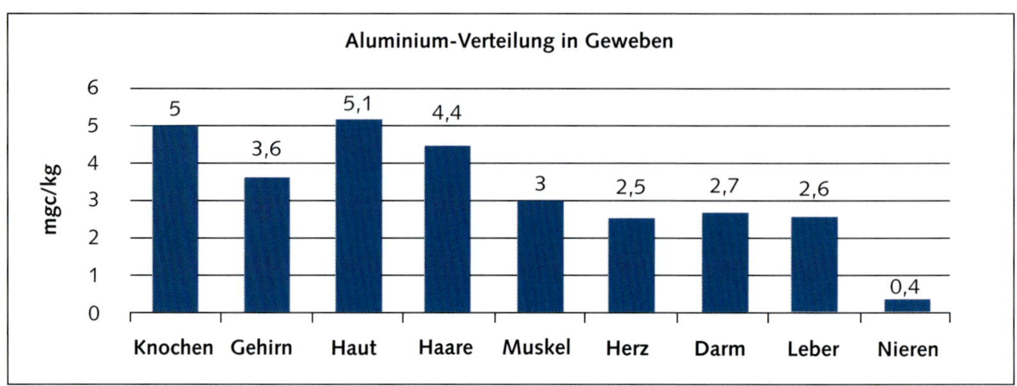

Abb. 15: Aluminiumverteilung in menschlichen Geweben
Quelle: Thomas L. Labor und Diagnose. Med. Verlagsgesellsch Marburg 1992: S430

Wenngleich Aluminium praktisch in allen Geweben vorhanden ist, kommt ihm nach heutiger Kenntnis keine biologische Bedeutung zu.

Heute sind Menschen, vor allem Kinder und Jugendliche, zunehmend Aluminium und seinen Verbindungen ausgesetzt. Aluminium befindet sich in unserer Nahrung, einer Vielzahl von Kosmetika, Medikamenten und vielem mehr. Die höhere Stoffwechselrate des jugendlichen Körpers ist möglicherweise ein weiterer Grund für die vermehrte Aufnahme und Gewebeablagerung. Interessanterweise berichtete das Umweltbundesamt 2012, dass Säuglingsersatznahrung teils hohe Aluminiumkonzentrationen aufweist. Es wurde darauf hingewiesen, dass Säuglinge und Frühgeborene besonders empfindliche Personengruppen sind. Deshalb sollte nur Säuglingsnahrung in den Verkehr gebracht werden, „die im fertigen Produkt einen so geringen Aluminiumgehalt hat, dass der Verzehr der Säuglingsnahrung zumindest nicht zu einer Überschreitung des TWI (Tolerable Weekly Intake) führt."

Wissenschaftler der Europäischen Behörde für Lebensmittelsicherheit (EFSA) haben die Sicherheit von Aluminium in Lebensmitteln bewertet und eine tolerierbare wöchentliche Aufnahme (TWI) von 1 Milligramm Aluminium pro Kilogramm Körpergewicht festgelegt.[181]

181 Aluminiumgehalte in Säuglingsanfangs- und Folgenahrung. Aktualisierte Stellungnahme Nr.012/2012. BfR 20.April 2012.

Forschung: Aluminium in Haargeweben
In den Jahren 1997–1998 untersuchte die Autorin in Zusammenarbeit mit dem brasilianischen Pathologen Prof. Dr. Povoa etwa 10.000 Haarproben von Menschen unterschiedlicher Altersklassen. Die Aluminiumbelastung Jugendlicher zeigte sich weitaus höher ist als die von Erwachsenen. Erstaunlicherweise schneiden amerikanische Jugendliche besser ab als deutsche und brasilianische.

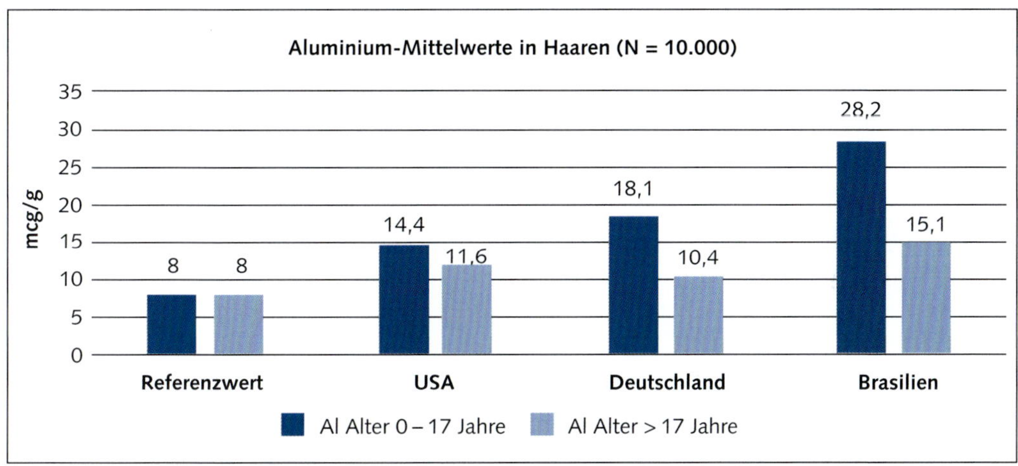

Abb. 16: Aluminium in Haargeweben: 1997–98

Toxikinetik
Gesunde Menschen scheiden Aluminium, selbst nach Einnahme relativ hoher Mengen (1–4 Gramm pro Tag) problemlos über die Nieren aus. Somit treten Aluminiumvergiftungen nur bei eingeschränkter Nierenfunktion auf.

Bei einer chronischen Aluminiumbelastung tritt häufig Anämie auf, denn Aluminium besetzt dieselben Speichereiweiße wie Eisen. Auch Arthritis wird in der Literatur vielfach erwähnt. Bei eingeschränkter Nierenfunktion führt die Aufnahme von Aluminium zu progressiver Enzephalopathie (Gedächtnis- und Sprachstörungen, Antriebslosigkeit und Aggressivität) und zu fortschreitender Demenz. Dies wurde in den 1970er Jahren bei langjährigen Hämodialyse-Patienten mit starker Aluminiumzufuhr beobachtet („Dialysis Encephalopathy Syndrome").

Laut einer Studie des Bundesinstituts für Risikobewertung (BfR) besteht im Allgemeinen kein Alzheimer-Risiko durch den Gebrauch aluminiumhaltiger Bedarfsgegenstände; jedoch sollten vorsorglich saure Speisen nicht in Aluminiumtöpfen oder -folie aufbewahrt werden.[182]

Neue Studien zeigen, dass die Aluminiumaufnahme über die Haut unwahrscheinlich ist. Somit ist es auch unwahrscheinlich, dass aluminiumhaltige Deodoranzien gesundheitlichen Beeinträchtigungen verursachen.[183] Inwieweit Aluminium in Lebensmittel-Zusatzstoffen gesundheitliche Auswirkungen verursacht, wird derzeit untersucht. Lambert und Kollegen berichten, dass in Naturvölkern das Essen aluminiumreicher Erde während der Schwangerschaft zu Gehirnschädigungen bei ungeborenen Kindern führte.[184]

Bedacht werden sollte, dass bei einem Element wie Aluminium, das ubiquitär in unserem Umfeld vorhanden ist, meist mehrere Quellen für eine Exposition sorgen.

Labor

Blut

Der Referenzbereich für Aluminium in Vollblut liegt bei <30 µg/l. Für Serum gilt der Grenzwert von 5µg/l. Bei Blutwerten über 200 µg/l ist mit Toxizität zu rechnen.

Als Untersuchungsmaterial wird Serum genannt. Prof. L. Thomas in seinem Buch Labor und Diagnose weist darauf hin, dass „bei Blutentnahme, Serumgewinnung und Probenvorbereitung Kontamination durch ubiquitär vorhandenes Aluminium zu vermeiden ist." Auch weist der Labormediziner darauf hin, dass Serumwerte die Gesamtbelastung nur sehr unvollkommen widerspiegeln, da insbesondere bei eingeschränkter Nierenfunktion die Ablagerung von Al in den Knochen und an den Gefäßen (insbesondere des Zentralnerven Systems) nicht direkt mit den Serumkonzentrationen korreliert.[185]

182 Bundesinstitut für Risikobewertung (Hrsg.): Keine Alzheimer-Gefahr durch Aluminium aus Bedarfsgegenständen. 22. Juli 2007

183 Stellungnahme 030/2020 des BfR vom 20. Juli 2020

184 Veronique Lambert, Rachida Boukhari, Mathieu Nacher, Jean-Pierre Goullé, Estelle Roudier, Wael Elguindi, Annie Laquerrière, Gabriel Carles:Plasma and Urinary Aluminum Concentrations in Severely Anemic Geophagous Pregnant Women in the Bas Maroni Region of French Guiana: A Case-Control Study, The American Journal of Tropical Medicine and Hygiene, 5. November 2010, 83(5), Seiten 1100–1105

185 Thomas L. Labor und Diagnose. Med. Verlagges. Marburg 1992: S431

Urin

Laut Information des Bundesumweltamtes liegt der vorläufige Referenzwert für Aluminium in nicht provoziertem Urin bei **<15 µg/l.** Bei beruflich exponierten Personen besteht ein Zusammenhang zwischen der externen inhalativen Al-Belastung und der renalen Al-Ausscheidung.

Der biologische Arbeitsstoff-Toleranzwert liegt bei 50 µg Aluminium/g Kreatinin im Urin. Bei Aluminiumschweißern und Arbeitern der Aluminiumindustrie wurden erst bei Konzentrationen von 100 µg Al/g Kreatinin Kreatinin im Urin Leistungsabnahmen in neuropsychologischen Tests (Aufmerksamkeit, Lernen, Gedächtnis) festgestellt. Manifeste Enzephalopathien mit Demenz fanden sich nicht. Von über 17.000 Messwerten der MTM-Datenbank, die von nicht provoziertem Urin erzielt wurden, überschritten etwa 16 Prozent den vorgegebenen Richtwert. Inwieweit die erhöhten Messwerte auf eine Kontaminierung bei der Probenahme zurück zuführen sind, ist nicht bekannt. Die Möglichkeit besteht, dass Proben vor dem Versand an das jeweilige Labor verunreinigt wurden. Durch kontrollierte Qualitätsabsicherungen wird die Messqualität bestätigt.

Gewebe

Der menschliche Körper scheidet Aluminium größtenteils aus, doch ein Bruchteil des Leichtmetalls kann zurückgehalten werden. Aluminium wird vornehmlich in Knochen, Muskeln, Haaren, Gehirn und Leber abgelagert. Forschung zeigt, dass in Gehirnen von Alzheimer-Patienten erhöhte Aluminiumgehalte nachgewiesen wurden. Ob dies die Ursache der Alzheimer-Pathologie ist, wurde bisher nicht ausreichend geklärt.

Haar (Erwachsene)

Von nahezu 25.000 Haarproben der MTM-Datenbank zeigte sich bei etwa 18 Prozent ein auffälliger Aluminium-Messwert.

Kinderhaare (bis 12 Jahre)

Von 5.840 Haar-Messwerten zeigten 51 Prozent einen auffälligen Messwert.

Anmerkung

Nachdem der Waschprozess bei der Probenaufbereitung von Haaren externe Verunreinigungen beseitigt, scheint der hohe Prozentsatz an Aluminium das Resultat von Langzeitbelastungen. Das bedeutet, dass der Organismus nicht ausreichend ausscheiden konnte.

Trinkwasser

Die TrinkWaV setzt einen Grenzwert von Aluminium im Trinkwasser von 0,2 mg (200 µg) pro Liter fest. Das Österreichische Bundesministerium für Gesundheit teilte dazu 2014 mit: „Unter dem Gesichtspunkt der Vorsorge raten ExpertInnen, es solle mit hoher Priorität dafür gesorgt werden, die zulässigen Grenzwerte für Aluminium im Trinkwasser auf zumindest <100 µg/l abzusenken und dies auch durch Kontrollen zu überprüfen, insbesondere für ältere Personen, bei denen ein erhöhtes Risiko für Alzheimer-Erkrankungen besteht".

Von 1968 Wasseruntersuchungen wurde bei 22 Proben ein Messwert über 200 µg/l festgestellt. Bei 39 Proben zeigte sich ein Messwert über 100 µg/l. (MTM Daten 2023)

Forschung

Brustkrebs

Die Datenlage zur Kanzerogenität ist kontrovers. Die britische Forscherin Phillipa R. Darbre der Universität Reading verwies in verschiedenen Arbeiten auf die potenziell karzinogene Funktion von Aluminium. Es wird vermutet, dass Aluminium zu genomischer Instabilität und unangemessener Proliferation in menschlichen Brustepithelzellen führt und die Migration und Invasion menschlicher Brustkrebszellen verstärkt.[186, 187]

Alzheimer Demenz (AD)

Die kanadische Forscherin Lucija Tomljenovic setzte sich mit dem Thema Alzheimer und Aluminium kritisch auseinander. Sie berichtete wie folgt:

- sehr geringe Mengen an Al sind erforderlich, um Neurotoxizität hervorzurufen, und dieses Kriterium wird durch die Aufnahme von Al über die Nahrung erfüllt.
- Al nutzt verschiedene Transportmechanismen, um Gehirnbarrieren aktiv zu überwinden,
- die schrittweise Aufnahme kleiner Mengen von Al begünstigt im Laufe des Lebens die selektive Anreicherung im Gehirngewebe.
- seit 1911 haben experimentelle Beweise wiederholt gezeigt, dass eine chronische Al-Exposition neuropathologische Merkmale der Alzheimer Demenz verursacht.

186 Darbre PD. Aluminium and the human breast. Morphologie. 2016 Jun;100(329):65-74

187 Darbre PD, Mannello F, Exley C. Aluminium and breast cancer: Sources of exposure, tissue measurements and mechanisms of toxicological actions on breast biology. J Inorg Biochem. 2013 Nov;128:257-61.

Tomljenovic vertritt die Meinung, dass falsche Vorstellungen über die Bioverfügbarkeit von Aluminium hinsichtlich seiner Bedeutung für die Pathogenese von AD in die Irre geführt haben könnten. Die Hypothese, dass Al erheblich zur Alzheimer-Krankheit beiträgt, basiert auf sehr soliden experimentellen Beweisen und sollte nicht verworfen werden, so die Forscherin. Sie plädiert dafür, dass Maßnahmen ergriffen werden, um die Exposition des Menschen gegenüber Al zu verringern.[188]

Neurologische Erkrankungen
Die Rolle von Aluminium bei der Pathogenese mehrerer neurologischer Erkrankungen bleibt umstritten. Um den Grundrahmen für zukünftige Studien zu schaffen, überprüften polnische Forscher der Universität Lublin Literaturberichte von 1976–2022 zur Al-Toxikokinetik und seiner Rolle bei der Alzheimer-Krankheit (AD), der Autismus-Spektrum-Störung (ASD), der Alkoholkonsumstörung (AUD), der Multiplen Sklerose (MS) und der Parkinson-Krankheit (PD) sowie der Dialyse-Enzephalopathie (DE). Sie vertreten die Meinung, dass trotz schlechter Absorption die größte Menge an Al über die Nahrung, das Trinkwasser und die Inhalation über die Schleimhäute in den Organismus gelangt. Impfstoffe führen vernachlässigbare Mengen an Al in den Organismus ein, während die Daten zur Hautabsorption begrenzt sind und weiterer Untersuchungen bedürfen. Bei den oben genannten neurologischen Krankheiten zeigt die Literatur vielfach eine übermäßige Al-Anreicherung im Zentralnervensystem sowie epidemiologische Zusammenhänge zwischen einer höheren Al-Exposition und neurologischen Erkrankungen.[189]

Barium (Ba)

Bariumverbindungen werden unter anderem in der Gas- und Ölindustrie, der Metallindustrie, bei der Herstellung von Glas und Vakuumröhren, Keramik, Papier und Gummi sowie in der chemischen Industrie und Pyrotechnik eingesetzt. Wegen seiner hohen Dichte eignet sich Bariumsulfat (BaSO4) als Reaktor-Ummantelungsmaterial.

188 Tomljenovic L. Aluminum and Alzheimer's disease: after a century of controversy, is there a plausible link? J Alzheimers Dis. 2011;23(4):567-98.

189 Bryliński Ł, Kostelecka K, Woliński F, Duda P, Góra J, Granat M, Flieger J, Teresiński G, Buszewicz G, Sitarz R, Baj J. Aluminium in the Human Brain: Routes of Penetration, Toxicity, and Resulting Complications. Int J Mol Sci. 2023 Apr 13;24(8):7228.

Vorkommen

Barium gelangt durch Verwitterung von Gesteinen in die Umwelt. Durch Bioakkumulation kann Barium sich in tierischen und pflanzlichen Geweben anreichern. Barium findet sich, je nach geologischer Bedingung, in unterschiedlichen Mengen in Gewässern und im Boden. Der Grenzwert für Trinkwasser liegt laut der deutschen Trinkwasserverordnung bei 1 mg/l.

Funktion

Barium stört den Kaliumhaushalt. In hohen Konzentrationen blockiert Barium die passiven Kaliumkanäle in der Zellmembran der Muskelzellen, so dass Kalium die Muskelzellen nicht mehr verlassen kann. Die Natrium-Kalium-ATPase pumpt jedoch unvermindert Kalium in die Zellen, was den Kaliumspiegel im Blut senkt. Hypokaliämie ist die Folge.

Medizin

Bariumsulfat wird bei oraler Einnahme nicht absorbiert. Die Elimination erfolgt vor allem über den Darm, nur zu 3 Prozent über die Nieren. Bariumsulfat gilt auf Grund seiner Unlöslichkeit als nichttoxisch und wird somit als Röntgenkontrastmittel eingesetzt. Unter gewissen Bedingungen darf dieses Kontrastmittel jedoch nicht zur Behandlung des Gastrointestinaltrakts verabreicht werden, z. B. bei Darmkrebs. In der Zahnmedizin findet Bariumsulfat Verwendung in Haft Gels. Unabhängig davon kam in der Zahnmedizin die Technik auf, Zahnfüllungen mit Bariumsalzen sichtbar zu machen, was auch in den verbindlichen Leitlinien der Zahnheilkunde verankert wurde. Problematisch scheint aber die Bindung des Bariums an die verwendeten Zahnzemente zu sein.[190]

Toxizität

Bariumsalze wie Bariumchlorid sind toxisch. Bereits die Einnahme von 1–4 g wasserlöslichem Bariumchlorid kann tödlich sein. Vergiftungen durch Barium beruhen häufig auf der Verwechslung von ungiftigem Bariumsulfat mit löslichen Bariumsalzen. Bestimmte Formen von Barium (z. B. Bariumcarbonat oder Bariumfluorid) können gastrointestinale Symptome wie Erbrechen, Bauchschmerzen und wässrigen Durchfall auslösen. Innerhalb von 1–4 Stunden nach der Einnahme kann es, je nach eingenommener Menge, zu einer starken Hypokaliämie und allgemeiner Muskelschwäche kommen, die zu einer Lähmung der Gliedmaßen und der Atemmuskulatur führen kann. Eine durch Bariumtoxizität hervorgerufene Hypokaliämie kann zu ventrikulären Rhythmusstörungen führen.[191]

190 Straube R, Donate H-P. Bariumintoxikationen in der klinischen Umweltmedizin: Klinik, Labor und Therapie. umwelt · medizin · gesellschaft 2013; 26(3): 194-197

191 Agency for Toxic Substances and Disease Registry. Toxicological Profile for Barium and Barium Compounds[online]. 2007.

Labor und Forschung
Der Nachweis einer akuten und momentanen Bariumexposition erfolgt in Blut. Urin weist auf die renale Eliminierung. Stuhluntersuchungen auf die gastrointestinale Ausscheidung. Die Haaranalyse erbringt den Nachweis der Langzeitbelastung.

Die Messungen, die die Autorin 2023 an 24.955 Haarproben durchführte, wiesen bei knapp 6 Prozent auf eine Langzeitexposition. Bei nur einer von fast 2.000 Wasserproben wurde ein bedenklicher Bariumwert notiert.

Blei und Barium im Haar der Landbevölkerung, verursacht durch Wasserverschmutzung in den Thar Jath-Ölfeldern im Südsudan
In den Ölfeldern von Thar Jath im Südsudan wurde eine zunehmende Trinkwasser-Unverträglichkeit bei der Bevölkerung und ein Anstieg der Tiersterblichkeit beobachtet. Zum Nachweis einer möglichen Schwermetallbelastung wurde die Haaranalyse eingesetzt. Haarproben von Freiwilligen wurden aus vier Gemeinden mit unterschiedlicher Entfernung vom Zentrum des Ölfeldes auf insgesamt 39 Elemente analysiert. Bei Blei und Barium wurden sehr hohe Konzentrationen festgestellt und als eine Gesundheitsgefährdung beurteilt. Die Bleikonzentration nahm mit abnehmender Entfernung vom Ölfeld stetig zu. Messwerte lagen im gleichen Bereich wie in hochkontaminierten Bergbauregionen im Kosovo, China oder Bolivien. Die Stoffe in Bohrschlämmen Baryt (BaSO4) und Bleiglanz (PbS) wurden als Quellen für die Trinkwasserverschmutzung und die hohen Haarwerte angesehen.[192]

Vergleich der Arsen- und Bariumkonzentration in Brunnenwasser und HumanProben
Gesundheitsrisiken für Trinkwasser aus Brunnen sind ein weltweites Problem. Japanische Forscher verglichen Barium- sowie Arsenkonzentrationen des Trinkwassers mit Humanproben von Bewohnern in Jessore, Bangladesh. Es wurde eine signifikante Korrelation der Arsen- und Bariumwerten im Brunnenwasser und den Messwerten in menschlichen Urin-, Zehennagel- und Haarproben beobachtet.[193]

192 Fritz Pragst, Klaus Stieglitz, Hella Runge, Klaus-Dietrich Runow, David Quig, Robert Osborne, Christian Runge, John Ariki. High concentrations of lead and barium in hair of the rural population caused by water pollution in the Thar Jath oilfields in South Sudan. Forensic Science International. 2017, Vol 274:99-106

193 Masashi Kato, Kumasaka MY, Ohnuma S, Furuta A, Kato Y, Shekhar HU, et al. Comparison of Barium and Arsenic Concentrations in Well Drinking Water and in Human Body Samples and a Novel Remediation System for These Elements in Well Drinking Water. PLoS ONE 2013; 8(6): e66681

Gallium (Ga)

Gallium gehört zur Gruppe 13 des Periodensystems und verhält sich ähnlich wie die anderen Metalle dieser Gruppe (Aluminium, Indium und Thallium).

Funktion und Wirkung

Gallium ist ein Calciumresorptionshemmer. Gallium (III)-nitrat wird in der Medizin zur Behandlung von Hyperkalzämie in der Krebsbehandlung verwendet. Es agiert dabei als Calcium-Resorption-Inhibitor. Seit langem ist bekannt, dass sich Gallium im Skelettgewebe konzentriert. Es gibt mehrere medizinisch nützliche Gallium-Radionuklide, die sowohl bei der Szintigraphie als auch bei der Therapie von Krankheiten einen umfangreichen Beitrag geleistet haben.

Gallium-67 wurde ursprünglich als knochenbildgebendes Mittel verwendet und wird manchmal noch zur Beurteilung von Infektionen verwendet. Jahrelang wurde Ga-67 vor allem bei der Beurteilung von Lymphomen eingesetzt. Heute gilt Ga-67 für die Tumor-Bildgebung als relativ veraltet.

Gallium-67 hat eine physikalische Halbwertszeit von 78,3 Stunden, zerfällt und emittiert Gammastrahlung. Obwohl seine Bioverteilung komplex ist, hat Ga-67 ein ähnliches biologisches Verhalten wie Eisen. Bei intravenöser Injektion wird das meiste 67Ga sofort an Plasmaproteine, hauptsächlich Transferrin, gebunden. Während der ersten 12–24 Stunden erfolgt die Ausscheidung aus dem Körper hauptsächlich über die Nieren, wobei 15–25 Prozent der verabreichten Dosis nach 24 Stunden ausgeschieden wird. Nach dieser Zeit gilt der Darm als Hauptausscheidungsweg.[194, 195]

Gallium-69 Sesquioxid (Gallium-69) ist das stabile (nicht radioaktive) Isotop von Gallium. Es kommt sowohl natürlich vor und wird auch durch Spaltung produziert.

Labor

Weniger als 5 Prozent der Haarproben, die von der Autorin zwischen 2007 und Mitte 2023 untersucht wurden, zeigten Messwerte, die den Richtwert überschritten.

194 **Gallium-67 Tumor Imaging** in Oncology In; Nuclear Medicine (Fourth Edition), 2014
195 Gallium: Indications, Side Effects, Warnings – Drugs.com

Forschung

Gallium, Immunstimulation und Apoptose
Gallium wird häufig in der Halbleiterindustrie und im medizinischen Bereich verwendet. Biologisch gesehen ist Gallium in der Lage, den Eisenstoffwechsel zu unterbrechen. Die medizinischen Forscher aus Taiwan zeigten, dass eine Galliumexposition das menschliche Immunsystem beeinträchtigt. Der Zweck dieser Studie bestand darin, die biologischen In-vitro-Effekte verschiedener Galliumkonzentrationen auf kultivierte menschliche mononukleäre Zellen des peripheren Blutes (PBMCs) im Hinblick auf Zellwachstum, Zytokinfreisetzung und Apoptose-Induktion zu untersuchen. Die Ergebnisse zeigten, dass bereits niedrige Konzentrationen die zelluläre Freisetzung von Tumornekrosefaktor-α, Interleukin-1β und Interferon-γ in vitro als auch in vivo verstärkten. Im Gegensatz dazu induzierten hohe Galliumkonzentrationen (50–100 µg/ml) Apoptose.[196]

Gallium und Eisen

Gallium hat die gleichen chemischen Eigenschaften wie Eisen. Studien haben gezeigt, dass Verbindungen auf Galliumbasis eine potenzielle therapeutische Wirkung gegen bestimmte Krebsarten und infektiöse Mikroorganismen haben. Durch seine Funktion als Eisen-Mimetikum stört Gallium eisenabhängige Proliferationsprozesse in Tumorzellen. Gallium stört die Eisenhomöostase, was zu einer Störung der Ribonukleotidreduktase, der Mitochondrienfunktion und der Dysregulation der Transferrinrezeptor und Ferritin führt. Darüber hinaus stimuliert Galliumnitrat einen Anstieg der mitochondrialen reaktiven Sauerstoffspezies in Zellen, was eine Hochregulierung von Metallothionein und Hämoxygenase-1 auslöst. Die antiinfektiöse Wirkung von Gallium gegen Bakterien und Pilze resultiert aus der Störung der mikrobiellen Eisenverwertung durch Mechanismen, zu denen die Herunterregulierung der bakteriellen Eisenaufnahme gehören.[197]

Germanium (Ge)

Germanium wurde erstmals am 6. Februar 1886 nachgewiesen. Dieses Spurenelement ist nicht lebensnotwendig und biologische Funktionen sowie Mangelerkrankungen sind nicht bekannt und bewiesen. Es gibt nur wenige Studien über Germanium, seine Funktion und Wirkung.

196 Kee-Lung Chang, Wei-Ting Liao, Chia-Li Yu, Cheng-Che E Lan, Louis W Chang, Hsin-Su Yu. Effects of gallium on immune stimulation and apoptosis induction in human peripheral blood mononuclear cells. Toxicology and Applied Pharmacology, 2003. Vol 193, Issue 2: 209-217

197 Christopher R. Chitambar, Gallium and its competing roles with iron in biological systems. Biochimica et Biophysica Acta (BBA) – Molecular Cell Research. 2016;Vol 1863, 8: 2044-2053,

Geringe Spuren von Germanium sind in Bohnen, Tomatensaft, Austern, Thunfisch und Knoblauch enthalten. Gemäß der europäischen Richtlinie 2002/46/EG zur Angleichung der Rechtsvorschriften der Mitgliedstaaten über Nahrungsergänzungsmittel soll Germanium nicht in Nahrungsergänzungsmitteln verwendet werden. In vielen Ländern der EU, die ihre nationalen Rechtsvorschriften bereits angeglichen haben, so auch Deutschland und Österreich, ist daher der Zusatz von Germanium als Mineralstoffquelle in Nahrungsergänzungsmitteln nicht erlaubt.

Bioverfügbarkeit und Metabolismus

Germanium wird bei oraler Aufnahme sehr leicht vom Körper aufgenommen und verteilt sich dabei über das gesamte Körpergewebe, vornehmlich in den Nieren und der Schilddrüse. Germanium wird im Wesentlichen über den Urin ausgeschieden.[198] Zusätzlich findet die Ausscheidung über Galle und Fäzes statt.

Toxizität

Germanium ist wenig toxisch und Vergiftungen bei Menschen traten bisher nur nach erhöhter Einnahme von Germanium als Nahrungsergänzungsmittel auf. Erste Symptome sind dabei Appetitlosigkeit, Gewichtsverlust, Erschöpfungszustände und Muskelschwäche. Darauf folgen Funktionsstörungen der Niere, bis hin zum Nierenversagen.

Das als Spirogermanium bezeichnete Carboxyethylgermanium-Sesquoxid, Ge-132 wurde von dem japanischen Arzt Dr. Kazuhito Asai zunächst an Tieren und später in seiner Tokyo Klinik getestet. In seinem Buch „Miracle Cure: Organic Germanium" berichtet er, dass diverse Krankheiten gut auf Germanium-132 reagierten. Darunter befänden sich Leber-Dysfunktion, chronische Hepatitis und verschiedene Arten von Krebs, einschließlich Leukämie. Laut seinen Publikationen seien Verbesserungen oft sehr schnell und dramatisch erfolgt. Ebenso hätten Hypertoniker und Patienten mit Herzkrankheiten gut auf hohe Mengen reagiert. Die von ihm verabreichten Gaben reichten bis zu 1400 mg am Tag, also dem 1.000-fachen der natürlichen Germaniumaufnahme! Als Beweis für diese Aussagen werden diverse Studien erwähnt, für die aber keine genauen Quellen angegeben sind. In den 1980er Jahren wurde Ge-132 als Cytostatikum getestet. Die Daten dieser Studien gelten als kontrovers. Wirkungen wurden in keiner wissenschaftlich haltbaren Studie bisher bestätigt. Alle Ergebnisse aus Studien mit Spirogermanium zur Krebstherapie gelten als nicht beweiskräftig.

198 Bundesanstalt für Arbeitsschutz und Arbeitsmedizin (Hrsg.): *Germanium und Germaniumdioxid.* Mai 2018 baua.de abgerufen am 11. Juni 2023

Bei mindestens 5 Menschen führte die lange regelmäßige Germaniumeinnahme zum Tode. Deshalb warnt das Bundesinstitut für gesundheitlichen Verbraucherschutz ausdrücklich vor der Einnahme von „Germanium-132-Kapseln".

Germanium soll die Wirkung von Diuretika blockieren und die Aktivität einer Reihe von Enzymen herabsetzen bzw. blockieren. Es gibt Tierstudien über organische Germaniumverbindungen, die zeigen, dass diese das Entgiftungsenzym Glutathion-S-Transferase blockieren.[199]

Allgemein ist der Mechanismus der Toxizität von Germanium noch nicht vollständig geklärt. Spezifische pathologische Effekte an Nieren- und Nervenzellen wurden jedoch beobachtet und somit wird von medizinischer und staatlicher Seite vor der Germaniumeinnahme gewarnt.[200, 201] Die FDA empfiehlt, solche Produkte, die Germanium für den menschlichen Gebrauch enthalten, als „giftig und schädlich" zu kennzeichnen. Die Einfuhr von Germanium für den menschlichen Verzehr ist in den USA nicht gestattet.[202]

Labor

Von 6.420 Haaranalyse-Daten überschritten lediglich zwei den Richtwert, d.h. Expositionen sind sehr selten.

Forschung

Ge in biologischen Proben

Japanische Forscher der Juntendo University School of Medicine, Tokyo untersuchten Methoden zur Bestimmung von Germanium (Ge) in biologischen Proben wie Blutplasma, Erythrozyten, Urin, Haaren, Nägeln und anderen Geweben mithilfe der Graphitofen-Atomabsorptionsspektrometrie (GFAAS) und der mikrowelleninduzierten Plasma-Massenspektrometrie (MIP-MS). Die Proben wurden durch ein einfaches Nassveraschungsverfahren mit Salpetersäure und Perchlorsäure aufgeschlossen. Um die störenden Auswirkungen koexistierender Elemente und Perchlorsäure-Rückstände zu vermeiden, wurde eine Extraktionsmethode mit organischem Lösungsmittel ausprobiert. Die mit diesen Methoden erhaltenen Ergebnisse der Ge-Konzentrationen in menschlichen Proben stimmten gut überein. Haar- und Nagelproben von Menschen, die Ge ein-

199 Roy A. Henry, Keith H. Byington: *Inhibition of glutathione-S- aryltransferase from rat liver by organogermanium, lead and tin compounds*. In: Biochemical Pharmacology. Band 25, Nr. 20, 1976, S. 2291–2295

200 BgVV warnt vor dem Verzehr von ‚Germanium-132-Kapseln' der österreichischen Firma Ökopharm. In: Bundesinstitut für Risikobewertung. 8. September 2000, abgerufen am 18. Januar 2020.

201 Import Alert 54-07 (fda.gov)

202 https://www.accessdata.fda.gov/cms_ia/importalert_139.html

genommen hatten, wurden mit Kontrollpersonen verglichen. Die Informationen gelten als nützlich für die Überwachung von Ge im Körper.[203]

Germanium und Zinn in Parodontitis
Koreanische Forscher des Oral Health Science Research Center and Dental Hospital in South Korea untersuchten ob bestimmte Spurenelemente im Haar mit Parodontitis verbunden sind. Untersucht wurden insgesamt 109 Teilnehmer, davon 25 Teilnehmer mit Parodontitis und 84 Teilnehmer ohne Parodontitis. Die Forscher kamen zu dem Ergebnis, dass ein signifikanter Zusammenhang zwischen Parodontitis und der Konzentration von Germanium und Zinn im Haar besteht.[204]

Gold (Au)

Gold ist ein Übergangsmetall, das seit Jahrtausenden für die Herstellung von Schmuck, Kunst, Geld, Münzen, sowie für religiöse und rituelle Zwecke verwendet wird.

Medizin

Organische Goldverbindungen wurden früher für die Behandlung von Erkrankungen des rheumatischen Formenkreises eingesetzt, denn sie schienen immunsuppressive, entzündungshemmende und antimikrobielle Eigenschaften aufzuweisen. Die Präparate wurden peroral oder parenteral verabreicht. Aufgrund ihrer Nebenwirkungen kommen Goldverbindungen heute nur noch selten zur therapeutischen Anwendung. Zu den häufigsten Nebenwirkungen gehören gastrointestinale Störungen, Geschmacksstörungen, Schleimhautentzündungen, Störungen des blutbildenden Systems, Hautreaktionen, Proteinurie, Hämaturie und Lebererkrankungen.

In der **Zahnheilkunde** wird Gold häufig als Dentalmaterial eingesetzt da es sehr gut verträglich, lange haltbar und sehr widerstandsfähig gegen Säuren ist.

203 Shinohara A, Chiba M, Inaba Y. Determination of germanium in human specimens: comparative study of atomic absorption spectrometry and microwave-induced plasma mass spectrometry. J Anal Toxicol. 1999 Nov-Dec;23(7):625-31

204 Kim, HS., Cho, HJ., Bae, SM. et al. Association of Periodontitis with the Concentration Levels of Germanium and Tin in Hair. Biol Trace Elem Res 186, 68–73 (2018)

Labor

Speicheluntersuchungen zeigen ob während der Kauphase ein Goldabrieb stattfindet. Findet ein Abrieb statt, so kann dieser u. U. im Urin oder in Fäkalproben nachgewiesen werden. Blutuntersuchungen sind nur dann aufschlussreich, wenn eine hohe momentane Exposition stattfindet. Golduntersuchungen werden bei Blut-, Haar- oder Fäkalproben selten angefordert.

Urin

Nur 2 Prozent der statistisch ausgewerteten Urinproben zeigten auffällige Werte.

Forschung

Gold in Haarproben ägyptischer Frauen

Forscher der Kernchemie-Abteilung, Radioisotope-Produktion und Strahlungsquellen-Abteilung der Atomenergiebehörde in Kairo untersuchten den Goldgehalt in Kopfhaarproben einiger ausgewählter weiblicher Spender unterschiedlichen Alters. Für diese Studie wurde die Neutronenaktivierungsanalyse mit Gammastrahlen-Spektrometrie angewendet. Erzielte Daten wurden mit Daten anderer Ländern verglichen. Der Zusammenhang zwischen Alter und Goldkonzentration in Haarproben wurde diskutiert.[205]

Anwendung von Gold als nanopartikel

Die italienischen Forscher der Abteilung für Chirurgische Wissenschaften, Pathologische Anatomie der Universität Cagliari beschreiben „das überraschend breite Spektrum möglicher Einsatzmöglichkeiten von Gold in der Diagnostik", sowie die zahlreichen therapeutischen Anwendungen bei degenerativen Krankheiten über Infektionskrankheiten bis hin zu Krebs. Insbesondere Goldnanopartikel erscheinen als attraktive Elemente in der modernen klinischen Medizin, da sie hohe therapeutische Eigenschaften, eine hohe Selektivität bei der Bekämpfung von Krebszellen und eine geringe Toxizität vereinen.[206]

---

205 Tadros, N. A., El-Sweify, F. H. Use of neutron activation analysis for determination of gold in some human scalp hair samples. J Radioanal Nucl Chem 2011; 290: 253–259

206 Faa G, Gerosa C, Fanni D, Lachowicz JI, Nurchi VM. Gold – Old Drug with New Potentials. Curr Med Chem. 2018;25(1):75-84

Silber (Ag)

Vorkommen und Einsatz

Silberverbindungen werden als Silbersalze in der Photoindustrie, zum Versilbern, zur Herstellung unauslöschlicher Tinte, und in der Heilkunde auf Grund der bakteriziden Wirkung verwendet, auch als kolloidales Silber (dessen Wirksamkeit umstritten ist). In der Behandlung chronischer Wunden werden heute u. a. Silberalginate eingesetzt. In Kaffeeautomaten, Wasserfiltergeräten, Schwimmbädern oder Whirlpools wird oft Silber als Bakterizid verwendet. In neuerer Zeit wurden Werkstoffe oder Beschichtungsverfahren entwickelt, die sich die antibakterielle Wirkung von Silber zunutze machen. Mit bestimmten Verfahren wird in der Regel nanoskaliges Silber in Werkstoffe eingebettet. Das eingebettete Silber gibt kontinuierlich Silberionen ab und wirkt dadurch antibakteriell. Weiterhin gibt es mit Silber imprägnierte Kleidung für Neurodermitiker, die einerseits eine kühlende Wirkung besitzt, aber auch die Bakteriendichte (z. B. von Staphylokokken) reduziert.

Wirkung und Toxizität

Metallisches Silber ist relativ ungiftig. Studien an Menschen und Tieren zeigen, dass Silberverbindungen leicht durch die Einatmung aufgenommen werden. Die Aufnahme durch die Haut ist vergleichsweise schlecht. Wird Silber peroral über längere Zeit in niedrigen Dosen aufgenommen z. B. als kolloidales Silber, so kann das eine gutartige, aber irreversible schiefergraue Verfärbung der Fingernägel, der Schleimhaut und der Haut zur Folge haben, die sogenannte Argyrie, eine seltene Erkrankung.

Silber reichert sich u. a. auch in der Leber, den Nieren, der Hornhaut der Augen, dem Zahnfleisch und der Milz an. Eine erhöhte Silberakkumulation im Körper wurde bei Arbeitern der Silberindustrie verzeichnet, die Kontakt mit metallischem Silber, Silberstaub, kolloidalem Silber, silberhaltigen Medikamenten oder Silbersalzen hatten. Symptome einer akuten Silberexposition sind Geschmacksstörungen und Riechstörungen sowie zerebrale Krampfanfälle.

Labor

Die Ausscheidung erfolgt über Leber und auch Nieren. In Haaren und Nägeln kann Silber angereichert werden. Bei einer Zinkunterversorgung scheint sich die Silberaufnahme des Körpers zu erhöhen.

Haar

MTM untersuchte über 30.000 Haarproben auf deren Silbergehalt. Von diesen wurde bei etwa 8 Prozent ein auffälliger Messwert festgestellt.

Trinkwasser
Laut Information des Umweltbundesamtes (UBA Juli 2021) gibt es für Silber keinen Grenzwert in der Trinkwasserverordnung. Bis 2017 war die Zugabe von bis zu 0,1 mg/l Silber zu Aufbereitungszwecken zulässig. Nach Aufbereitung durften maximal 0,08 mg/l Silber im Trinkwasser vorhanden sein. Seit Ende 2017 ist eine Aufbereitung des Trinkwassers mit Silber nicht mehr zugelassen.[207]

Die Weltgesundheitsorganisation WHO empfiehlt in ihren „Guidelines for Drinking-Water Quality" die Einhaltung einer Konzentration von weniger als 0,1 mg/l. Die Datenlage wird als nicht ausreichend zur Ableitung eines gesundheitsbezogenen „guideline values" angesehen.[208]

MTM untersuchte 1966 Trinkwasserproben auf deren Silbergehalt. Bei nur zwei Proben zeigte sich ein auffälliger Silberwert.

Forschung

Silber und dessen Nebenwirkungen
Forscher der Universität Adelaide in Australien beschreiben die Auswirkung einer chronischen Exposition und die teils heimtückischen Nebenwirkungen wie Krampfanfälle, Nierenschäden und Immunsuppression, sowie die Notwendigkeit weiterer Untersuchungen um bestehende Wissenslücken zu schließen.[209]

Silberschmuck, Haut und Haar
Forscher des *Institutes of Inorganic Technology and Mineral Fertilizers* der polnischen Wrocław University of Technology stellten fest, dass bei 34 Prozent der Bevölkerung, die Silberschmuck trug, ein höherer Ag-Gehalt im Haar nachgewiesen wurde als bei Personen, die keinen Silberschmuck trugen. Die Studie wurde an Polen durchgeführt, bei denen Silberschmuck besonders beliebt ist. Die Bevölkerung kann somit als exponiert angesehen werden. Die Forscher sind der Meinung, dass die Haarmineralanalyse bei der Beurteilung einer Belastung hilfreich ist.[210]

207 Umweltbundesamt (2015): Bekanntmachung der Liste der Aufbereitungsstoffe und Desinfektionsverfahren gemäß §11 der Trinkwasserverordnung
208 WHO (2017): Guidelines for Drinking-Water Quality, 4th edition incorporating the first addendum, Genf, im Internet unter:http://www.who.int/water_sanitation_health/publications/drinking-water-quality-guidelines-4-including-1st-addendum/en/,
209 Harley D Betts, Carole Whitehead, Hugh H Harris, Silver in biology and medicine: opportunities for metallomics researchers, Metallomics, Volume 13, Issue 1, January 2021
210 Chojnacka, K., Michalak, I., Zielin´ska, A. et al. Assessment of the Exposure to Elements from Silver Jewelry by Hair Mineral Analysis. Arch Environ Contam Toxicol 61, 512–520 (2011)

Strontium (Sr)

Laut der Umweltprobenbank des Bundes ist Strontium ein weit verbreitetes Element, das wegen seiner Reaktionsfreudigkeit in der Natur nicht elementar, sondern nur in Verbindungen vorkommt. Am häufigsten liegt es in Form von Sulfaten und Carbonaten vor.

Strontium gelangt durch Verwitterungsprozesse und anthropogene Aktivitäten in Luft, Boden und Gewässer. Der im Wasser gelöste Teil wird von Pflanzen aufgenommen. Die Strontiumkonzentration im Meerwasser beträgt etwa 8 mg/L.[211]

Industriell werden Strontium und seine Verbindungen vielfältig genutzt, unter anderem in der Elektro- und Elektronikindustrie (als Bestandteil von Leuchtstoffen, Batterien, elektrischen Kondensatoren und optischen Geräten), der Glasindustrie, metallverarbeitenden Industrie, der Pyrotechnik und in der Medizin. In Zahncremes wird Strontiumchlorid als Mittel gegen Temperaturempfindlichkeit verwendet.

Funktion
Menschen nehmen Strontium über Luft, Wasser und Nahrung auf. Im Organismus verhält sich Strontium ähnlich wie Calcium und wird in Knochen und Zähne eingebaut. Hierin liegt die Gefährlichkeit des langlebigen radioaktiven Isotops 90Sr das bei Kernwaffenexplosionen und Reaktorunfällen freigesetzt wird und zu Krebs führen kann. Entsprechend ist 90Sr als kanzerogen eingestuft.

Labor
Strontium wird über den Urin, Kot, Haare und Nägel aus dem Körper ausgeschieden. Nach oraler Ein- oder Aufnahme von Strontium wird der Teil, der nicht durch die Darmwand in den Blutkreislauf gelangt, während des ersten Tages nach der Exposition durch den Kot ausgeschieden.

Kot reflektiert somit die tägliche Zufuhr und Ausscheidung via Darm.

Urin reflektiert die renale Ausscheidung

Blut zeigt die Menge, die zur Zeit der Blutentnahme im Blutkreislauf zirkuliert

211 https://www.umweltprobenbank.de/de/documents/profiles/analytes/10254

Haar- und Nageluntersuchungen weisen auf zurückliegende Belastungen und die systemische Ablagerung. Von 25.000 Haarproben von Erwachsenen wiesen 11 Prozent auf eine Langzeitbelastung. Bei Kindern waren es 12 Prozent.

Anmerkung
Strontium und Calcium sind sich chemisch sehr ähnlich. Deshalb kann Strontium das Calcium in Knochen ersetzen. Es ist ratsam bei der Befundung der HMA die Messwerte beider Elemente zu beachten.

Forschung

Strontium Status in Haaren
Diese epidemiologische Studie kroatischer Forscher untersuchte den Strontium Status in Haaren von 311 scheinbar gesunden erwachsenen Kroaten (123 Männer, 188 Frauen). Haarstrontium wurde mittels ICP-MS analysiert. Es zeigte sich, dass Frauen dazu neigen, dreieinhalb Mal mehr Sr im Organismus anzusammeln als Männer. Die Sr-Akkumulation war weder bei Männern noch bei Frauen altersabhängig. Die Forscher bestätigen, dass Haare ein zuverlässiges biologisches Langzeitindikatorgewebe zur Beurteilung des Strontium-Ernährungszustands sind.[212]

Strontium in Trinkwasser und Haaren
Forscher der Utah Universität untersuchten, ob ein Zusammenhang besteht zwischen dem Strontiumgehalt in Trinkwasser und der Sr-Konzentration in Haaren. Dafür sammelten sie Haare von männlichen und weiblichen Personen sowie das Leitungswasser an drei Standorten in Salt Lake City, Utah. Gemessen wurden die Strontium Isotope 87Sr/86Sr in Haaren und lokalem Leitungswasser. Es gab keine signifikante Beziehung zwischen dem Geschlecht. Die Forscher fanden jedoch signifikante Zusammenhänge zwischen dem Sammelort und der Strontiummenge der Haare. Diese Ergebnisse legen nahe, dass der Gehalt an Sr in Wasser die Ursache erhöhter Sr-Konzentrationen in Haaren ist.[213]

212 J. Prejac, V. Višnjevic´, A.A. Skalny, A.R. Grabeklis, N. Mimica, B. Momˇcilovic´. Hair for a long-term biological indicator tissue for assessing the strontium nutritional status of men and women. Journal of Trace Elements in S

213 Tipple, B.J., Valenzuela, L.O. & Ehleringer, J.R. Strontium isotope ratios of human hair record intra-city variations in tap water source. Sci Rep 2018; 8: 3334).

Titan (Ti)

Dieses Element gehört zu den Übergangsmetallen und wird heute üblicherweise zu den Leichtmetallen gezählt. In der Elektro- und Werkstofftechnik und neuerdings auch in der Herstellung von Hochleistungsakkumulatoren für den Fahrzeugantrieb (Lithium-Titanat-Akku) werden Titanverbindungen eingesetzt.

Titan – Medizin und Gesundheit

Titanlegierungen werden sowohl in chirurgischen Instrumenten als auch in Implantaten wie Knochen- und Gelenkersatz, Zahnimplantaten, Kiefer- und Gesichtsbehandlungen, kardiovaskulären Geräten usw. verwendet.

Toxizität Bewertung

Titandioxid wird als Weißmacher in Kosmetika, Medikamenten, Nahrungs- und Nahrungsergänzungsmitteln und vielem mehr verwendet. Seine Sicherheit wurde untersucht,[214] wobei die Europäische Behörde für Lebensmittelsicherheit (EFSA) gesundheitliche Risiken von Titandioxid als Lebensmittelzusatzstoff E 171 neu begutachtete und das Ergebnis am 6. Mai 2021 veröffentlicht hat. Das BfR hat sich mit den von der EFSA berücksichtigten Daten zur Genotoxizität befasst und kam zu dem Ergebnis, dass genotoxische Wirkungen von Titandioxid nicht mit hinreichender Sicherheit ausgeschlossen werden können.[215] Am 5.8.2022 teilte das das Bundesamt für Verbraucherschutz und Lebensmittelsicherheit (BVL) das gleiche Ergebnis, nämlich dass bei der jüngsten Risikobewertung des Stoffes Titandioxid eine erbgutschädigende Wirkung nicht ausgeschlossen werden konnte. Titandioxid wurde daraufhin die Zulassung als Lebensmittelzusatzstoff E 171 EU-weit entzogen. Ab dem 8. August 2022 dürfen Lebensmittel, die E171 enthalten, nicht mehr in den Verkehr gebracht werden. Allerdings durften bis zum 7. August 2022 Lebensmittel, die gemäß den vor dem 7. Februar 2022 geltenden Vorschriften hergestellt wurden, noch in den Verkehr gebracht werden. Nach diesem Zeitpunkt dürfen sie bis zu ihrem Mindesthaltbarkeits- oder Verbrauchsdatum auf dem Markt bleiben.[216] In Medikamenten oder Kosmetika wie Zahnpasta (auch für Kinder) ist Titandioxid weiterhin ohne Einschränkungen erlaubt.[217]

214 Neubewertung von Titandioxid: BfR zieht ähnliche Schlüsse wie die Europäische Behörde für Lebensmittelsicherheit
215 Stellungnahme Nr. 038/2021 des BfR, 08.12.2021; abgerufen 16.6.23
216 BVL – Pressemitteilungen – Verbot von Titandioxid in Lebensmitteln (bund.de)
217 Wie bedenklich ist Titandioxid und wo ist der Stoff enthalten? I Verbraucherzentrale Hamburg (vzhh.de)

Labor

Titan ist, wie bereits erwähnt, in vielen Produkten zu finden. Das erschwert die Bewertung von Urin- oder Blutproben-Messwerten. Wird beispielsweise vor der Probenentnahme ein Medikament oder Supplement eingenommen, dass sich in einer titanweiß-gefärbten Kapsel befand, werden mit hoher Wahrscheinlichkeit Messdaten beeinflusst.

Blut

Bei der statistischen Überwachung der MTM-Vollblutproben lag fast ein Drittel der Messwerte über dem Richtwert d. h. eine momentane Exposition wurde nachgewiesen. Die auffälligen Blutwerte dürften durch eine Momentanexposition (Nahrung, Medizin, Kosmetik) verursacht sein.

Haare

weniger als 2 Prozent der Messdaten (2007–2023) lagen über dem Richtwert, d. h. Langzeitbelastungen sind (noch) selten.

Forschung

Titanablagerungen in Geweben um Implantate

Aktuelle Studien zur Titantoxizität haben sich neben der Umweltforschung und Grundlagenforschung nun auch auf den medizinischen Bereich ausgeweitet. Zu den Problemen, die bei Zahnimplantaten auf Titanbasis auftreten können, gehört die Bildung von Partikeln und Ionen aus Titan und Titanlegierungen, die sich aufgrund der Korrosion und des Verschleißes der Implantate im umliegenden Gewebe ablagern. Dies wiederum führt zu Knochenverlust, verursacht durch Entzündungsreaktionen. Titan-Ionen und Ti-Partikel lagern sich systemisch ab und können zu toxischen Reaktionen in anderen Geweben wie dem Yellow-Nail-Syndrom führen. Darüber hinaus kann es aufgrund von Überempfindlichkeitsreaktionen zu allergischen Reaktionen kommen. Diese Studie wurde vom koreanischen Ministerium für Bildung finanziert.[218]

218 Kim KT, Eo MY, Nguyen TTH, Kim SM. General review of titanium toxicity. Int J Implant Dent. 2019 Mar 11;5(1):10

Titan und das Gelbnagelsyndrom

Das Gelbnagelsyndrom ist eine seltene Erkrankung mit unklarer Ätiologie. Medizinische Forscher der Universität Florida beschreiben eine Patientin, die kurz nach Amalgam-Zahnimplantaten ein Yellow-Nail-Syndrom mit primären Nagel- und Nebenhöhlenmanifestationen entwickelte. Eine Naguntersuchung ergab erhöhte Titanwerte. Daraufhin wurden bei der Patientin die Zahnimplantate entfernt. Ihre Nebenhöhlenbeschwerden verschwanden vollständig. Unklar ist, ob die Titanexposition eine Ursache für das Gelbnagelsyndrom ist. Die Forscher vermuten einen Zusammenhang, weisen jedoch darauf hin, dass zur Klärung weitere Untersuchungen erforderlich sind.[219]

Amerikanische Dermatologen untersuchten ebenfalls das Yellow-Nail-Syndrom (YNS), das durch Nagelveränderungen, Lymphödeme und einer Beteiligung der Atemwege gekennzeichnet ist. Die Studie der US Forscher Decker, Daly und Scher zeigte erhöhte Titanwerte in Nägeln von 30 Patienten mit YNS. In den Nägeln gesunder Patienten wurde kein Titan gefunden. Bei 4 Patienten mit YNS wurde nach der Entfernung ihrer Titanimplantate eine vollständige Heilung beobachtet. Titandioxid ist häufig Bestandteil von Gelenkimplantaten. Der Kontakt mit Titan kann dazu führen, dass seine Ionen durch galvanische Wirkung von Zahngold oder Amalgam freigesetzt werden. Es wird vermutet, dass diese galvanische Wechselwirkung zu der gelben Verfärbung führt. Zum jetzigen Zeitpunkt sind Ursache und Wirkung spekulativ, aber Titan könnte bei Patienten mit YNS eine Rolle spielen.[220]

Weitere Studien zu YNS

- Berglund F, Carlmark B. Titanium, sinusitis, and the yellow nail syndrome. Biol Trace Elem Res. 2011;143:1–7.
- Berglund F: Titanium and Yellow Nail Syndrome, Novel Strategies in Lymphedema. 2012.
- Piraccini B, Uriuoli B, Starace M, Tosti A, Balestri R. Yellow nail syndrome: clinical experience in a series of 21 patients. J Dtsch Dermatol Ges. 2014;12:131–137.

219 Ataya A, Kline KP, Cope J, Alnuaimat H. Titanium exposure and yellow nail syndrome. Respir Med Case Rep. 2015 Oct 14; 16:146-7.

220 Decker A, Daly D, Scher RK. Role of Titanium in the Development of Yellow Nail Syndrome. Skin Appendage Disord. 2015 Mar;1(1):28-30.

Wolfram (W)

Physiologie

Nach dem derzeitigen Wissensstand gelten Wolfram und seine Verbindungen als physiologisch unbedenklich. Lungenkrebserkrankungen bei Arbeitern in Hartmetall produzierenden oder verarbeitenden Betrieben werden nicht auf Wolframexpositionen, sondern auf das ebenfalls anwesende Kobalt zurückgeführt.[221] Aufgrund seiner hohen Dichte wird Wolfram für Ausgleichsgewichte und zur Abschirmung von Strahlung verwendet. Obwohl seine Dichte und damit die Abschirmwirkung wesentlich höher ist als die von Blei, wird es seltener als Blei für diesen Zweck verwendet, da es teurer und schwerer zu verarbeiten ist.

Medizin und Gesundheit

Laut dem Center for Disease Control (CDC) gibt es derzeit keine humanmedizinisch-wissenschaftlichen Studien, in denen kardiovaskuläre, gastrointestinale, hämatologische, muskuloskelettale, hepatische, renale, endokrine oder dermale Wirkungen mit der inhalativen Exposition von Wolfram oder Wolframverbindungen in Verbindung gebracht werden konnten.[222]

Toxizität und Karzinogenizität

Todesfälle sind nicht bekannt. Eine erhöhte Sterblichkeit wurde auf berufliche Tätigkeiten zurückgeführt wie die Belastung von Hartmetallarbeitern mit wolframkarbid- und kobalthaltigen Stäuben. Allerdings wurde die Toxizität und Karzinogenizität auf das Kobalt und nicht auf Wolfram zurückgeführt.

Labor

Im Tiermodell wurde festgestellt, dass die größte Menge an peroral aufgenommenen Wolframverbindungen rasch über den Urin ausgeschieden wird. Ein kleiner Teil des Wolframs geht in das Blutplasma und von dort in die Erythrozyten über. Danach wird es in den Nieren und im Knochensystem abgelagert. Drei Monate nach der Verabreichung wird der größte Anteil des insgesamt in sehr kleiner Menge vom Körper aufgenommenen Wolframs, in den Knochen gefunden.[223]

221 Agency for Toxic Substances & Disease Registry: Toxicologic Profile for Tungsten, abgerufen am 11.6.2023.
222 TOXICOLOGICAL PROFILE FOR TUNGSTEN (cdc.gov)
223 https://www.chemie.de/lexikon/Wolfram.html

Haargewebeuntersuchungen reflektieren den Mineralstoffhaushalt der Knochen. Von 6420 HMA-Untersuchungen, die Micro Trace Minerals Labor untersuchte, zeigten etwa 3 Prozent einen Messwert, der oberhalb des Richtwertes lag, d. h. Langzeitbelastungen sind selten.

Forschung

Wolfram und Krebs
2003 wurden in Fallon, Nevada 16 an Leukämie erkrankte Kinder und in Sierra Vista, Arizona 9 ebenfalls an Blutkrebs erkrankte Kinder in diesen sogenannten Krebscluster-Gebieten identifiziert. (Als solche gelten Gebiete mit einer überdurchschnittlich hohen Rate an Krebserkrankungen.) In beiden Orten konnten im Trinkwasser außergewöhnlich hohe Konzentrationen von Wolfram nachgewiesen werden. Ebenfalls wurden im Urin der dortigen Bevölkerung deutlich erhöhte Wolframkonzentrationen dokumentiert. Beide Orten sind für ihre Vorkommen an Wolfram-Erzen bekannt.

Zu einem späteren Zeitpunkt konnte Mark Witten, Spezialist für Toxikologie und Pädiatrie der Tucson University, bei den Bewohnern von Fallon, Nevada hohe Gewebekonzentrationen nachweisen. Witten hat auch die Gesundheitsstatistik von Fallon mit der von Sierra Vista in Arizona verglichen. In beiden Städten sind Leukämie-Fälle auffällig. Beide Städte sind bekannt für das Vorkommen von Wolfram-Erzen. „Es wird höchste Zeit nicht nur die Arsen-Werte, sondern auch die Wolfram-Werte im Trinkwasser genauer zu untersuchen". Wolfram verändert das Zellwachstum von akut-lymphatischen Leukämie (ALL)-Zellen, so Witten.[224, 225]

In den nachfolgenden, etwa ein Jahr dauernden Untersuchungen des Center of Disease Control (CDC) konnte allerdings kein direkter Zusammenhang zwischen Wolfram und den Leukämie-Erkrankung festgestellt werden. CDC ist der Meinung, Wolfram zeige in keinem Testverfahren karzinogene Wirkungen. In anderen Orten Nevadas mit ähnlich hohen Wolframwerten seien keine Krebscluster feststellbar.[226]

224 https://www.innovations-report.de/fachgebiete/medizin-gesundheit/bericht-16232/
225 Francis, Stephen S., Steve Selvin, Wei Yang, et al. „Unusual space-time patterning of the Fallon, Nevada leukemia cluster: Evidence of an infectious etiology," in Journal of Chemico-Biological Interactions, Vol. 196, Issue 3, April 5, 2012, pp. 102–109.
226 https://www.cdc.gov/nceh/clusters/fallon/exposurefaq.htm

Wolfram und Umweltstudien
Bereits 1997 wies Leggett vom staatlichen US-Labor Oak Ridge National Laboratory in Tennessee darauf hin, dass die Ausweitung der industriellen und militärischen Verwendung von Wolfram zu erheblicher Umweltbelastung führen kann. Obwohl Berufserfahrungen und verfügbare toxikologische Studien an Labortieren darauf hindeuten, dass Wolfram eine relativ geringe Toxizität aufweist, sind die vorhandenen Daten nicht schlüssig. Der Autor ist der Meinung, dass nicht nur Bedarf an systematischeren Untersuchungen des Verhaltens und der Auswirkungen von Wolfram bei verschiedenen Tierarten, sondern auch beim Menschen besteht.[227]

Zirkonium oder Zirkon (Zr)

Zirconium ist ein sehr korrosionsbeständiges Schwermetall, das unter Hitze mit vielen Nichtmetallen reagiert. Biologische Funktionen sind nicht bekannt. Es kommt nur in geringen Mengen (4 mg/kg) im menschlichen Organismus vor.[228]

Verwendung
Zirconium(IV)-oxid (ZrO_2), Zirconiumdioxid sind die in der Natur häufigsten Zr-Verbindungen. Sie werden zur Herstellung von Hochleistungskeramik (Oxidkeramik) und als künstlicher Edelstein als Schmuck und in der Optik verwendet. Für Klingen sogenannter Keramikmesser wird neben Aluminiumoxid-Keramik auch Zirconiumoxid-Keramik verwendet.

ZrO_2 gilt als äußerst biokompatibel. Zahnersatz aus Zirkon besticht neben einer äußerst natürlichen Ästhetik auch durch seine überdurchschnittlich hohe Stabilität. Zirconium(IV)-oxid-Keramik wird in der Medizin auch zur Herstellung von Hüftgelenksimplantaten und Teleskopprothesen, sowie im Rahmen kieferorthopädischer Behandlungen zur Herstellung von Brackets für festsitzende Apparaturen angewendet.

Toxizität
Die derzeit verfügbaren toxikologischen Daten deuten darauf hin, dass Zirkonium und seine Salze eine geringe Toxizität aufweisen.[229]

227 Leggett RW. A model of the distribution and retention of tungsten in the human body. Sci Total Environ. 1997 Nov 5;206(2-3):147-65.
228 Holleman-Wiberg: Lehrbuch der Anorganischen Chemie. 102.Auflage, de Gruyter, Berlin 2007,
229 CDC – Immediately Dangerous to Life or Health Concentrations (IDLH): Zirconium compounds (as Zr) – NIOSH Publications and Products

Labor

Weniger als 5 Prozent der MTM-Haar-Messdaten aus den Jahren 2007 bis Mitte 2023 waren leicht auffällig.

Forschung

Zirkon in Geweben

Botanische Forscher der Universität von Kalkutta, Indien weisen daraufhin, dass die Wirkung von Zirkon (Zr) auf biologische Systeme noch nicht vollständig verstanden wird. Das Element ist allgegenwärtig und kommt in der Natur in größeren Mengen vor als die meisten Spurenelemente. Zr wird von Pflanzen aus Boden und Wasser aufgenommen und in bestimmten Geweben angereichert. Wie Zr in tierische Systeme in-vivo gelangt hängt von der Art der Exposition und der Konzentration in der Umgebung ab. Die Retention erfolgt zunächst im Weichgewebe und dann langsam im Knochen. Das Metall kann die Blut-Hirn-Schranke überwinden und lagert sich im Gehirn und der Plazenta ab. Es ist bekannt, dass die tägliche Aufnahme durch den Menschen bis zu 125 mg beträgt. Sowohl in histologischen als auch in zytologischen Studien wurde festgestellt, dass das Ausmaß der Toxizität relativ niedrig ist. Die durch sehr hohe Konzentrationen hervorgerufenen toxischen Wirkungen sind unspezifischer Natur. Obwohl Zr in relativ großen Mengen in biologischen Systemen vorkommt und zurückgehalten wird, wurde es bisher nicht mit einer spezifischen Stoffwechselfunktion in Verbindung gebracht. Offenbar handelt es sich bei dem Metall weder um ein essenzielles noch um ein toxisches Element im herkömmlichen Sinne. Allerdings hat die zunehmende Exposition durch seine zunehmende Verwendung in neuen Materialien die Bedeutung seiner Auswirkungen auf Organismen erhöht. Ein wichtiger Faktor, der berücksichtigt werden muss, wäre die Anreicherung im Gehirn, die an den Zusammenhang zwischen Al3+ und der Alzheimer-Krankheit erinnert.[230]

Die seltenen Erdmetalle und unsere Gesundheit

Jedes der sogenannten seltenen Erdmetalle kommt in der Natur immer nur in einer Mischung mit verschiedenen Erden vor. Auch ist die Bezeichnung seltene Erdelemente umstritten, denn einige dieser Metalle kommen in der Erdkruste häufiger vor als Blei, Kupfer, Molybdän oder Arsen.

230 Ghosh S, Sharma A, Talukder G. Zirconium. An abnormal trace element in biology. Biol Trace Elem Res. 1992 Dec;35(3):247-71.

Die Bezeichnung *selten* ist insofern berechtigt, als größere Lagerstätten von wirtschaftlich ausbeutbaren Mineralien tatsächlich selten sind. Die größten Vorkommen befinden sich in China und Australien. Dort kommen sie nur als Beimischung in anderen Mineralien vor. Ein Großteil der industriellen Gewinnung von seltenen Erdmetallen geschieht daher als Nebenprodukt beim Erzabbau.[231]

Seltene Erden in der Medizin

Metalle der seltenen Erden wie Gadolinium, Erbium, Scandium, Holmium oder Thulium finden Anwendung in der Medizin- und Röntgentechnik. Siehe folgende ▶ Tabelle.

Symbol	Name	Etymologie	Verwendungen
Sc	Scandium	lateinisch Scandia „Skandinavien", wo das erste Erz entdeckt wurde	Stadionbeleuchtung, Brennstoffzellen, Rennräder, Röntgentechnik, Laser
Y	Yttrium	nach dem Entdeckungsort des Seltenen-Erden-Erzes bei Ytterby, Schweden	Leuchtstofflampe, LCD- und Plasmabildschirme, LEDs, Brennstoffzelle, Nd: YAG-Laser
La	Lanthan	von griechisch lanthanein „versteckt sein"	Nickel-Metallhydrid-Akkus (z. B. in Elektro- und Hybridautos, Laptops), Katalysatoren, Rußpartikelfilter, Brennstoffzellen, Gläser mit hohem Brechungsindex
Ce	Cer	nach dem Zwergplaneten Ceres	Auto-Katalysatoren, Rußpartikelfilter, Ultraviolettstrahlung-Schutzgläser, Poliermittel
Pr	Praseodym	von griech. prásinos „lauchgrün", didymos „doppelt" oder „Zwilling"	Dauermagnete, Flugzeugmotoren, Elektromotoren, Glas- und Emaillefärbung Dauermagnete (z. B. in Elektromotoren, Windkraftanlagen, Kernspintomografen, Festplatten), Glasfärbung, Laser, CD-Player
Pm	Promethium	von Prometheus, einem Titanen der griechischen Mythologie	Leuchtziffern, Wärmequellen in Raumsonden und Satelliten (radioaktives Element)
Sm	Samarium	nach dem Mineral Samarskit, das wiederum benannt nach Bergingenieur W. M. Samarski	Dauermagnete (in Diktiergeräten, Kopfhörern, Festplattenlaufwerken), Raumfahrt, Gläser, Laser, Medizin

▶

Tab. 6: Seltene Erdelemente und deren Verwendung
Quelle: Seltene Erden | Institut für seltene Erden und Metalle (institut-seltene-erden.de)

231 Metalle der seltenen Erden – Wikipedia

Symbol	Name	Etymologie	Verwendungen
Eu	Europium	neben Americium das einzige nach einem Erdteil benannte Element	LEDs, Leuchtstofflampen, Plasmafernseher (roter Leuchtstoff)
Gd	Gadolinium	nach Johan Gadolin (1760–1852), dem Namensgeber des Gadolinits	Kontrastmittel (Kernspintomographie), Radar-Bildschirme (grüner Leuchtstoff), AKW-Brennelemente
Tb	Terbium	benannt nach dem ersten Fundort, der Grube Ytterby bei Stockholm	Leuchtstoffe, Dauermagnete
Dy	Dysprosium	von griech. δυσπρόσιτος ‚unzugänglich'	Dauermagnete (z. B. Windkraftanlagen), Leuchtstoffe, Laser, Atomreaktoren
Ho	Holmium	von Stockholm (lat. Holmia) oder eine Ableitung des Chemikers Holmberg	Hochleistungsmagnete, Medizintechnik, Laser, Atomreaktoren
Er	Erbium	von erbia, so benannt von C. G. Mosander 1843	Laser (Medizin), Glasfaserkabel
Tm	Thulium	nach Thule, der mythischen Insel am Rande der Welt	Leuchtstofflampen, Röntgentechnik, Fernsehgeräte
Yb	Ytterbium	nach dem schwedischen Fundort Ytterby	Infrarotlaser, chemische Reduktionsmittel
Lu	Lutetium	nach dem römischen Namen von Paris, Lutetia	Positronen-Emissions-Tomographen

Tab. 6: Seltene Erdelemente und deren Verwendung (Fortsetzung)
Quelle: Seltene Erden | Institut für seltene Erden und Metalle (institut-seltene-erden.de)

Derzeit werden nicht alle seltenen Erdmetalle humanmedizinisch erfasst. Die Metalle, die MTM bereits routinemäßig testet, sind in ▶Tabelle 4, S. 123, zusammengefasst. Wie die Arbeit der Autorin zeigt, sind chronische Belastungen oder Expositionen bei den hier aufgeführten seltenen Erdelementen tatsächlich selten.

	Messdaten	Ce	Cs	Dy	Er	Eu	Hf	Ir	La	Lu	Nb	Nd
	Anzahl											
HMA Erwachsene	24950	1,2	<0,2	0,1	<0,5	<0,4	1	1,2	5	<0,03	<0,5	<1
	Messdaten	**Pr**	**Re**	**Rh**	**Ru**	**Sm**	**Ta**	**Te**	**Th**	**Tm**	**Yb**	**Gd***
	Anzahl											
HMA Erwachsene	24950	<0,7	<0,3	<0,3	<0,004	<0,1	2,3	<0,7	<0,7	<0,03	<0,3	0,5

**siehe Gd-Info*

Tab. 7: Häufigkeit der auffälligen Messwerte seltener Erdelemente (Angaben in Prozent)
Quelle: MTM Datenbank 2023

Warum sind seltene Erden wichtig?
Die Energiewende hat seltene Erdelemente verstärkt ins Gespräch gebracht. Denn diese Metalle werden u. a. beim Bau von leistungsfähigen Windradturbinen, Elektromotoren und Energiesparlampen benötigt. Seltene Erdelemente stecken aber auch in Batterien, Festplatten, Flachbildfernsehern, Lasern und Glasfaserkabeln. Nicht zuletzt finden sie Verwendung in der Rüstungsindustrie.

Seltene Erdelemente werden in vielen Schlüsseltechnologien eingesetzt. Europium wird in Röhren- und Plasmabildschirmen benötigt für die Rotkomponente im Fernseh-Farbraum. Neodym wird in Legierung mit Eisen und Bor zur Herstellung von Dauermagneten verwendet. Lanthan wird für Legierungen in Akkumulatoren benötigt. Etwa 13 Prozent der seltenen Erdmetalle kommen für Polituren zum Einsatz, etwa 12 Prozent für Spezialgläser und 8 Prozent für die Leuchtmittel der Plasma- und LCD-Bildschirme.

China ist mit Abstand der größte Lieferant dieser heute so wichtigen Metalle. Chinas Anteil an der weltweiten Produktion wurde 2014 mit ca. 97,5 Prozent angegeben,[232] er sank bis 2018 auf 71 Prozent, bis 2022 auf 66 Prozent. Zusätzlich wurden 12 Prozent in Australien gewonnen, 9 Prozent in den USA. Bei den komplexen Prozessen, die notwendig sind um die seltenen Erdmetalle zu fördern, gelangen giftige und leicht radioaktive Abfälle in Abwässer.[233]

232 Vorkommen und Produktion mineralischer Rohstoffe – ein Ländervergleich.(PDF) Bundesanstalt für Geowissenschaften und Rohstoffe, abgerufen am 24.7.2023
233 Seltene Erden als „Waffe"? – DW – 06.06.2019 abgerufen am 24.7.2023

Die Nachfrage der Industrienationen nach seltenen Erdmetallen wird immer größer, die Stillung dieses Hungers immer schwieriger, auch für die Umwelt. So fallen bei der Förderung dieser Erdmetalle enorme Abfallmengen an. Dieser Schlamm, der toxische und radioaktive Abfälle enthält, wird in künstlichen Teichen gelagert. Wo Umweltauflagen fehlen oder ihre Einhaltung nicht kontrolliert wird, stellen diese Absetzbecken eine enorme Gefahr für das Grundwasser und die Bevölkerung dieser Gegenden dar. Der weltweit größte dieser Teiche befindet sich in der chinesischen Stadt Baotou, einer Stadt im Inneren der Mongolei, die bereits als „Hölle auf Erden" bezeichnet wird. [234]

Caesium (Cs)

Natürlich vorkommendes Caesium existiert als das stabile Isotop^{133} Cs in der Erdkruste in einer niedrigen Konzentration von etwa 1 ppm in Graniten und etwa 4 ppm in Sedimentgesteinen. Stabiles Caesium ist von geringer toxikologischer Bedeutung.

Caesium wird nur in geringen Mengen in der Elektronik- und Energieerzeugungsindustrie verwendet, somit ist das Risiko einer signifikanten Exposition durch Inhalation, orale oder dermale Wege voraussichtlich gering. Staub und Bodenerosion sind die Hauptemissionsquellen für natürlich vorkommendes Caesium in der Umwelt. Caesium gelangt auch durch menschliche Aktivitäten in die Umwelt. Der Abbau von Pollucit-Erzen, sowie die Herstellung und Verwendung von Caesiumverbindungen in der Elektronik- und Energieerzeugungsindustrie tragen zur Freisetzung in die Umwelt bei. Caesium wurde auch in der Flugasche von Verbrennungsanlagen und Kohlekraftwerken nachgewiesen.

Funktion

Caesium, das in löslicher Form in den Körper gelangt, wird vornehmlich renal ausgeschieden. Bei Tieren wurde ein altersbedingter Anstieg der Caesium-Retentionsraten beobachtet. Caesium wird nach Inhalation oder oraler Exposition mit löslichen Caesiumverbindungen schnell in das Blut aufgenommen. Einmal absorbiert, wird Caesium schnell im ganzen Körper verteilt und in zahlreiche Gewebe eingebaut.

Absorbiertes Caesium verhält sich ähnlich wie Kalium. Sowohl Kalium als auch Caesium werden als Kationen im ganzen Körper verteilt und in intrazelluläre Flüssigkeiten eingebaut. Caesium ist in der Lage Kalium bei der Aktivierung der Natriumpumpe und dem anschließenden Transport in die Zelle zu ersetzen.

234 Einblick in Chinas „Hölle auf Erden", Auf der dunklen Seite des Fortschritts, orf.at, 2. Mai 2015. Siehe auchThe dystopian lake filled by the world's tech lust, BBC, 2. April 2015

Toxizität

Es liegen nur begrenzte Informationen über die gesundheitlichen Auswirkungen einer Exposition mit stabilem Caesium vor. Nebenwirkungen bei Menschen oder Tieren nach akuter, mittlerer oder chronischer Inhalation oder dermaler Exposition sind nicht bekannt. Auch sind keine Berichte zur Karzinose bei Menschen oder Tieren bekannt.

Stabiles Caesium

Nichtradioaktive Caesiumverbindungen sind nur leicht toxisch und keine signifikante Umweltgefahr. Da Caesium das Kalium im Organismus ersetzen kann, würde eine übermäßige Caesiumaufnahme zu Hypokaliämie, Arrhythmie und akutem Herzstillstand führen. Allerdings ist die Menge, die diese Störungen verursacht, sehr hoch und die Wahrscheinlichkeit einer solch hohen Exposition ausgesetzt zu werden ist unwahrscheinlich.

Radioaktivität

Die radioaktiven Isotope von Caesium sind ein größeres Gesundheitsproblem als stabiles Caesium. Die wichtigsten Expositionswege sind verseuchte Nahrungsquellen. Pflanzen akkumulieren keine großen Mengen an Caesium durch Wurzelaufnahme, da Caesium stark an Böden adsorbiert wird. Die Ablagerung in Flechten oder Moos ist jedoch signifikant. Tiere, die sich von dieser Vegetation ernähren, wie z. B. Rentiere, können große Mengen Radio-Caesium (und andere Radionuklide, die im Fallout vorkommen) aufnehmen. Der menschliche Verzehr von solchem Fleisch führt zur Aufnahme dieser Radionuklide. Weiterhin können radioaktive Caesiumpartikel nach der Freisetzung von Kernspaltungsprodukten in der Luft gefunden werden.

Schädliche Auswirkungen auf die Gesundheit, die sich aus einer externen Exposition gegenüber Beta- oder Gammaemissionen ergeben, wären ähnlich der anderer radioaktiver Elemente, die Beta- oder Gammastrahlung freisetzen. Entwicklungsstörungen und krebserregende Wirkungen wurden bei Überlebenden der Atombombenexplosion von Hiroshima und Nagasaki verzeichnet, Folge der akuten hochdosierten externen Strahlung.[235]

Labor

Caesium kann in Urin, Blut, Kot oder Körpergewebe inkl. Haar nachgewiesen werden. Eine Exposition mit stabilem Caesium stellt kein erhebliches Gesundheitsrisiko dar, eine hohe Exposition radioaktiver Caesium-Isotopen dagegen schon. Langzeitbelastungen sind extrem selten.

---

235 US Center of Disease Control (CDC): Toxicological Profile for Cesium CAS#: 7440-46-2, abgerufen am 07.08.2021

Forschung

Cäsium in Weichgeweben
Der brasilianische Forscher Dr. Melnikow untersuchte die Wirkung von Cäsiumsalzen. Cäsium kommt natürlicherweise als stabiles 133C in verschiedenen Erzen und in geringerem Maße im Boden vor. Die wichtigsten radioaktiven Nuklide sind 131Cs und 137Cs mit Halbwertszeiten von 10 Tagen bzw. 30 Jahren. Cäsium gelangt leicht in den pflanzlichen und tierischen Organismus und lagert sich im Weichgewebe ab.[236]

Cerium, auch Cer (Ce)

Wie alle Lanthanoide ist Cer von geringer bis mäßiger Toxizität. Es ist das gebräuchlichste der Lanthanoide. Cer-Verbindungen haben eine Vielzahl von Anwendungen. Ce(IV)-oxid wird zum Polieren von Glas verwendet. Es ist ein wichtiger Bestandteil von Katalysatoren und wird in Feuerzeugen wegen seiner pyrophoren Eigenschaften verwendet. Auch wird es in Fernsehbildschirmen und Leuchtstofflampen verwendet.[237] Als starkes Reduktionsmittel entzündet es sich spontan an der Luft bei 65–80 °C. Dämpfe von Cer-Bränden sind giftig.

Funktion

Wasser sollte nicht verwendet werden, um Cer Brände zu löschen, da Cer mit Wasser reagiert, um Wasserstoffgas zu produzieren.

Cer reichert sich nicht nennenswert in der Nahrungskette an. Arbeiter, die Cer ausgesetzt waren, litten häufig unter Juckreiz, Hitzeempfindlichkeit und Hautläsionen.

Biologische Bedeutung

2013 wurde erstmals ein Enzym in Bakterien entdeckt, das Cer-Ionen für seine Funktion benötigt. Die Bakterien der Art Methylacidiphilum fumariolicum wurden aus vulkanischen Schlammtümpeln in Italien isoliert. Sie benötigen Cer zum Aufbau der Methanol-Dehydrogenase, eines Enzyms im Methan-Stoffwechsel. Cer übernimmt dabei die Rolle, die in ähnlichen Enzymen von Calcium-Ionen übernommen wird.[238]

236 Melnikov, P., Zanoni, L. Z. (2013). Cesium, Therapeutic Effects and Toxicity. In: Kretsinger, R. H., Uversky, V. N., Permyakov, E. A. (eds) Encyclopedia of Metalloproteins. Springer, New York, NY. https://doi.org/10.1007/978-1-4614-1533-6_352

237 Emsley, J (2011). Nature's Building Blocks: An A-Z Guide to the Elements. Oxford University Press. pp. 120–125.

238 Arjan Pol, Thomas R. M. Barends u. a.: Rare earth metals are essential for methanotrophic life in volcanic mudpots. In: Environmental Microbiology.2013

Labor

Aus ▶ Tabelle 4 ist ersichtlich, dass in Haargeweben auffällige Werte nur in etwa 1 Prozent der MTM-Messdaten verzeichnet wurden.

Forschung

Nanoceria und Weichteilläsionen
Medizinische Forscher der Mashad Universität im Iran evaluierten den Einsatz von Cerooxid-Nanopartikel (Nanoceria) zur Behandlung von Weichteilläsionen. Nanoceria zeigen antioxidative, entzündungshemmende, antibakterielle und angiogenetische Aktivitäten. Sie sind fähig den Heilungsprozess akuter als auch chronischer Wunden zu beschleunigen. Bedenken bestehen hinsichtlich der langfristigen Auswirkungen der Verabreichung von Nanokeramik auf menschliche Gewebe und Organe.[239]

Dysprosium

Dysprosium gehört wie Gadolinium zu den Lanthanoiden. Das Metall ist sehr reaktionsfähig.

Sowohl die wirtschaftliche als auch technische Bedeutung ist relativ gering. So wird seine jährliche Fördermenge auf weniger als 100 Tonnen pro Jahr geschätzt. Dysprosium findet Verwendung in verschiedenen Legierungen und in Spezialmagneten. Mit Blei legiert dient es als Abschirmmaterial in Kernreaktoren. Zusammen mit Vanadium und anderen Elementen wird Dysprosium zur Herstellung von Laserwerkstoffen genutzt. Stents und chirurgische Drähte können Dy enthalten.

Toxizität
Lösliche Dysprosiumsalze wie Dysprosiumchlorid und Dysprosiumnitrat sind bei oraler Einnahme leicht giftig. Dysprosium wird über viele verschiedene Prozesse in die Umwelt ausgestoßen – hauptsächlich jedoch von der Benzinindustrie wie auch dem Wegwerfen von Haushaltsgeräten. Dysprosium akkumuliert sich im Boden und am Grund von Gewässern. Bei Wasserlebewesen verursacht Dysprosium Schäden an den Zellmembranen, was zahlreiche negative Auswirkungen auf die Fortpflanzung und die Funktion des Nervensystems hat.[240]

239 Sadidi H, Hooshmand S, Ahmadabadi A, Javad Hosseini S, Baino F, Vatanpour M, Kargozar S. Cerium Oxide Nanoparticles (Nanoceria): Hopes in Soft Tissue Engineering. Molecules. 2020 Oct 6;25(19):4559.
240 https://www.lenntech.de/pse/elemente/dy.htm

Labor

▶Tabelle 4 verdeutlicht, dass chronische Dy-Belastungen kaum vorkommen. Von 25.000 Haarproben lagen weniger als 0,1 Prozent geringfügig über dem Grenzwert. Vollblutuntersuchungen zeigten ein ähnliches Bild, d. h. Expositionen sind äußerst selten.

Erbium (Er)

Erbium steht es in der Gruppe der Lanthanoide. In der Natur kommt es vor allem in dem Mineral Monazit vor. Viele Erbiumverbindungen, wie Erbiumchlorid, sind rosa gefärbt und werden deshalb in der Töpferei und Glasbläserei eingesetzt.[241]

Erbium wird neben anderen seltenen Erdelementen zur Dotierung von Laserkristallen in Festkörperlasern eingesetzt. Der Erbium-YAG-Laser wird hauptsächlich in der Humanmedizin eingesetzt.

Medizinische Anwendung

Als reiner Beta-Strahler wird ^{169}Er oder Erbiumcitrat bei der nuklearmedizinischen Behandlung von chronisch-entzündlichen Gelenkerkrankungen eingesetzt wie z. B. zur Behandlung einer chronischen Synovialitis mit rezidivierenden Gelenkergüssen bei rheumatoider Arthritis oder seronegativer Spondylarthropathie (z. B. reaktive Arthritis, Psoriasisarthritis). Es darf bei chronisch-entzündlichen Gelenkerkrankungen nur dann eingesetzt werden, wenn eine vorausgehende 6-monatige konservative Therapie einschließlich intraartikulärer Kortikoid-Injektion nicht zum Erfolg geführt hat oder wenn letzteres kontraindiziert ist. Die Diagnose und die Indikationsstellung muss im Rahmen einer interdisziplinär getragenen Therapiestrategie in Zusammenarbeit mit einem rheumatologisch versierten Arzt gestellt werden.[242]

Toxizität

Erbium hat keine biologische Funktion und ist nur leicht giftig. Der Mensch nimmt durchschnittlich 1 mg Erbium pro Jahr auf. Die höchste Erbiumkonzentration beim Menschen findet sich in den Knochen, Nieren und der Leber.[243] Metallisches Erbium in Staubform stellt eine Brand- und Explosionsgefahr dar.[244]

---

241 Gerd Hintermaier-Erhard: *Alles ist Chemie! Die chemischen Elemente und wie wir sie nutzen*. Dorling Kindersley Verlag, München 2017

242 Erbiumcitrat [169er] Cis Bio International Suspensionslösung Für Injektionszwecke – Fachinformation (imedikament.de)

243 Emsley, John (2001). „Erbium". Nature's Building Blocks: An A-Z Guide to the Elements. Oxford, England, UK: Oxford University Press. pp. 136–139.

244 Haley, T. J.; Koste, L.; Komesu, N.; Efros, M.; Upham, H. C. (1966). „Pharmacology and toxicology of dysprosium, holmium, and erbium chlorides". Toxicology and Applied Pharmacology. 8 (1): 37–43.

Labor

▶ Tabelle 4 zeigt, dass Erbiumbelastungen praktisch nicht vorkommen.

Forschung

Erbium-Laser werden bei der Entfernung von Karies und beim Arbeiten in der Nähe der Pulpa eingesetzt. Da diese Laserwellenlänge nicht tief in die Tiefe eindringt, benötigen die Patienten möglicherweise keine Anästhesie. Die Kavitäten-Präparation mit dem Erbium-Laser ist für das Pulpagewebe des Zahns weniger traumatisch als das Bohren mit einem Rotationsbohrer. Die von rotierenden Instrumenten erzeugten Vibrationen und Hitze, die die Hauptursache für Unbehagen bei Eingriffen sind, treten bei den Erbium Wellenlängen nicht auf.[245]

Europium (Eu)

Europium ist das chemisch reaktivste Element der Lanthanoiden Gruppe. Es hat eine hohe technische Bedeutung in Leuchtstofflampen und wird in Plasmabildschirmen wie auch in Quecksilber-Hochdrucklampen, wie etwa in der Straßenbeleuchtung, eingesetzt.[246]

Funktion

Europium kommt nur in sehr geringen Mengen im Körper vor und hat keine biologische Bedeutung. Von Pflanzenwurzeln kann das Element nicht aufgenommen werden.

Toxizität

Es konnte bislang keine Toxizität festgestellt werden, was möglicherweise mit der geringen Aufnahme von Europium im Darm und der schnellen Umwandlung von löslichem Europiumchlorid zu unlöslichem Europiumoxid zusammenhängt.[247]

Labor

▶ Tabelle 4 verdeutlicht, dass Langzeitbelastungen kaum auftreten.

245 Downs James C. Grace Sun. Lasers in Fixed Prosthetic and Cosmetic Reconstruction in Principles and Practice of Laser Dentistry, 2011

246 E. P. Klochkov, V. D. Risovanyi, Yu. E. Vaneev, A. N. Dorofeev: Radiation Characteristics of Europium-Containing Control Rods in a SM-2 Reactor after Long-Term Operation. In: Atomic Energy. Band 93, Nr. 2, 2002, S. 656–660

247 Thomas J. Haley, N. Komesu, G. Colvin, L. Koste, H. C. Upham: Pharmacology and toxicology of europium chloride. In: Journal of Pharmaceutical Sciences. Band 54, 1965, S. 643–645

Gadolinium (Gd)

Gadolinium steht im Periodensystem in der Gruppe der Lanthanoide.

Funktion

Gadolinium (Gd) ist magnetisch und somit als Kontrastmittelverstärker für die Magnetresonanztomographie (MRT) gut geeignet. Gd-Kontrastmittel reichern sich in stark durchbluteten Geweben an, zum Beispiel in vielen Tumoren, die dadurch besser sichtbar werden.

Toxizität und Gesundheitsrisiken

Laut FDA wurde bei Patienten, die vier oder mehr MRTs bekommen hatten, Reste von Gadolinium in Hirngeweben nachgewiesen. Der Berufsverband Deutscher Nuklearmediziner e. V. (BDN) rät gd-haltige Kontrastmittel vorerst nur bei unvermeidbaren Untersuchungen einzusetzen.

Man unterteilt die gd-haltigen Kontrastmittel (GdKM) nach ihrer chemischen Struktur in makrozyklische (z. B. Dotarem) und lineare Kontrastmittel (z. B. Primovist). Durch die zyklische Struktur ist die Gadolinium Struktur sehr stabil. Die linear aufgebauten Kontrastmittel dagegen sind sogenannte Gd-Chelate mit offenen, beweglichen Ketten.

Gadoliniumhaltige Kontrastmittel galten bislang als nichttoxisch. Allerdings wurden im Jahr 2006 erstmals gadolinium-haltige Kontrastmittel ursächlich für die Nephrogene Systemische Fibrose (NSF) verantwortlich gemacht. Bei Patienten mit fortgeschrittener Niereninsuffizienz wurden NSF-Symptome innerhalb von Tagen bis Monaten nach Gabe gadolinium-basierter MR-Kontrastmittel verzeichnet.[248]

Seit etwa zwei Jahren beschäftigen sich die Arzneimittelbehörden mit den Ablagerungen gadoliniumhaltiger Kontrastmittel im Gehirn. Laut Information der Europäischen Arzneimittelagentur und dem Bundesinstitut für Arzneimittel und Medizinprodukte vom Jan. 2018 sind die langfristigen Risiken einer Gadolinium-Kontrastmittelverabreichung noch unbekannt. Somit wurde in der EU das Ruhen der Zulassungen für lineare gadoliniumhaltige Kontrastmittel, mit Ausnahme der Wirkstoffe Gadoxetsäure (Primovist) und Gadobensäure (Multihance), empfohlen. Der Grund: bei linearen gadoliniumhaltigen Kontrastmitteln sind mehr Ablagerungen beobachtet worden als bei makrozyklischen. In der Bundesrepublik gilt diese Anordnung seit dem 28.02.2018.

---

248 Dawson P, Punwani S: Nephrogenic systemic fibrosis: non-gadolinium options for the imagingof CKD/ESRD patients. Semin Dial. 2008 Mar-Apr;21(2):160-5

Inwieweit sich die chemische Stabilität der unterschiedlichen Gadolinium-Kontrastmittel (GdKM) in-vivo bestätigt, ist derzeit nicht ausreichend geklärt. Sicher scheint, dass GdKM länger im menschlichen Organismus weilen, als angenommen. Sollten sich die chemischen Verbindungen der Gd-Kontrastmittel in vivo auflösen, hätte dies zur Folge, dass freies Gd im Körper zirkuliert. Freies Gadolinium ist hochgiftig.

Studien zeigen, dass von allen gd-haltigen Kontrastmitteln die Produkte Dotarem (Gadoterat-Meglumin), Gadavist (Gadobutrol) und ProHance (Gadoteridol) weniger wahrscheinlich vom Körper zurückgehalten werden und daher weniger wahrscheinlich gesundheitliche Probleme verursachen. In welchem Maße nach der Verabreichung von Gd-Kontrastmitteln mit gesundheitlichen Folgeschäden zu rechnen ist, konnte bislang nicht ausreichend geklärt werden.

Jedoch ist seit langem bekannt, dass sich freies Gadolinium in Knochen anreichert.[249] Gadolinium-Ionen sind ähnlich groß wie Calcium-Ionen und können deshalb unter anderem der Funktion von Calcium an Muskeln (auch dem Herzmuskel) entgegenwirken. Auch die Blutgerinnung kann von Gd beeinträchtigt werden. Um freies Gadolinium zu ungiftigen Komplexen abzuändern, werden Gd-Ionen mit Komplexierungsmittel mit hoher Komplexierungskonstante, wie den Chelaten DTPA (Diethylentriaminpentaessigsäure) und DOTA (1,4,7,10-Tetraazacyclododecan-1,4,7,10-tetraessigsäure, mit Gd = Gadotersäure), gebunden.

Gadolinium in der Umwelt

In Abwässern wurde Gadolinium nachgewiesen und um es zu entfernen wird Pektin als Bioabsorbant eingesetzt. Pektin, ein pflanzliches Polysaccharid, ist in der Lage Lanthanoide und andere Metalle zu binden.[250] Bereits vor Jahrzehnten wie auch in jüngeren Jahren beschrieben Forscher, dass Pektin (aus unterschiedlicher pflanzlicher Herkunft) fähig ist Metalle wie Blei, Cadmium and Radioisotope wie Caesium und somit auch Gadolinium zu binden und aus dem Organismus zu entfernen.[251] Ein interessanter Ansatz.

249 Turyanskaya, A., Rauwolf, M., Pichler, V. et al. Detection and imaging of gadolinium accumulation in human bone tissue by micro- and submicro-XRF. Sci Rep 10, 6301 (2020).

250 Kusrini, Eny, M Prayogie Aulia, Ab Widiantoro, Yulia Nurani and Mustafa Mamat. „Synthesis and Characterization of Natural, Pectin and Activated Carbon as Low Cost Potential Adsorbents from Kepok Banana Peels (Musa paradisiaca L.)." IOP Conference Series: Materials Science and Engineering 440 (2018)

251 Khotimchenko Y, Khozhaenko E, Kovalev V, Khotimchenko M. Cerium Binding Activity of Pectins Isolated from the Seagrasses Zostera marina and Phyllospadix iwatensis. Mar Drugs 2012; 10:834-848

Chelattherapie

Geklärt ist, dass die synthetische Chelatsubstanz DMPS (Dimaval© oder Unithiol) das Gadolinium nicht binden. Inwieweit die EDTAs oder DTPAs dazu in der Lage sind, ist nicht ausreichend geklärt. Derzeit vorhandene Fallberichte und erste Forschungsarbeiten, auch die der Autorin, bedürfen weiterer Klärung.

Labor

Der Nachweis von Gadolinium in Blut, Urin und Geweben wie Haaren wird problemlos erbracht.

Urin

Dem Körper zugeführtes Gadolinium wird renal ausgeschieden und zwar über einen längeren Zeitraum hinweg. Nicht geklärt ist, ob dabei die Gd-Verbindung, oder freies Gadolinium ausgeschieden wird.
Der Vergleich von Messwerten im Urin vor und nach Chelatverabreichung ist notwendig um zu klären, ob die eingesetzte Chelatsubstanz das Gd erfolgreich binden konnte. Wenn Basal- und Provokationsmesswerte in etwa übereinstimmen bedeutet dies, dass keine Chelatierung von Gadolinium stattfand.

Haaranalyse

Diese zeigt, ob Gd in Geweben gespeichert wurde. Für diese Untersuchung muss die Gadoliniumverabreichung wenigstens 4 Monate zurückliegen. Die Auswertung von 25.000 Haar-Messwerten zeigte, dass etwa 0,5 Prozent über dem Richtwert lagen. Diese Messwerte waren um das 10-fache höher als der Richtwert und höchstwahrscheinlich auf die Verabreichung gd-haltiger Kontrastmittel zurückzuführen.

Forschung

Alternatives Kontrastmittel

Forscher der Harvard Universität stellen ein Kontrastmittel auf Manganbasis mit der Bezeichnung Mn-PyC3A vor, das alles kann, was ein Kontrastmittel auf Gadoliniumbasis auch kann, erklärt Dr. Eric M. Gale, Forscher im Bereich Biomedical Engineering am Massachusetts General Hospital und Assistant Professor für Radiologie an der Harvard Medical School sowie Miterfinder von Mn-PyC3A. Laut Dr. Gale hat Mangan ähnliche magnetische Eigenschaften wie Gadolinium, jedoch ohne schädliche Nebenwirkungen.[252]

252 Studie: Alternatives MRT-Kontrastmittel ohne die schädlichen Nebenwirkungen von Gadolinium – MedizinDoc – Tipps für mehr Gesundheit aufgerufen 17.11.2023

Hafnium (Hf)

Hafnium besitzt ähnliche Eigenschaften wie Zircon. Biologische Funktionen für Hafnium sind nicht bekannt. Das Element kommt normalerweise nicht im menschlichen Organismus vor und ist nicht toxisch. Deshalb sind für den Umgang mit Hafnium keine besonderen Sicherheitsvorschriften zu beachten.[253]

Das US-Center for Disease Control (CDC) berichtet: Es liegen keine Daten zur Inhalationstoxizität vor, die als Grundlage für eine IDLH (IMMEDIATELY DANGEROUS TO LIFE OR HEALTH CONCENTRATIONS) für Hafniumverbindungen dienen könnten

Das Haupteinsatzgebiet ist die Kerntechnik, in der Hafnium als Steuerstab zur Regulierung der Kettenreaktion in Kernreaktoren eingesetzt wird. Das Element ist sehr korrosionsbeständig.[254] Auf Grund des hohen Preises kommt es meist nur für militärische Anwendungen in Frage, beispielsweise für Reaktoren in Atom-U-Booten.

Labor

Hafnium wird von MTM seit Jahren routinemäßig in Haaren erfasst.

- Von 25000 Haarproben von Erwachsenen lagen 248 über der Bestimmungsgrenze von 0,05 mcg/g. Bei einer Probe aus Australien wurde ein Höchstwert von 11,24 mcg/g nachgewiesen.
- Bei Kinderhaaren lagen 52 der 5769 Messwerte oberhalb der Bestimmungsgrenze. Der erfasste Höchstwert lag bei 0,38 mcg/g.
- Bei 3.844 Nagelproben wurde die Bestimmungsgrenze von 95 Messwerten überschritten. Der Höchstwert lag bei 0,91 mcg/g.

Notiz

Die Bestimmungsgrenze (englisch limit of quantitation, LOQ) ist die kleinste Konzentration eines Analyten, die quantitativ mit einer festgelegten Präzision bestimmt werden kann.

253 https://www.cdc.gov/niosh/idlh/7440586.html, aufgerufen 4.Jan2024
254 Hafnium. In: Lexikon der Chemie. Spektrum Akademischer Verlag, Heidelberg/ Berlin 2001.

Indium (In)

Indium ist ein silberweißes und weiches Schwermetall. Seine Häufigkeit in der Erdkruste ist vergleichbar mit der von Silber.

Funktion

Indium ist für den menschlichen Körper nicht essenziell, toxische Effekte sind nicht bekannt.

Verwendung

Indium ist vielseitig verwendbar, sein Einsatz ist jedoch durch den hohen Preis beschränkt. Das Metall wird heute zum größten Teil zu Indium-Zinnoxid verarbeitet, das als transparenter Leiter für Flachbildschirme und Touchscreens eingesetzt wird. Nach 1933 wurde Indium als Legierungsbestandteil in Zahngold verwendet. Nach dem Zweiten Weltkrieg wurde Indium vor allem in der Elektronikindustrie, als Lötmaterial und in niedrig schmelzenden Legierungen eingesetzt. Auch die Verwendung in Kontrollstäben von Kernreaktoren wurde mit der zunehmenden Verwendung der Kernenergie wichtig.

Das einzige Land, in dem derzeit in größeren Mengen Indium wiedergewonnen wird, ist Japan. In Deutschland liegen geringe Vorkommen im Erzgebirge und am Rammelsberg im Harz.[255]

Labor

Von knapp 12.000 Haarproben-Messwerten befanden sich nur 68 oberhalb der Bestimmungsgrenze, d. h. Indium wird sehr selten nachgewiesen.

Iridium (Ir)

Iridium ist seltener als Gold oder Platin. Es ist nach Rhenium zusammen mit Rhodium und Ruthenium das seltenste nicht-radioaktive Metall. In der Natur tritt es elementar in Form von kleinen Körnern oder in Begleitung des Platins auf.[256]

255 Indium | Seltene Erden und Metalle (institut-seltene-erden.de)

256 David R. Lide (Hrsg.): CRC Handbook of Chemistry and Physics. 85. Auflage. CRC Press, Boca Raton, Florida, 2005. Section 14, Geophysics, Astronomy, and Acoustics; Abundance of Elements in the Earth's Crust and in the Sea.

Iridium ist oft Bestandteil von Legierungen, denen es Härte und/oder Sprödigkeit verleiht. Platin-Iridium-Legierungen setzt man bei Präzisionsmessungen, in der Medizin und Zahntechnik als Dentallegierungen ein. Ebenso werden diese Legierungen für Schmuck verwendet. Industriell findet es u. a. Anwendung im Maschinenbau.

Toxizität und Sicherheitshinweis

Metallisches Iridium ist wegen seiner Beständigkeit ungiftig. Als Pulver oder Staub ist es leicht entzündlich, in kompakter Form ist es nicht brennbar. Iridiumverbindungen sind als toxisch eingestuft.[257]

Labor

Iridiumbelastungen sind kaum bekannt.

Von nahezu 25.000 Haar-Messwerten lagen etwas über 1 Prozent über der Bestimmungsgrenze von 0,005 mcg/g. Der erzielte Maximalwert lag bei 0,11 mcg/g. Bei Nagelproben war es ähnlich. Der Höchstwert lag bei 0,02 mcg/g.

Lanthan (La)

Lanthan kommt nur in chemischen Verbindungen mit anderen Lanthanoiden in Mineralien wie z. B. dem Monazit oder Bastnäsit vor. Es ist Bestandteil von Mischmetallen und Legierungen und findet Anwendung in der Metallurgie als Mikrolegierungszusatz. In Verbindung mit Titan soll es für chirurgische Werkzeuge und Apparate besonders gut geeignet sein, da die Allergie-Neigung bei einer derartigen Metalllegierung im Verhältnis zu anderen Legierungen geringer eingeschätzt wird.

Medizinische Verwendung

In der Medizin wird es in Form des Lanthancarbonat als Phosphatbinder eingesetzt. Es bindet das über die Nahrung aufgenomme Phosphor und verhindert, dass es in den Blutkreislauf gelangt. So wird es zur Senkung des Phosphatspiegels im Blut bei Menschen mit Nierenerkrankungen eingesetzt. Ein hoher Phosphatspiegel im Blut kann zu Knochenproblemen führen.

Lanthan ist als Kautablette (Fosrenol®) und als orales Pulver zur oralen Einnahme erhältlich. Die Einnahme erfolgt in der Regel mehrmals täglich, je nach Bedarf.

257 Lexikon der Chemie: Iridiumverbindungen – Lexikon der Chemie, abgerufen am 20. Juni 2023

Nebenwirkungen

Laut Informationen von MedLinePlus kann Lanthan Nebenwirkungen erzeugen. Diese sind

- Brechreiz
- Erbrechen
- Bauchschmerzen (Magenbereich)
- Durchfall
- Verstopfung

Toxizität und Sicherheitshinweis

Lanthan wird als wenig toxisch eingestuft. Eine toxische Dosis ist bisher unbekannt. Lanthanpulver ist stark ätzend.[258]

Labor

Bei der Auswertung der HMA-Daten war auffallend, dass etwa 5 Prozent der Messdaten über dem Richtwert lagen. Ob die Anwendung des Medikaments Fosrenol® mitverantwortlich zeichnet, ist nicht bekannt.

Forschung

Forscher der brasilianischen Nuclear Energy Commission untersuchten ob das breite Anwendungsspektrum der Lanthanide ein erhöhtes Kontaminationsrisiko für den Menschen darstellt. Sie untersuchten die Wirkung von Lanthan in Lymphozyten und Jurkat und stellten fest, dass es auf beide Zelllinien zytotoxisch und genotoxisch wirkt. Vitamin E konnte die induzierten DNA-Strangbrüche verringern, was darauf hindeutet, dass oxidativer Stress am genotoxischen Prozess beteiligt sein könnte.[259]

Lutetium (Lu)

Die wirtschaftliche Bedeutung von Lutetium ist gering. In der Medizin aber hat Lutetium verschiedene Anwendungsgebiete. Das Radionuklid ^{177}Lu kann als Therapie gegen neuroendokrine Tumore verwendet werden. Eingesetzt wird Lutetium zum Beispiel in Szintillator-Kristallen für die Positronen-Emissions-Tomographie. Eine Möglichkeit, Prostatakarzinome zu behandeln, ist die Bestrahlung mit radioaktivem Lutetium.[260]

258 Lucien F. Trueb: Die chemischen Elemente, Ein Streifzug durch das Periodensystem. Hirzel Verlag, Stuttgart/ Leipzig 1996

259 Paiva AV, de Oliveira MS, Yunes SN, de Oliveira LG, Cabral-Neto JB, de Almeida CE. Effects of lanthanum on human lymphocytes viability and DNA strand break. Bull Environ Contam Toxicol. 2009 Apr;82(4):423-7

260 Lutetium – Seltene Erden Infoseite

Seit Januar 2018 ist ^{177}Lu als Lutathera® (Lutetium-Oxodotreotid) in Europa zugelassen. Indiziert ist dieser sogenannte Orphan Drug zur Therapie fortgeschrittener gastroentero-pankreatischer neuroendokriner Tumoren, die auf der Oberfläche ihrer Zellen sogenannte Somatostatin-Rezeptoren aufweisen. Die Substanz weist eine hohe Affinität zum Somatostatin-Rezeptor vom Subtyp 2 auf.[261]

Lutetium besitzt keine biologische Bedeutung und ist nur in äußerst geringen Mengen im menschlichen Körper enthalten.[262] Es wurde bei Versuchen an Ratten festgestellt, dass Lutetium vor allem in der Leber, in geringeren Mengen auch in Knochen und Milz gespeichert wird.[263]

Toxizität

Über toxische Effekte von Lutetium und seinen Verbindungen auf Lebewesen ist wenig bekannt. Bei Ratten wurde für Lutetiumchlorid eine akute Toxizität mit einem LD50-Wert von 315 mg/kg bei intraperitonealer Gabe und 7.100 mg/kg für orale Gabe über jeweils sieben Tage bestimmt. Eine chronische Toxizität konnte nicht festgestellt werden.[264]

Forschung

Das Medikament Lutetium-177 PSMA-617 wurde in den USA zugelassen für die Behandlung von metastasiertem Prostatakrebs, der das Oberflächenmolekül PSMA (prostataspezifisches Membran-Antigen) trägt. Die Zulassung ist beschränkt auf Patienten, die bereits eine Chemotherapie erhalten hatten und die nicht auf Hormonentzug ansprechen. Der Wirkstoff war in jahrelanger interdisziplinärer Forschung von Wissenschaftlerinnen und Wissenschaftlern der Universität Heidelberg und dem Universitätsklinikum Heidelberg entwickelt worden. In der Zulassungsstudie (VISION III), die an mehreren US-amerikanischen Kliniken durchgeführt wurde, reduzierte Lutetium-177 PSMA-617 in Kombination mit einer Standardtherapie die Gesamtsterblichkeit im Beobachtungszeitraum der Studie um 38 Prozent und das Fortschreiten der Erkrankung bei 60 Prozent der Probanden.[265]

---

261 Strahlende Arzneimittel I PZ – Pharmazeutische Zeitung (pharmazeutische-zeitung.de)

262 John Emsley: Nature's building blocks: an A-Z guide to the elements. Oxford University Press, 2001, S.240–242

263 Artur Palasz, Piotr Czekaj: Toxicological and cytophysiological aspects of lanthanides action. In: Acta Biochemica Polonica.47, 2000, S.1107–1114

264 Thomas J. Haley, N. Komesu, M. Efros, L. Koste, H. C. Upham: Pharmacology and toxicology of lutetium chloride. In: Journal of Pharmaceutical Sciences. 53, 1964, S.1186–1188

265 Neues erfolgreiches Therapeutikum gegen metastasierten Prostatakrebs (der-niedergelassene-arzt.de) abgerufen 17.11.23

Labor

▶ Tabelle 4 verdeutlicht, dass chronische Lutetiumexpositionen praktisch nicht verzeichnet werden.

Interessant ist, dass von nahezu 18.000 Urin-Messwerten (vor Provokation) nahezu 4 Prozent über dem Bestimmungswert von 0,01 mcg/l lagen. Der höchste Messwert lag bei 2,58 mcg/l. Inwieweit die Einnahme lu-haltiger Medikamente hierfür verantwortlich sein könnte, ist nicht bekannt, sollte jedoch verfolgt werden.

Niob (Nb)

Niob und Tantal kommen immer zusammen vor. Auch ist das chemische Verhalten des Niobs fast identisch mit dem des Tantals. Große Erzlager befinden sich in Brasilien, Canada, Nigeria, in der Demokratischen Republik Kongo und in Russland. Die Jahresproduktion lag 2006 bei fast 60.000 t, 90 Prozent davon wurde in Brasilien gefördert. In den letzten Jahren ist die Produktion stark angestiegen.

Niob wird hauptsächlich in der Metallurgie verwendet, z. B. um Spezialstähle herzustellen und die Schweißbarkeit zu verbessern. Zudem findet Niob Verwendung in Edelstahllegierungen für die Herstellung von Kernreaktoren, Projektilen, Schneidwerkzeugen, Rohrleitungen, Supermagneten und Schweißdrähten.

Eine physiologische Funktion des Niobs ist nicht bekannt. Niob gilt zwar als nicht toxisch, jedoch irritiert Niobstaub Augen und Haut. Niobstaub ist leicht entzündlich.[266]

Forschung

Nioblegierung in Zahnmedizin

Die Tatsache, dass eine Titanlegierung auf Vanadiumbasis (Ti-6Al-4V) eine gewisse Zytotoxizität aufweist, führte zu der Suche nach einer Alternative. Ziel der vorliegenden Studie war es, das Verhalten menschlicher osteoblastenähnlicher Zellen (Saos-2) zu untersuchen, die auf Ti-6Al-4V- oder niobhaltigen (Ti-6Al-7Nb) Scheiben mit rauer oder bearbeiteter Oberfläche kultiviert wurden. Der höchste Osteocalcinspiegel wurde in den auf niobhaltigen Scheiben kultivierter Zellen gefunden. Außerdem wurden bei diesen Zellen höhere Werte des transformierenden Wachstumsfaktors (TGFbeta) festgestellt,

266 https://www.chemie.de/lexikon/Niob.html

was darauf hindeutet, dass die nb-haltige Legierung eine schnellere Reifung der Osteoblasten unterstützt.[267]

Labor

▶ Tabelle 4 zeigt, dass chronische Belastungen ungewöhnlich sind. Weniger als 0,5 Prozent von nahezu 18.000 Haargewebeproben lagen über der Bestimmungsgrenze von 0,005 mcg/g. Der gemessene Höchstwert lag bei 1 mcg/g Haargewebe.

Neodym oder Neodynium (Nd)

Neodym steht es in der Gruppe der Lanthanoide und kommt in natürlicher Form nur in chemischen Verbindungen vor. Die Legierung Neodym-Eisen-Bor wird für starke Permanentmagnete verwendet. Neodymsalze werden auch zum Färben von Glas und Emaille genutzt und sind Bestandteil des industriell weitverbreiteten Neodym-YAG-Lasers.

Vorkommen

Der wichtigste Lieferant mit 91 Prozent der Weltproduktion ist China, was dort für erhebliche Umweltprobleme sorgt.[268] Die Redakteure der PANORMA Fernsehsendung widmeten sich am 28.04.2011 diesem Thema: „Bei der Trennung des Neodyms vom geförderten Gestein entstehen giftige Abfallprodukte, außerdem wird radioaktives Uran und Thorium beim Abbauprozess freigesetzt. Diese Stoffe gelangen zumindest teilweise in das Grundwasser, kontaminieren so Fauna und Flora erheblich und werden für den Menschen als gesundheitsschädlich eingestuft. Die chinesische Regierung hat angekündigt, schärfere Umweltauflagen einzuführen und stärker gegen illegale Minen vorzugehen. Anfang Juni 2011 scheint es zu einer ersten Umsetzung dieser Absicht gekommen zu sein."

Medizin

Experimentelle Studien aus den 1930er Jahren wiesen auf die heparinähnliche Wirkung des Neodym.[269]

Neodym-Magnete sind Gegenstand medizinischer Forschungen.[270]

---

267 Shapira L, Klinger A, Tadir A, Wilensky A, Halabi A. Effect of a niobium-containing titanium alloy on osteoblast behavior in culture. Clin Oral Implants Res. 2009 Jun;20(6):578-82.

268 Justin Rowlatt: *Neither rare, nor earths*. 23 März 2014 bbc.com abgerufen am 20.Juni 2023

269 Marx, R., Stich, W. (1956). Zur Kenntnis der Wirkung des Antithromboticums Neodym auf menschliche Blutzellen. In: Begemann, H. (eds) Fünfter Kongress der Europäischen Gesellschaft für Hämatologie. Springer, Berlin, Heidelberg.

270 Yuksel C, Ankarali S, Yuksel NA. The use of neodymium magnets in healthcare and their effects on health. North Clin Istanb. 2018 Sep;5(3):268-273

Toxizität/Labor
Neodymverbindungen sind, wie alle seltenen Erdmetalle, von geringer bis mäßiger Toxizität. Genaue Angaben liegen nicht vor.[271]

Von nahezu 25.000 Haarproben wiesen weniger als 1 Prozent einen leicht auffälligen Messwert auf.

Plutonium (Pu)

Eine biologische Funktion des Plutoniums ist nicht bekannt. Seine chemische Toxizität (ohne seine Radioaktivität!) ist barium- oder berylliumähnlich.

Plutonium kommt in der Natur vor und wird durch natürliche Kernreaktionen mit der Höhenstrahlung in Uran ständig gebildet. Auch wenn große Mengen durch Menschenhand geschaffen wurden, sind immerhin rund 300 Tonnen natürliches Plutonium im Erdboden über den ganzen Planeten verteilt.

Verwendung
Plutonium Isotopen werden in immer größeren Mengen verwendet, vor allem in Kernkraftwerken. ^{239}Pu wird hochkonzentriert in den meisten Atom- und Wasserstoffbomben als Spaltmaterial verwendet.[272]

Pu im menschlichen Organismus
Die Hauptaufnahme erfolgt über Inhalation. Von dem in die Körperflüssigkeiten transferierten Plutonium werden 50 Prozent im Skelett und 30 Prozent in der Leber abgelagert. Der Rest wird sofort ausgeschieden. Die biologischen Halbwertszeiten betragen im Skelett 50 und in der Leber 20 Jahre.

Plutonium wird von Transferrin gebunden, das für den Eisentransport zuständig ist. Unter der radiotoxischen Wirkung entstehen Schädigungen an den Zellen durch die ionisierende Alpha-Strahlung, was zum Zelltod führen kann. Als Spätschäden treten Lungenkrebs und Leukämie auf, da es durch die Ionisierung an der DNS zu irreparablen Genveränderungen kommt.[273]

271 Neodymium (Nd) – Chemical properties, Health and Environmental effects".
272 World Nuclear Association: Plutonium im Internet Archive).
273 Basiswissen-Kernenergie (kernenergie-wissen.de)

Toxizität und Sicherheitshinweis
Die für einen Menschen tödliche Dosis liegt wahrscheinlich im zweistelligen Milligrammbereich. Viel gefährlicher als die chemische Wirkung ist seine Radioaktivität, die Krebs verursachen kann.[274]

Labor
Der Nachweis von Plutonium erfolgt anhand radiochemischer Analysenmethode, sowie der Massenspektroskopie oder Neutronenuntersuchungen. MTM führt Pu-Untersuchungen nicht durch.

Praseodym (Pr)

Praseodym kommt in den Gesteinen Cerit, Monazit und Bastnäsit vor. Wie alle seltenen Erden kommt es nur im Verbund vor und muss aufwändig getrennt werden. Es ist ein weiches, weißes, hämmerbares paramagnetisches Metall und weist große Ähnlichkeit mit Neodym auf. Es oxidiert sehr schnell und sollte daher unter Schutzgas oder in Petroleum aufbewahrt werden. Das Oxid selbst ist grünlich gefärbt. Oxidiertes Pr ist eines der feuerbeständigsten Materialien und wird unter anderem im Glas von Schweißerhelmen verwendet.

Labor und Medizin
Medizinisch ist Praesodym ohne Bedeutung. Toxizitätswerte sind nicht bekannt.

Rhenium (Re)

Rhenium ist ein sehr seltenes, silberweiß glänzendes, schweres Übergangsmetall. Legierungen mit Rhenium Anteilen finden Verwendung in Flugzeugtriebwerken, als Katalysator beim Herstellen von bleifreiem Benzin und in Thermoelementen.

Biologische Funktionen des Rheniums sind nicht bekannt, es kommt normalerweise nicht im menschlichen Organismus vor. Ebenso sind keine toxischen Effekte des Metalls bekannt. Im arbeitshygienischen Bereich gilt es als unbedenklich.[275]

274 Plutonium (chemie.de)
275 A. F. Holleman, E. Wiberg, N. Wiberg: Lehrbuch der Anorganischen Chemie. 102. Auflage. Walter de Gruyter, Berlin 2007, S. 214.

Labor

Moderne analytische Methoden wie Massenspektrometrie oder Kernresonanzspektroskopie sind für den Nachweis des Elements geeignet. Die Autorin evaluierte 25.000 Gewebeproben: keiner der Messwerte wies auf eine Exposition.

Rhodium (Rh)

Zusammen mit Kobalt und Iridium zählt Rhodium zur Kobaltgruppe und ist eines der seltensten nicht radioaktiven Metalle.[276] Rhodium ist ein Reinelement, das heißt es kommt auf der Erde nur in Form seines stabilen Isotops ^{103}Rh vor. Der Name Rhodium leitet sich aus dem griechischen rhodeos für rosenrot ab. Die Wahl dieses Namens geht auf die tiefrote Farbe der Verbindung RhCl3• 3H2O zurück.

Rhodium wird in Legierungen eingesetzt. Als wichtiger Bestandteil von Fahrzeugkatalysatoren wird Rhodium zur Reduktion von Stickoxiden eingesetzt. Auch in industriellen Prozessen zur Herstellung einiger chemischer Grundstoffe werden Rhodiumkatalysatoren genutzt. Da das Metall in der Natur sehr selten vorkommt und gleichzeitig eine breite Anwendung findet, zählt es zu den teuersten Metallen überhaupt.

Im menschlichen Körper kommt Rhodium normalerweise nicht vor, eine biologische Bedeutung ist nicht bekannt.[277] Jedoch sind gelöste Rhodium-Ionen in hohen Konzentrationen toxisch, wenngleich auf Grund der geringen Vorkommen Vergiftungen kaum vorkommen.[278] Wegen einiger Hinweise auf eine karzinogene Wirkung werden Rhodium und seine Verbindungen von der MAK-Kommission als karzinogen, Kategorie 3 eingeordnet.[279] Neue Forschung stellt dies möglicherweise in Frage.

Labor

Bei der statistischen Auswertung von etwa 25.000 Haarproben lagen weniger als 0,3 Prozent der Messdaten geringfügig über dem Grenzwert.

276 David R. Lide (Hrsg.): CRC Handbook of Chemistry and Physics. 90. Auflage. (Internet-Version: 2010), CRC Press / Taylor and Francis, Boca Raton FL, Properties of the Elements and Inorganic Compounds, S. 4–18

277 James E. Huheey, Ellen A. Keiter, Richard L. Keiter: Anorganische Chemie. 3. Auflage. de Gruyter, Berlin 2003

278 B. Desoize: Metals and metal compounds in cancer treatment. In: Anticancer Res. 24/2004, S. 1529–1544.

279 Ständige Senatskommission zur Prüfung gesundheitsschädlicher Arbeitsstoffe: MAK- und BAT-Werte-Liste 2021. 57. Mitteilung. In: Deutsche Forschungsgemeinschaft (Hrsg.): Maximale Arbeitsplatzkonzentrationen und Biologische Arbeitsstofftoleranzwerte. 2021

Forschung
Rhodiumkomplexe haben in letzter Zeit Aufmerksamkeit erregt. Iranische Forscher der Tehran University of Medical Sciences untersuchten Hinweise auf ihre krebshemmende Wirkung. Es scheint, dass Rhodiumkomplexe als Ersatzstoffe für bestehende Krebsmedikamente dienen können. So besteht ein zunehmendes Interesse an der Verwendung Rhodium(III)-haltiger Arzneimittel. Die Forscher weisen darauf hin, dass Rh-Komplexe biologische Aktivitäten zeigten.[280]

Ruthenium (Ru)

Ruthenium wird nur in geringen Mengen genutzt. Die Hauptanwendungsgebiete des Metalls liegen in der Elektronikindustrie, zudem wird es u. a. als Katalysator in verschiedenen chemischen Verfahren genutzt.

Ruthenium besitzt keine bekannten biologischen Funktionen und kommt im Körper normalerweise nicht vor. Verschiedene Rutheniumkomplexe haben möglicherweise ein pharmakologisches Potenzial z. B. als Cisplatin-Ersatz. Bisher ist jedoch noch kein Arzneimittel auf Rutheniumbasis zugelassen.[281]

Labor
Auffällige Langzeitexpositionen konnten bei der Überwachung von 25.000 Haarproben nicht festgestellt werden.

Forschung

Gewebeverteilung
Die Internationale Kommission für Strahlenschutz (ICRP) fasst die biokinetische Datenbank für Ruthenium zusammen und schlägt ein neues biokinetisches Modell für die Verteilung von Ruthenium zwischen Gewebe und Blut vor.[282]

280 Marzieh Sohrabi, Mina Saeedi, Bagher Larijani, Mohammad Mahdavi. Recent advances in biological activities of rhodium complexes: Their applications in drug discovery research. European Journal of Medicinal Chemistry, 2021; Vol 216

281 Emmanuel S. Antonarakis, Ashkan Emadi: Ruthenium-based chemotherapeutics: are they ready for prime time? In: Cancer Chemotherapy and Pharmacology. 66, Nr. 1, 2010, S. 1–9,

282 Leggett RW. The biokinetics of ruthenium in the human body. Radiat Prot Dosimetry. 2012 Mar;148(4):389–402

Antitumoraktivität
Die Wechselwirkung des Ruthenium(II)-Komplexes RPM mit Serumalbumin (HSA) wurde von Forschern der chemischen Fakultät der Jinan Universität in Guangzhou, China untersucht. RPM zeigte eine signifikante Antitumoraktivität durch Induktion von Apoptose in Zellen, die in der Krebsforschung einsetzt werden.[283, 284]

Brustkrebs
Auf der Suche nach neuen Krebsbehandlungen wurden in den letzten Jahren viele Rutheniumkomplexe als wirksame und sichere potenzielle Medikamente vorgeschlagen. In diesem Zusammenhang haben Forscher der Universität von Neapel einen neuartigen Ansatz für die In-vivo-Abgabe von Ru(III)-Komplexen entwickelt und dabei stabile nukleolipidische Nanoaggregate auf Rutheniumbasis hergestellt, die über eine signifikante antiproliferative Aktivität verfügen. Beschrieben wird die zelluläre Reaktion auf rutheniumhaltigen Formulierungen in ausgewählten Brustkrebs-Modellen.[285]

Samarium (Sm)

Samarium steht in der Gruppe der Lanthanoide. Es wird derzeit fast ausschließlich in China gewonnen.[286]

Zusammen mit anderen seltenen Erden wird Samarium u. a. für Permanentmagnete, Quarzuhren, Antriebsmotoren in Kleinsttonbandgeräten (Walkman, Diktiergeräten), Kopfhörern, Sensoren, und Festplattenlaufwerken verwendet.

Medizinische Anwendung

In der Medizin wird das Isotop ^{153}Samarium in Verbindung mit einem Bisphosphonat (Lexidronam) bei Knochenmetastasen zur Behandlung von Knochenschmerzen bei Krebserkrankungen eingesetzt.[287]

283 Sun J, Huang Y, Zheng C, Zhou Y, Liu Y, Liu J. Ruthenium (II) complexes interact with human serum albumin and induce apoptosis of tumor cells. Biol Trace Elem Res. 2015 Feb;163(1–2):266–74.

284 Huang S, Peng S, Zhu F, Lei X, Xiao Q, Su W, Liu Y, Huang C, Zhang L. Biol Trace Elem Res. 2016 Feb;169(2):189–203 Multispectroscopic Investigation of the Interaction Between two Ruthenium(II) Arene Complexes of Curcumin Analogs and Human Serum Albumin.

285 Irace, C., Misso, G., Capuozzo, A. et al. Antiproliferative effects of ruthenium-based nucleolipidic nanoaggregates in human models of breast cancer in vitro: insights into their mode of action. Sci Rep 2017; 7, 45236

286 Vorkommen und Produktion mineralischer Rohstoffe – ein Ländervergleich. (PDF) Bundesanstalt für Geowissenschaften und Rohstoffe.

287 Samarium-Therapie I Universitätsklinikum Tübingen (uni-tuebingen.de)

Laut dem Universitätsklinikum Münster „ist die Lebensqualität von Patientinnen und Patienten mit schmerzhaften Knochenmetastasen oft deutlich eingeschränkt. Eine Ergänzung zur medikamentösen Schmerztherapie kann die ^{153}Samarium-Schmerztherapie sein. Viele Knochenmetastasen sind stoffwechselaktiv, das heißt, dass hier neue, metastatische Knochensubstanz durch Kalzium oder Phosphat aufgebaut wird (sog. osteoblastische Metastasen). Stoffe, die Kalzium oder Phosphat ähneln, können für diagnostische und therapeutische Zwecke genutzt werden, da sie ebenfalls in osteoblastische Knochenmetastasen eingebaut werden. Dazu gehört ^{153}Samarium. Dies macht sich die Schmerztherapie zunutze, denn ^{153}Samarium reichert sich in den Knochenmetastasen an und kann dort Tumorzellen mit der radioaktiven ß-Strahlung gezielt zerstören. Gesundes Gewebe wird aufgrund der geringen Reichweite der Strahlung (wenige Millimeter) weitgehend geschont. Neben dem Einsatz als Schmerztherapie kann eine Samarium-Therapie in Einzelfällen auch im Rahmen eines individuellen Heilversuchs bei primär malignen Knochentumoren (z. B. Osteosarkom, Ewingsarkom) durchgeführt werden (kurativer Ansatz)."[288]

Berichten nach führt die Radionuklidtherapie bei etwa 80 Prozent der Patienten zu einer Schmerzverringerung. Zirka 25 Prozent der Patienten werden sogar vollkommen schmerzfrei. Die Wirkung dieser Therapie setzt nicht sofort ein. In der Regel dauert es etwa eine Woche bevor eine Schmerzlinderung eintritt. Die Wirkung der Radionuklidtherapie mit ^{153}Samarium dauert etwa vier Monate an, gelegentlich auch länger. Es ist möglich, diese Therapie bei Bedarf auch mehrmals zu wiederholen.[289]

Labor
Von 25.000 Haar-Messwerten wiesen weniger als 0,1 Prozent auf eine Exposition.

Tantal (Ta)

Tantal ist ein selten vorkommendes Metall mit hoher Korrosionsbeständigkeit. Feinverteiltes Tantal ist pyrophor und verbrennt unter starker Licht- und Hitzeentwicklung, ähnlich wie Magnesium. Aufgrund seiner Formbarkeit bei gleichzeitig hoher Dichte setzt man es auch zur Herstellung panzerbrechender Munition ein.

288 https://web.ukm.de/
289 Patienteninformation-Samarium-2020-03-03.pdf (zrn-info.de)

Medizin

Tantal wird für die Herstellung medizinischer Instrumente und Implantate verwendet, da es mit Körpergeweben und -flüssigkeiten nicht reagiert.

Toxizität

Elementares Tantal wie auch Tantal Verbindungen sind nicht toxisch. Es gibt vage Hinweise auf die Karzinogenität einiger Tantalverbindungen.[290]

Labor

Bei der Auswertung von 25.000 Haar-Messwerten wurde bei 2,3 Prozent der Proben von Erwachsenen ein leicht auffälliger Messwert nachgewiesen. Bei den unter 12-jährigen war nur 1 Prozent der Messwerte auffällig.

Forschung

Der Einsatz von Tantal in der orthopädischen Chirurgie ist gut etabliert. Tantal verfügt über eine hohe Elastizität und Festigkeit, sodass es zur Bildung großer, tragender Konstrukte verwendet werden kann. Aufgrund unterschiedlicher klinischer Ergebnisse bleibt seine Rolle bei der Wiederanheftung von Weichgewebe jedoch ungeklärt. Es wurde über eine erfolgreiche Wiederbefestigung von Sehnen an Tantal-Megaprothesen bei Tumor- und Revisionseingriffen berichtet. Mehrere Autoren berichten jedoch von einem fast universellen Scheitern der langfristigen Wiederbefestigung von Weichgewebe mit Tantal-Patella-Augmentationen, wenn kein restlicher Knochenbestand vorhanden ist. Es wird postuliert, dass diese Misserfolge auf mangelnde Stabilität der Implantate und eine hemmende Wirkung von Tantal auf die Weichgewebeintegration zurückzuführen sind. Basierend auf Tierversuchen, bei denen Implantate entnommen und mechanischen Tests unterzogen wurden, galt Tantal bisher als hervorragendes Biomaterial für die Integration von Weichgewebe. In dieser Übersicht werden Erkenntnisse aus Labor-, Tier- und klinischen Studien zusammengestellt, um zukünftige Richtungen in der Biomaterialforschung besser zu leiten.[291]

290 Tantal (chemie.de)

291 Edward CA Gee, Robert Jordan, John A Hunt, Adnan Saithna Current Evidence and Future Directions for Research into the use of Tantalum in Soft Tissue Re-attachment Surgery. **J. Mater. Chem. B**, 2016,**4**, 1020-1034

Tellur (Te)

Tellur gehört zu den Halbmetallen. Seine Häufigkeit entspricht ungefähr der von Gold, mit dem es auch verschiedene Verbindungen eingeht. Im Aussehen ähnelt Tellur dem Zinn und Antimon. Chemisch ist es ein naher Verwandter von Selen.

Vorkommen

Tellur kommt in der Erdkruste mit nur 0,01 Gramm pro Tonne vor. Die industrielle Gewinnung von Tellur geschieht ausschließlich im Zuge der Kupfer- und Zinkproduktion.

Verwendung

In der Photovoltaik wird Tellur als Cadmium-Tellurit in Dünnschicht-Solarzellen eingesetzt wird; zum anderen in Legierungen oder der Vulkanisierung von Gummi. Bismut-Tellurid (Bi2Te3) wird in Thermoelementen zur Stromerzeugung in thermoelektrischen Generatoren (z. B. in Radioisotopengeneratoren) bzw. in Peltier-Elementen zur Kühlung eingesetzt.[292]

Biologische Funktion

Tellur und seine anorganischen Verbindungen können oral oder inhalativ in Form von Stäuben und Aerosolen aufgenommen werden. Sie werden nur langsam metabolisiert und als Dimethyltellurid über Urin, Faeces, Schweiß und die Atmung ausgeschieden. Die intestinale Resorption liegt je nach Tellurverbindung zwischen 10 und 25 Prozent.[293]

Nach wiederholter Exposition wurden in tierexperimentellen Untersuchungen neben Leber- und Nierenschädigungen vor allem Neuropathien mit segmentaler Demyelinierung des Nervus ischiadicus und damit verbundene Lähmungen der Hinterbeine beobachtet. Eine allein auf Tellur basierende biologische Funktion wird vermutet, konnte jedoch bislang nicht nachgewiesen werden.

Toxizität

Tellurverbindungen gelten als giftig. Bereits eine leichte Tellurvergiftung z. B. durch längeres Anfassen des Metalls genügt, dass Atem und Schweiß mehrere Wochen lang nach Knoblauch riechen. Für Außenstehende ist der Geruch schwer erträglich.

292 Tellurium – Verwendung, Eigenschaften und Informationen I

293 Tellur und seine anorganischen Verbindungen [MAK Value Documentation in German language, 2003] – Major Reference Works – Wiley Online Library

Labor

Tellur kann in Serum und Urin, sowie Geweben wie Haaren untersucht werden. MTM-Untersuchungen zeigen, dass Tellurexpositionen äußerst selten sind. Weniger als 0,7 Prozent der Haargewebedaten zeigten leicht auffällige Messwerte. Von 3.500 Vollblutwerten zeigten 204 auffällige Messwerte. Von diesen lagen 24 Messwerte über dem Grenzwert. Einer davon war zwanzigfach höher als der Grenzwert.

Forschung/Fallbeispiele

Nach Verabreichung von Tellursalzen (k. w. A.) zur Behandlung der Syphilis wurden abgesehen von einer knoblauchartigen Ausdünstung und dem metallischen Geschmack keine weiteren Nebeneffekte berichtet. Auch bei dem früher als Antihydrotikum verschriebenen Kaliumtellurit traten keine weiteren Nebenwirkungen auf. Gesunde Freiwillige erhielten einmalig oral 26, 28, 31 oder 57 µg Natriumtellurat oder 15 µg Natriumtellurit oder auch 25, 36 oder 40 µg metallisches Tellur verabreicht. Vergiftungssymptome wurden nicht beobachtet.

Eine 37 Jahre alte Frau, die von Fleisch mit einem Tellurgehalt von 0,8–1,0 mg/kg probiert hatte, klagte über Gewichtsverlust, Müdigkeit, sowie einen stark knoblauchartigen Geruch des Atems, Schweißes und der Exkremente. Auffällig war der metallische Geschmack im Mund. Am zweiten Tag nach der Exposition trat Fieber auf, das nach zirka fünf Tagen zusammen mit einer vorher aufgetretenen Übelkeit und einem Erbrechen spontan wieder abklang. Zwei Wochen nach dem Einsetzen der Symptome kam es zu Haarausfall. Bei der klinischen Untersuchung wurde eine minimale Entzündung der Magenschleimhaut festgestellt. Die Patientin wurde mit 200 mg Ascorbinsäure pro Tag behandelt. Acht Wochen nach der Telluraufnahme war das neu gebildete Haar hell gefärbt. Der Knoblauchgeruch wurde schwächer, verschwand aber erst nach ca. acht Monaten. Bleibende Gesundheitsschäden trug die Frau nicht davon.[294]

294 Aus: Tellur und seine Anorganischen Verbindungen. Veröffentlicht in der Reihe Gesundheitsschädliche Arbeitsstoffe, 37. Lieferung, Ausgabe 2003 Tellur und seine anorganischen Verbindungen [MAK Value Documentation in German language, 2003] – Major Reference Works – Wiley Online Library

Terbium (Tb)

Dieses seltene Erdelement gehört zu den Lanthaniden.

Verwendung
Terbium wird zum Dotieren von Halbleitern verwendet. Aufgrund seiner starken paramagnetischen Eigenschaften eignet sich Terbium zur Herstellung von magnetischen Bauteilen. Terbiumoxid wird als Aktivator für den grünen Leuchtstoff in Farbbildröhren verwendet. Das bei normalem Licht weiße Terbium(III)-sulfat Tb2(SO4)3 • 8 H2O zeigt im UV-Licht eine grüne Lumineszenz.

Toxikologie
Aufgrund der chemischen Ähnlichkeit mit anderen Lanthaniden und deren Verbindungen zeigt es eine ähnliche Wirkung auf den Menschen. Das feinverteilte Metall, die Oxide und die Hydroxide reizen Augen und Schleimhäute. Das kompakte Metall ist weniger aggressiv.

Labor
Das Element wurde Anfang 2024 in das interne Forschungsprogramm von Micro Trace Minerals Labor aufgenommen. Daten wie Referenzbereiche werden im Laufe des Jahres erstellt.

Thorium (Th)

In der Erdkruste kommt Thorium mit einer Häufigkeit von 7 bis 13 mg pro kg vor; damit ist es doppelt bis dreimal so häufig wie Uran. Das Element ist in geringen Mengen in fast allen Silikat-Gesteinen vertreten. 1898 entdeckten Marie Curie[295] und Gerhard Schmidt (1865–1949)[296] zeitgleich die Radioaktivität von Thorium.

In der Natur kommt fast nur das Isotop ^{232}Th vor. Mit einer Halbwertszeit von 14 Milliarden Jahren ist es das langlebigste Thoriumisotop. Die globalen Thoriumressourcen werden auf 6,4 Millionen Tonnen Thorium geschätzt, davon befinden sich die größten bekannten Ressourcen derzeit in Indien, Brasilien, Australien und den USA.[297]

295 M. Curie: Rayons émis par les composés de l'uranium et du thorium. In: Comptes rendus de l'Académie des sciences. 126. Jahrgang, 1898, S. 1101–1103
296 L. Badash: The discovery of thorium's radioactivity. In: Journal of Chemical Education. 43, 1966, S. 219–220
297 USGS Thorium US Geological Survey 2022, Thorium

Physiologie
Menschliche Knochen enthalten zwischen 2 und 12 µg Thorium pro kg Knochenmasse. Durch Nahrung und Wasser werden täglich zwischen 0,05 und 3 µg aufgenommen.[298]

Toxizität
Die chemische Toxizität von Thorium wird als gering eingeschätzt. Thorium ist jedoch ein α-Strahler. Metallstaube sind aufgrund ihrer Lungengängigkeit radiotoxisch besonders gefährlich und können Krebs verursachen.

Labor
Belastungen sind äußerst selten.

Thulium (Tm)

Das von Per Teodor Cleve 1879 entdeckte chemische Element ist nicht radioaktiv. Thulium ist sehr selten, neben einer minimalen Verwendung in Fernsehgeräten wird es für Mikrowellenartikel eingesetzt.

Medizinisch wird Thulium für chirurgische Zwecke verwendet, vor allem als Strahlungsquelle von tragbaren Röntgengeräten.

Toxizität
Thulium und Thuliumverbindungen sind als gering toxisch zu bewerten. Thuliumstaube sind jedoch feuer- und explosionsgefährlich.[299]

Labor
Laut der MTM-Messwerte 2007–2023 kommen Langzeitbelastungen praktisch nicht vor.

298 J. Emsley:The Elements. Clarendon Press, Oxford 1992.
299 Thulium (chemie.de)

Ytterbium (Yb)

Ytterbium und seine Verbindungen werden in sehr geringem Umfang kommerziell eingesetzt. Als Legierungsbestandteil verbessert es die Festigkeit und mechanischen Eigenschaften von Stahl.[300] Wichtigste Quellen für Ytterbium sind die Monazit- und Xenotim Vorkommen in China und Malaysia. Experimentell wurde Ytterbium als Alternative zu Caesium für den Betrieb von Atomuhren untersucht.[301]

Ytterbium besitzt keine biologische Bedeutung und ist nur gering toxisch. Flechten sind in der Lage Ytterbium aufzunehmen.

Labor

▶ Tabelle 4 verdeutlicht, dass ist die Möglichkeit einer chronischen Yb-Belastung sehr gering ist.

300 John Emsley: Nature's building blocks: an A-Z guide to the elements. Oxford University Press, 2001, S. 492–494

301 N. Lemke, A. Ludlow, Z. Barber, T. Fortier, S. Diddams, Y. Jiang, S. Jefferts, T. Heavner, T. Parker, C. Oates: Spin-1/2 Optical Lattice Clock. In: Physical Review Letters. 103, 2009, S. 063001–063004

Anhang

Schlusswort

Der englische Schriftsteller Aldous Huxley sagte bereits vor Jahrzehnten: „Tatsachen schafft man nicht dadurch aus der Welt, dass man sie ignoriert" und Großbritanniens einstiger Premierminister Benjamin Disraeli meinte „Ignoranz klärt niemals eine Frage."

Der Zweck dieses Buches ist mit Fakten offene Fragen zu klären.

Steht Ignoranz der Akkreditierung der Haargewebe Untersuchung im Wege? Dieser Frage bin ich nachgegangen. Dabei stieß ich im Bundesgesundheitsblatt-Gesundheitsforschung – Gesundheitsschutz 2005 48:246–250 auf längst überholte und aus dem Weg geräumte Argumente, die noch immer Thema der Debatte sind. In den letzten 20 Jahren hat sich, wie in diesem Buch bereits beschrieben, vieles zum Positiven geändert. Dennoch wird seit Jahrzehnten die Aussagekraft der Haaranalyse zur Quantifizierung von Schadstoffbelastungen in Frage gestellt. Dabei sind die hauptsächlichen Streitpunkte bereits beseitigt:

- Protokolle zu standardisierten Analyseverfahren bei der Durchführung von Haaranalysen einschließlich Probenahme, Waschprozedur, Aufschluss- und Messverfahren und Qualitätssicherung wurden längst entwickelt und stehen dem UBA und den Akkreditierungsstellen Deutschlands zur Verfügung.
- Diese Protokolle wurden bereits 1984 vom Gesundheitsamt Colorado überprüft und im Rahmen der Akkreditierung als geeignet zugelassen.
- Die Qualitätssicherung bei der Durchführung von Haaranalysen entspricht der anderer Metalluntersuchungen.
- Ringversuchsprogramme, auch für Haarmineralstoffanalysen, stellt das kanadische Umweltinstitut in Quebec zur Verfügung.
- Seit Jahren wurden Populationsstudien zur HMA durchgeführt und veröffentlicht.

Tatsächlich befasst sich die kritische Bewertung der Haaranalyse als Verfahren zur Beurteilung der Schadstoffexposition vornehmlich mit der Probenvorbereitung und der analytischen Messung. Dabei wird, wie Dipl. Ing. Albrecht Friedle in seinem Vorwort erwähnte, die sehr wichtige Probenahme nicht erwähnt.

Bereits in den achtziger Jahren demonstrierte der renommierte US-Forscher Prof. Dr. Sidney Katz (1924–2012) mit seinen Mitarbeiter die analytische Zuverlässigkeit der Spurenelementmessungen an menschlichem Haar. Seine Ringversuchsstudien ergaben Durchschnittswerte für Kalzium, Magnesium, Kupfer, Eisen und Zink die innerhalb der 95-Prozent-Konfidenzgrenzen lagen. Die Variationskoeffizienten lagen zwischen 3 und 5 Prozent.[302] Besser geht es kaum.

Die Wissenschaftler um Prof. Katz konnten nachweisen, dass die größte Fehlerquote der Spurenelementmessungen an menschlichem Haar bei der Probenahme zu finden ist. Beispielsweise sind Haarenden, die oft gespalten sind, kein geeignetes Untersuchungsmaterial. Exogene Kontaminanten sind bereits in den geöffneten Haarschaft eingedrungen. Der Waschprozess der Probenvorbereitung kann diesen Vorgang nicht mehr rückgängig machen.

Für jeden Test gelten gewisse Kriterien. Beispielsweise ist hämolysiertes Blut nicht für eine Kaliumbestimmung geeignet. Wird dennoch getestet, sind Kalium-Messwerte fälschlich erhöht. Die Ursache hierfür ist die Probenahme, nicht die Analytik. In anderen Worten: Jede Probenahme muss sorgfältig durchgeführt werden. Auch bei der HMA müssen wichtige Probenahme-Kriterien beachtet werden.

Bereits Paracelsus erkannte den Einfluss der Umweltbelastungen auf den menschlichen Körper. Heute sind chronische Metallbelastung eine zunehmende Belastung, auch für die Kostenträger unseres Gesundheitssystems. Im *Journal of Public Health* erschien 2017 ein Forschungsbericht, der 23 Prozent der weltweiten Todesfälle im Jahr 2012 auf Umweltrisiken zurückführte. Als besonders anfällig gelten Kinder unter fünf Jahren und Erwachsene zwischen 50 und 75 Jahren.[303]

Die Forschungsarbeiten von Prof. Lilian Calderon Garciduenas der Universität Montana bestätigen, dass sich die an Feinstaub gebundenen Metalle wie Blei oder Mangan in Gehirnzentren wiederfinden und dort neurologische Veränderungen verursachen. Dies konnte bereits in Gehirnen von Kleinkindern nachgewiesen werden, die in Mega-Cities leben und besonders von Umweltbelastungen betroffen sind. Verhaltensstörungen und Erkrankungen wie Alzheimer-Demenz im Frühstadium gelten als Folgeerscheinung dieser ‚modernen' Belastungen.

302 Katz S. et al. Anatomically-related variations in trace-metal concentrations in hair. Clin Chem 1982.
303 A. Prüss-Ustün, J. Wolf, C. Corvalán, T. Neville, R. Bos, M. Neira, Diseases due to unhealthy environments: an updated estimate of the global burden of disease attributable to environmental determinants of health, Journal of Public Health, Volume 39, Issue 3, September 2017, Pages 464-475 https://doi.org/10.1093/pubmed/fdw085

Laut dem Umweltbundesamt ist davon auszugehen, dass ungefähr ein Fünftel der Bevölkerung aus Sicht des Gesundheitsschutzes in besonderem Maße von Umweltrisiken betroffen ist. Betrachtet man die Feinstaubbelastung, unter Berücksichtigung des im Jahr 2021 veröffentlichten Richtwerts der WHO für PM2,5 in Höhe von 5 µg/m³, so sind nahezu 100 Prozent der Bevölkerung Deutschlands Feinstaubmengen oberhalb des Richtwerts ausgesetzt.[304]

Die Diagnostik der *momentanen* Exposition wird im Biomonitoring zu Recht anhand von Blut- und Urinuntersuchungen geregelt. Gewebeuntersuchungen werden kaum erwähnt, obwohl sie den Nachweis einer *chronischen* Belastung erbringen – und diese nehmen zu.

Die HMA, als nichtinvasiver Test, bietet sich an. Seit meiner ersten Erfahrung mit diesem Test sind über 50 Jahre vergangen. Seitdem achte ich darauf das biochemische System meines Körpers orthomolekulartherapeutisch im Gleichgewicht zu halten. Meine Blut- und HMA-Werte sind gut. Ich habe noch keine OP hinter mir, benötige keine Medikamente. Mit über 80 Jahren stehe ich noch mitten im Leben. Gute Genetik ist nicht allein der Grund dafür.

Würde der HMA zu mehr medizinischer Anerkennung verholfen, hätte dies positive Folgen. Umwelterkrankungen, die auf chronischen Metallbelastungen beruhen, könnten frühzeitig erkannt und behandelt werden. Die sogenannten DALY (deutsch: die verlorenen gesunden Lebensjahre) vieler Patienten würden verringert. Unser Gesundheitssystem würde nicht belastet, sondern entlastet werden.

Ich verbleibe optimistisch und in Zuversicht,
Ihre Eleonore Blaurock-Busch MSc, PhD

304 https://www.umweltbundesamt.de/daten/umwelt-gesundheit/gesundheitsrisiken-durch-feinstaub#ermittlung-der-feinstaubbelastung

Zusammenfassung der in der Haarmineralanalyse wesentlichen Metalle

Die Metalle, die bei der HMA-Beurteilung von Langzeitbelastungen eine wesentliche Rolle spielen, sind hier aufgeführt:

Mineralstoffe, auch Mengenelemente genannt

Calcium, Magnesium.

▶ siehe Tabelle 1, S. 61

Spurenelemente

Eisen, Jod, Kobalt, Kupfer, Mangan, Molybdän, Selen, Zink.

▶ siehe Tabelle 2, S. 73

Spurenelemente mit teils ungeklärter Phyiologie

Bismuth, Bor, Chrom, Lithium, Nickel, Rubidium, Silizium, Vanadium, Zinn.

▶ siehe Tabelle 3, S. 103

Schwermetalle

Antimon, Arsen, Beryllium, Blei, Cadmium, Palladium, Quecksilber, Thallium, Uran.

▶ siehe Tabelle 4, S. 123

Weitere potenziell toxischen Elemente von Bedeutung

Aluminium, Barium, Gallium, Gold, Silber, Strontium, Titan, Wolfram, Zirkonium.

▶ siehe Tabelle 5, S. 160

Seltene Erdmetalle

Derzeit sind nicht ausreichend Informationen und Daten verfügbar, die eine zuverlässige Beurteilung dieser Messwerte zulassen.

Liste der Giftnotrufzentralen und Giftinformationszentren in Deutschland, Österreich und Schweiz:

Berlin: Giftnotruf Berlin
Giftnotruf der Charité Universitätsmedizin Berlin
Campus Benjamin Franklin, Haus VIII (Wirtschaftsgebäude), UG
Notruf: 030 192 40
Telefax: 030 450 569 901 (Keine Notfall-Anfragen!)
E-Mail: giftnotruf@charite.de
Adresse: Hindenburgdamm 30, 12203 Berlin

Bonn: Informationszentrale gegen Vergiftungen
Zentrum für Kinderheilkunde, Universitätsklinikum Bonn
Notruf: 0228 192 40
Telefax: 0228 287 332 78 oder 0228 287 333 14
E-Mail: gizbn@ukbonn.de
Adresse: Venusberg-Campus 1 Geb. 30 „ELKI", 53127 Bonn
Website: gizbonn.de

Erfurt: Giftinformationszentrum Giftnotruf Erfurt
Gemeinsames Giftinformationszentrum der Länder Mecklenburg-Vorpommern, Sachsen, Sachsen-Anhalt und Thüringen
c/o HELIOS Klinikum Erfurt
Notruf: 0361 730 730
Telefax: 0361 730 7317
E-Mail:ggiz@ggiz-erfurt.de
Adresse: Nordhäuser Straße 74, 99089 Erfurt
Website: ggiz-erfurt.de

Freiburg: Vergiftungs-Informations-Zentrale
Zentrum für Kinder- und Jugendmedizin, Universitätsklinikum Freiburg
Notruf: 0761 192 40
Telefax: 0761 270 445 70
E-Mail: Giftinfo@uniklinik-freiburg.de
Adresse: Breisacher Straße 86b, 79110 Freiburg
Website: uniklinik-freiburg.de/giftberatung.html

Göttingen: Giftinformationszentrum-Nord der Länder Bremen, Hamburg, Niedersachsen und Schleswig-Holstein (GIZ-Nord)
Universitätsmedizin Göttingen – Georg-August-Universität
Notruf: 0551 192 40 (Jedermann) und 383 180 (Fachleute)
Telefax: 0551 383 1881
E-Mail: Giznord@giz-nord.de
Adresse: Robert-Koch-Straße 40, 37075 Göttingen
Website: giz-nord.de

Mainz: Giftinformationszentrum der Länder Rheinland-Pfalz und Hessen
Klinische Toxikologie – Universitätsmedizin der Johannes Gutenberg-Universität Mainz
Notruf: 06131 192 40
Infoline: 06131 232 466
Telefax: 06131 232 468
E-Mail: mail@giftinfo.uni-mainz.de
Adresse: Gebäude 601, Langenbeckstraße 1, 55131 Mainz
Website: unimedizin-mainz.de/giz/uebersicht.html

München: Giftnotruf München
Abteilung für Klinische Toxikologische und Giftnotruf München,
Klinikum rechts der Isar der Technischen Universität München
Notruf: 089 192 40
Telefax: 089 414 047 89
E-Mail: tox@mri.tum.de
Adresse: Ismaninger Straße 22, 81675 München
Website: toxikologie.mri.tum.de/de/giftnotruf-muenchen

Österreich, Wien: Vergiftungsinformationszentrale
Gesundheit Österreich GmbH, AKH Leitstelle 6 Q
Notruf: +43 140 643 43
Sekretariat: +43 140 668 98 (Allgemeine Beratung)
Telefax: +43 140 668 9821
E-Mail: Viz@goeg.at
Adresse: Stubenring 6, A-1010 Wien
Website: goeg.at/Vergiftungsinformation

Schweiz, Zürich: Schweizerisches Toxikologisches Informationszentrum (STIZ)
Tox Info Suisse
Notruf: +41 442 515 151
Sekretariat: +41 442 516 666 (allgemeine Anfragen)
Telefax: +41 442 528 833
E-Mail: Info@toxi.ch
Adresse: Freiestrasse 16, CH-8032 Zürich
Website: toxi.ch